Harald Sadowski, Frieder Niestrat (Hg.)

# Psychose und Sucht

## Behandlung und Rehabilitation

Psychiatrie Verlag

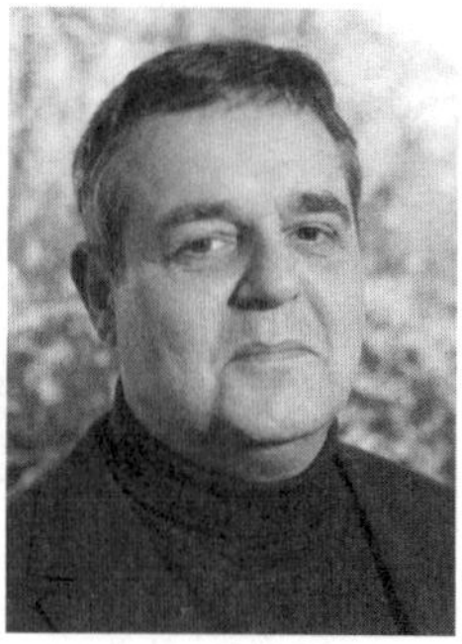

**Harald Sadowski** ist Sucht- und Sozialtherapeut. Als Geschäftsführer und Leiter des Wohn- und Betreuungsverbundes Markus-Haus Essen entwickelte er ein spezielles sozialtherapeutisches Betreuungs-(Pilot-)konzept für Doppeldiagnose-PatientInnen.

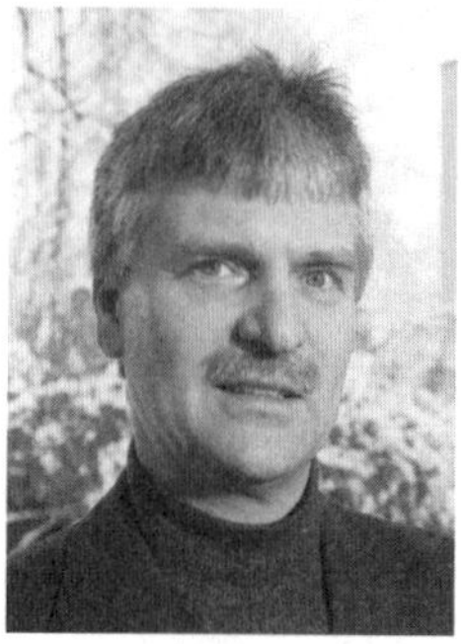

**Frieder Niestrat** ist Dipl.-Psychologe, stellv. Leiter des Wohn- und Betreuungsverbundes Markus-Haus Essen und mitverantwortlich für die Entwicklung und Umsetzung der Betreuungskonzeption.

# Vorwort

Lenkt man das Gespräch auf Menschen mit einer psychotischen Erkrankung und süchtigem Verhalten, erntet man nur zu oft einen sorgenvollen Seufzer über diese »schwierigen Patienten« und »Systemsprenger«, die ihren Angehörigen, Betreuern, Therapeuten das Leben schwer machen. Sie haben aber die Systeme der psychiatrischen Versorgung und der Suchtkrankenhilfe keineswegs gesprengt, sondern als »Grenzgänger« deren Unzulänglichkeiten, aber auch deren jeweilige Kompetenzen deutlich sichtbar gemacht. Dadurch – und das ist schon eine gewisse Ironie in der Entwicklung der letzten zwanzig Jahre – haben sie dazu beigetragen, dass sich die oft als so gegensätzlich geschilderten Systeme aufeinander zu bewegt haben: In der Psychiatrie wirkten sich Konzepte aus der Suchtbehandlung wie das transtheoretische Änderungsmodell oder das Motivational Interviewing positiv auf die Behandlung anderer psychisch Kranker aus, insbesondere beim Umgang mit Rückfällen und in der Suchtkrankenhilfe werden psychopharmakologische Ansätze oder die Notwendigkeit differenzierter diagnostischer und therapeutischer Strategien inzwischen breit akzeptiert.
In der psychosozialen Versorgung und erst recht in der Psychiatrie sind Menschen mit Doppeldiagnosen keine Randerscheinung mehr, und sie bilden beileibe keine einheitliche Krankheitsgruppe. Man ist gut beraten, sich auf einen ständigen und auch manchmal raschen Wandel von Phänomenen einzustellen, sowohl bei den einzelnen Patienten als auch insgesamt gesehen.
Zunächst wurde das Bild geprägt durch chronisch psychisch Kranke mittleren Alters mit langjährigem Alkoholkonsum, internistischen Erkrankungen und kognitiven Einschränkungen, bei denen Betreuung und Pflege im Vordergrund stehen. Dann nahm der Anteil jüngerer Patienten zu, die früh in einen scheinbar wahllosen, letztlich jedoch gezielten Einsatz diverser Suchtmittel einsteigen. Bei ihnen müssen oft wichtige Reifungs- und Sozialisationsschritte nachgeholt werden, doch sind auch Therapieansätze mit fordernden kognitiven Inhalten und affektiven Belastungen durchaus angebracht. Jeder einzelne Patient befindet sich

irgendwo zwischen den Polen Behindertenfürsorge oder gar Sterbebegleitung einerseits und Interventionen mit hohem rehabilitativem Anspruch andererseits, und diese Position ist keinesfalls festgeschrieben, sondern ändert sich permanent. Daraus leitet sich die Notwendigkeit differenzierter, individualisierter, flexibler, langfristiger und wiederholter Behandlungen ab mit kontinuierlicher Begleitung durch vertraute Personen.

Für die Behandelnden ist es bei diesen notwendigerweise komplexen Hilfeangeboten schwierig, ihren ganz persönlichen Anteil an einer positiven oder auch negativen Entwicklung einzuschätzen. Mancher hilft sich mit Termini, die man nur als sozialtherapeutische Erbauungslyrik bezeichnen kann, manche entwickeln ein elitäres Bewusstsein. Menschen, die man dauerhaft für eine Arbeit auf diesem Feld gewinnen will, brauchen deshalb Unterstützung und Rückhalt: Fortbildung, Raum für Teamentwicklung, extern begleitete Kasuistiken und Supervision müssen von den Institutionen vorgehalten und als Arbeitszeit finanziert werden. Gute Personalschlüssel, gesicherte Anstellungs- und Einkommensverhältnisse, Aufstiegsmöglichkeiten sind aber – so selbstverständlich diese Erfordernisse erscheinen – in zunehmendem Maße gefährdet. Mit dem Trend, Honorarkräfte einzusetzen, die sich das alles privat organisieren müssen, wird den Mitarbeitenden der für ihre anspruchsvolle Arbeit so dringend notwendige Halt verweigert.

Da Sie, liebe Leserin, lieber Leser, jetzt dieses Buch in der Hand halten, ist zu vermuten, dass Sie in der Begegnung mit diesen schwierigen, komplizierten Menschen auch schon einmal an Ihre Grenzen gestoßen sind und sich vielleicht eine feste Meinung über sie gebildet haben. Lesen Sie aber unbedingt weiter, denn den Herausgebern und Autoren aus den verschiedensten Praxisfeldern ist es in bewundernswert umfassender Form gelungen, Fragen, Lösungen und bleibende Ungewissheiten aufzuzeigen, sodass Sie Ihr Bild erweitern werden oder es sogar revidieren müssen – nicht zuletzt, weil auch Angehörige und Betroffene zu Wort kommen. Die Lektüre wird Sie auch an eine der wesentlichsten Voraussetzungen für jede Form des Umgangs mit Doppeldiagnosepatienten heranführen, sich nämlich mit der jeweils ganz persönlichen Funktionalität sowohl der Psychose als auch des Suchtmittelkonsums zu befassen. Rückfälle haben ihren Sinn, ihre eigene Psycho-Logik, so wie ich es bei einer Patientin eindringlich erfahren konnte: Aus einer stabilen Situation heraus führte sie eine neue psychotische Episode

Harald Sadowski, Frieder Niestrat (Hg.)

# Psychose und Sucht

## Behandlung und Rehabilitation

Mit einem Vorwort von
Dirk Schwoon
und Beiträgen von
Jürgen Bombosch
Roberto D'Amelio, Bernd Behrendt
und Thomas Wobrock
Renate Dorsch
Christian Eggers, Michael J. Hemmerle
und Frank Kremer
Ulrich Ehrhardt
Helmut Elle und Ulrike Hörrmann-Lecher
Maike Finger und Oliver Renner
Daniela Groß
Elisabeth Hofmann, Britta Asch
und Jeannine Lübke-Werny
Sibylle Hornung-Knobel
Gregor Könemann
Joachim Körkel
Wolfgang Krüger und Markus Quabach
Frieder Niestrat
Antje Peitzsch
Uwe Reichertz-Boers und Timo Hemmesmann
Harald Sadowski
Jakob Jan Sander
Thomas Schnell und
Euphrosyne Gouzoulis-Mayfrank
Carina Soschinski
Theo Wessel
Stephanie Wuensch

Psychiatrie
Verlag

Harald Sadowski, Frieder Niestrat (Hg.)
Psychose und Sucht
Behandlung und Rehabilitation
1. Auflage 2010
ISBN-Print: 978-3-88414-503-6
ISBN-PDF: 978-3-88414-750-4
ISBN-ePub: 978-3-88414-850-1

Die Deutsche Bibliothek verzeichnet diese Publikation in der Deutschen Nationalbibliografie; detaillierte bibliografische Daten sind im Internet über http://dnb.ddb.de abrufbar.

Psychiatrie-Verlag im Internet: www.psychiatrie-verlag.de


Lektorat: Bettina Citron, Bonn
Umschlaggestaltung: GRAFIKSCHMITZ, Köln
unter Verwendung eines Bildes von Jutta Jentges, Erlangen
Typografiekonzeption: Iga Bielejec, Nierstein
Satz: Psychiatrie-Verlag, Bonn
Druck und Bindung: Bercker Graphischer Betrieb GmbH & Co. KG, Kevelaer

durch Schlafentzug und Alkoholkonsum systematisch herbei, um sich in diesem Zustand wieder eins zu fühlen mit den Mächten, die das große Weltgetriebe in Gang halten – ein grandioses, rauschhaftes Erleben. Was ist so stark, dass es das aufwiegen könnte?

*Dirk Schwoon, Hamburg*

Wir irren alle, nur jeder irrt anders.
Johann Wolfgang von Goethe,
Maximen und Reflexionen

In Christus liegen verborgen alle
Schätze der Weisheit und Erkenntnis.
Paulus im Brief an die Kolosser (Kol 2, 3)

# Einführung

*Harald Sadowski und Frieder Niestrat*

Die ersten und bislang einzigen Sammelbände zum Thema Psychose und Sucht von Schwoon und Krausz (1994) sowie von Krausz und Müller-Thomsen (ebenfalls 1994) sind lange vergriffen und nicht fortgeschrieben worden. Sie stammen aus der »Frühzeit« der Arbeit mit und für Menschen mit Doppeldiagnose Psychose und Sucht, als es noch mehr Fragen als Antworten gab und eine Vernetzung und intensivere Bearbeitung des Themas angestoßen werden sollte. Doppeldiagnosen wurden sowohl in der Psychiatrie als auch in der Suchtkrankenhilfe weithin noch als Randthema behandelt. Dies hat sich mittlerweile geändert und mit dieser Arbeit wollen wir – im Kontext dieser Bücher – den aktuellen Stand der Forschung und deren konkrete Umsetzung in die Praxis darstellen.

Es war seinerzeit bereits auffällig, dass sich die Behandlungs- und Rehabilitationskonzepte für Menschen mit Psychosen von denen für Menschen mit Suchtabhängigkeiten schon von ihrem Ansatz her diametral gegenüberstanden. Das ging soweit, dass die jeweils andere Diagnose häufig ein Ausschlusskriterium für eine Behandlung war, und die Patienten zwischen den Hilfesystemen hin und her verwiesen wurden, je nachdem, welche Diagnose aktuell die größere Aufmerksamkeit verlangte. Dies führte dazu, dass das damalige Fazit eher entmutigend war:

» Sie sind nicht nur schwer zu behandeln, sie gehören zu den am häufigsten chronifizierten und zu den von den etablierten Rehabilitationsangeboten nicht erreichten Klienten. « (Krausz und Müller-Thomsen 1994, S. 4)

Wie ist diese Negativsicht zu erklären und woher kamen scheinbar so plötzlich die vielen neuen Klienten?

Vor der Psychiatrie-Enquete von 1975 waren die Langzeitkrankenhäuser abgeschlossene, autarke Gemeinwesen, die eine enorme Größe hatten. Die Behandlungsmöglichkeiten waren jedoch begrenzt, die Motivation der beschäftigten Ärzte aus diesem Grund vielfach schlecht. Die Not der eingepferchten Patienten wie auch des demoralisierten Pflegepersonals war unbeschreiblich. Erst durch massiven Druck von außen (Studentenproteste der 1968er) wurden die katastrophalen und menschenunwürdigen Zustände zunehmend bekannt und von den politischen Parteien wahrgenommen. Engagierte Journalisten und wach gewordene Bürger führten der Öffentlichkeit schonungslos dieses Elend vor Augen. Ein besonderes Verdienst gebührt dem WDR-Journalisten Jürgen Thebrath und Frau Ingeborg Lindauer, die die ersten Besuchskontakte zwischen Patienten der Großklinik Bedburg-Hau und ihrer Heimatstadt Essen knüpften. Der Psychiatrie-Professor Caspar Kulenkampff, der als Klinikchef in Düsseldorf arbeitete, kannte diese Zustände aus eigener Anschauung, da er auch auf dem Gelände der Klinik im Stadtteil Grafenberg wohnte. Unterstützt und herausgefordert von seiner Frau, sollte er zum Vorreiter der Reformbewegungen werden. Als Vorsitzender der berühmten Psychiatrie-Enquete der Bundesregierung wurde Prof. Kulenkampff zum »Vater der Psychiatrie-Reform«. Er wechselte von der Klinikleitung in die Politik, um an entscheidender Stelle seinen Reformideen Schub zu verleihen. Unter Leitung von Rainer Kukla, seinem Nachfolger im Landschaftsverband Rheinland, wurden dann die Kliniken drastisch verkleinert und in baulicher wie in therapeutischer Hinsicht umfassend modernisiert. Das gemeindepsychiatrische Netz im Rheinland wurde zum Vorbild in Deutschland (vgl. LVR-Report 2007).

Ein Ergebnis dieser Verkleinerung und Öffnung der Großkliniken war auch die zunehmende Gruppe der Menschen mit Doppeldiagnose-Problematik. Die Rückführung ins Gemeinwesen, die gemeindenahe Versorgung von psychisch kranken Menschen erleichterte den Zugriff auf Suchtmittel. Sei es, dass die Symptome der Psychose als zu belastend empfunden wurden, dass die Nebenwirkungen einschränkten, bestimmte Gefühle zu quälend wurden oder die Einsamkeit an den Kräften zehrte, Gründe für einen Suchtmittelmissbrauch sind vielfältig. Die Abwehrmöglichkeiten sind dagegen geringer und die Vulnerabilität für die Entwicklung einer Suchterkrankung stärker. Viele Gründe also für die Zunahme der Menschen mit einer Doppeldiagnose-Problematik. Da zunächst jedoch nur wenige Betroffene auf die Hilfesysteme trafen, gab es zunächst den Versuch, diesen Personenkreis in die bestehenden Hilfesysteme zu integrieren. In manchen Bundesländern sind alle Beteiligten über dieses Stadium nicht hinausgekommen. Diese Versuche sind auf breiter Basis gescheitert, weil ein notwendiger integrativer Ansatz in Behandlung und Betreuung zu lange vernachlässigt wurde. Dies geschah zum Leidwesen der betroffenen Frauen und Männer und der Mitarbeiterinnen und Mitarbeiter in den Kliniken, Einrichtungen und Diensten. Der Zusammenhang von Psychose und Sucht braucht eine differenzierte Betrachtung und Beachtung. Die Hilfesysteme sind in den 1990er-Jahren nur sehr zögerlich und schwerfällig auf die neue Herausforderung zugegangen. Sicher fehlte und fehlt an vielen Stellen auch die politische Unterstützung. Dieser Umstand wurde aber selten eingeräumt, eher wurden die Klienten als »Systemsprenger« dargestellt und ihnen der »Schwarze Peter« zugeschoben. Sie waren »schwierig«, »unkooperativ« und »unbehandelbar«. Langsam begannen dann einige Träger im stationären und ambulanten Bereich, sich dieser Herausforderung zu stellen.

Mittlerweile sind wieder einige Jahre vergangen und das gesellschaftliche Umfeld hat sich verändert. Diese Veränderung hat auch die Klientel ergriffen.

Bis Ende des letzten Jahrhunderts konnte das Auftreten von Sucht und Psychose zu einem großen Teil mit der Öffnung der Langzeitpsychiatrien und dem Wegfall der Abschirmung von Suchtmitteln erklärt werden. Mittlerweile, nach erfolgtem Abschluss der Rückführungsprogramme in den meisten Bundesländern, sind es nicht mehr nur die Patienten aus den Langzeitkliniken, die von Sucht betroffen sind. Es ist offensichtlich, dass der vermehrte Konsum von psychotropen Substanzen, meist durch junge Menschen, und eine veränderte Konsumkultur insgesamt zu einer Verschärfung des Problems beigetragen haben. Vor allem der Konsum von Cannabis, der in den letzten Jahren mit einer deutlich erhöhten Wirkstoffkonzentration (THC) angeboten wird, hat hierbei eine exponierte Bedeutung bekommen. Wir verweisen dabei auf den Zusammenhang von Vulnerabilität, Stressoren und Rauschmitteln (vgl. Gouzoulis-Mayfrank 2007).

In der Folge mussten auch die Hilfesysteme mit neuen und geänderten Konzepten auf diese Entwicklung reagieren und stellten zu ihrer Überraschung fest: Menschen mit einer Psychose-Sucht-Komorbidität haben nicht per se eine schlechtere Prognose als Menschen, die nur suchtkrank oder nur psychisch erkrankt sind. Eine integrierte Behandlung von Psychose und Sucht, die individualisiert und in geeignetem Setting erfolgt, kann beachtliche Erfolge zeitigen.

Die medizinische Forschung hat sich vermehrt mit der Beobachtung dieses Phänomens beschäftigt, Betreuungs- und Therapiekonzepte wurden überdacht, modifiziert und an vielen Orten sogar völlig neu entwickelt, und zwar auf ganz unterschiedlichen Ebenen. Damit haben sich auch die Chancen auf Rehabilitation und Teilhabe für Menschen mit Psychose-Sucht-Komorbidität erheblich verbessert. Daher freut es uns sehr, mit dieser Arbeit eine ganze Reihe der neuen Ansätze vorstellen zu können. Ein ganz wesentliches Ziel dieses Buches ist es, Vernetzung und Austausch zu befördern, um eine bessere Versorgung nicht nur punktuell, sondern flächendeckend anzuregen.

Alle Autoren waren dazu aufgefordert, bei der Abfassung der Artikel auf den Praxisbezug zu achten. In den letzten Jahren hat es einige Bücher zum Thema gegeben, die vorwiegend Forschungsergebnisse präsentierten oder eher Erfahrungen aus Kliniken zum Inhalt hatten (Moggi 2007; Löhrer 1999). Neben dem Praxisbezug war uns der trialogische Gedanke wichtig. Es sollten Angehörige und Betroffene zu Wort kommen und nicht nur über sie geschrieben werden. Mögen sie Gehör finden und nicht nur Gehörte, sondern aktiv Handelnde sein.

Folgerichtig beginnt der erste Abschnitt dieses Buches mit Berichten von betroffenen Personen. Es gibt nicht den typischen Verlauf, aber es gibt Aspekte, die wiederkehrend sind. So verschlechtert ein früher Beginn der Suchtkarriere den Verlauf der Psychose und die Prognose insgesamt. Traumatisierungen durch Gewalterfahrungen oder einschneidende Lebensereignisse beeinflussen die Sucht- und Psychose-Verläufe gleichermaßen negativ und können Chronifizierungen begünstigen. Die nächsten Bezugspersonen sind oft hilf- und ratlos und überfordert. All diese Aspekte werden in den ersten Artikeln von J.J. Sander, einem Betroffenen, von Frau A., einer Mutter mit einem betroffenen Sohn und von Renate Dorsch aus dem Vorstand des Bundesverbands der Elternkreise suchtgefährdeter und suchtkranker Söhne und Töchter (BVEK e.V.) deutlich.

Den zweiten Abschnitt »Diagnose- und Behandlungsaspekte« beginnt der Dipl.-Psychologe Frieder Niestrat vom Wohn- und Betreuungsverbund Markus-Haus Essen mit der Vorstellung des betroffenen Personenkreises. Der Artikel beschäftigt sich überblicksartig mit der Bewegung von den sogenannten Systemsprengern hin zu einem Hilfesystem, das sich verändern musste, um menschen- und krankheitsgerecht arbeiten zu können. Er beschreibt im Weiteren ein gruppentherapeutisches Programm.

Harald Sadowski vom Wohn- und Betreuungsverbund Markus-Haus Essen beleuchtet im nächsten Beitrag aus psychodynamischer Sicht die

Ich-Funktionen und die Rolle des Suchtmittels im Rahmen einer Psychose-Sucht-Komorbidität. Er leitet daraus Handlungsstrategien für die Gestaltung einer Suchtgruppe für diesen Personenkreis ab. Er ist Dipl.-Sozialarbeiter und Suchttherapeut.

Eine Entwicklung im Rahmen der Betreuung von komorbiden Klienten besteht darin, dass die Betroffenen immer jünger werden. Durch den immer früher einsetzenden Suchtmittelkonsum wird die Psychose auch immer früher ausgelöst. Diesem Problem widmet sich der Artikel von Christian Eggers, dem langjährigen ärztlichen Direktor der Kinder- und Jugendpsychiatrie der Rheinischen Kliniken in Essen, Michael Johannes Hemmerle, Dipl.-Psychologe vom Haus Trialog in Essen und von dessen Einrichtungsleiter, dem Dipl.-Sozialarbeiter Frank Kremer. Auch hier werden neben theoretischen Überlegungen in Bezug auf die Diagnostik besonders praktische Maßnahmen in der Intensivbetreuung von jungen komorbiden Menschen aufgezeigt.

Euphrosyne Gouzoulis-Mayfrank, ärztliche Direktorin der LVR-Klinik Köln und Thomas Schnell, Dipl.-Psychologe aus derselben Klinik, berichten aus ihrer klinischen Erfahrung über verschiedene Strategien im Rahmen der kognitiven Verhaltenstherapie bei Menschen mit Psychose und Abhängigkeitsproblemen. Ihre Erkenntnisse gewinnen sie auf einer speziellen Station für Menschen mit Doppeldiagnose in der Klinik des Landschaftsverbandes Rheinland in Köln.

Der nächste Abschnitt widmet sich der wichtigen Frage nach dem »Motivational Interviewing« bzw. der »Motivierenden Gesprächsführung«. Joachim Körkel von der Ev. Fachhochschule Nürnberg führt in das Thema ein und zeigt Besonderheiten, Modifikationen und Grenzen für Doppeldiagnose-Patienten auf. Darüber hinaus schätzt er die Wirksamkeit der Methode bei Doppeldiagnose-Klienten ein.

Einen weiteren wichtigen Baustein in der Behandlung von Schizophrenie und Suchterkrankung bildet die Psychoedukation, welche das Expertentum der Betroffenen nutzt, um gemeinsam konkrete Handlungsschritte zu entwickeln. Roberto D'Amelio, Bernd Behrendt und Thomas Wobrock vom Uniklinikum Saarland stellen unter dieser Fragestellung das GOAL-Behandlungsprogramm vor.

Der nächste Artikel beschäftigt sich mit einem bisher wenig beleuchteten Bereich der Arbeit mit Menschen mit einer Psychose-Sucht-Komorbidität, nämlich mit ihren Beziehungen und ihrer Sexualität. Diesen Aspekt beleuchtet Wolfgang Krüger, der langjährige Leiter des Faßba-

cher Hofes in Leverkusen, einer der erfahrensten Facheinrichtungen im komplementären Bereich für den Bereich Doppeldiagnose.
Den Abschluss dieses zweiten Abschnitts liefert Gregor Könemann, leitender Oberarzt der KRH Psychiatrie Wunstorf. Er stellt die wichtige und interessante Frage nach den verschiedenen Ambivalenzen in der Behandlung von Doppeldiagnose-Patienten. Dies betrifft Ambivalenzen auf allen Seiten. Er stellt besonders die Haltung der Behandelnden in diesem Kontext in den Fokus.
Im dritten Abschnitt »Therapie- und Betreuungskonzepte« stellt zu Beginn die leitende Oberärztin des Therapiezentrums Psychose und Sucht (TPS) in Hamburg, Stephanie Wuensch, kurz ihre Einrichtung vor. Sie beleuchtet besonders die Frage nach der Funktionalität der Sucht im Leben von psychisch kranken Menschen. Von diesen Gedanken ausgehend, werden Behandlungskonzepte abgeleitet und ein positiver Ausblick entwickelt. Kurze Hinweise auf eine 10-Jahres-Katamnese stützen diese Position.
Der nächste Artikel betrachtet die besondere Situation in Berlin. Helmut Elle, Dipl.-Sozialpädagoge, und seine Kollegin Ulrike Hörrmann-Lecher, Dipl.-Psychologin von Prowo Berlin, berichten von den Erfahrungen eines Wohnverbundes, der ambulant betreut.
Das Leitungsteam des Faßbacher Hofes in Leverkusen, die Dipl.-Sozialarbeiter Wolfgang Krüger und Markus Quabach, betrachten die sozialtherapeutische Betreuung von chronisch opiatabhängigen Menschen. Hierzu wurde im Jahr 2001 ein spezielles Betreuungskonzept für substituierte Klienten mit weiteren psychiatrischen Diagnosen entwickelt. Katamnestische Daten runden auch hier die theoretischen Überlegungen und praktischen Handlungsschritte ab.
Die Vorsitzende der Deutschen Fachgesellschaft Psychose und Sucht (DFPS) und Oberärztin einer Fachstation für Menschen mit Doppeldiagnose, Sibylle Hornung-Knobel vom Isar-Amper-Klinikum München-Ost, entwickelt ein integratives bewältigungsorientiertes Behandlungskonzept. Dessen Grundsätze und wichtigsten Bestandteile stellt sie in ihrem Artikel dar.
Die Darstellung eines besonderen Einrichtungskonzeptes kommt von drei Kolleginnen aus Duisburg. Die Dipl.-Pädagogin Elisabeth Hofmann von der Geschäftsführung der Regenbogen Duisburg GmbH, die Bereichsleiterin und ehemalige Leiterin der Einrichtung, die Dipl.-Sozialarbeiterin Britta Asch, und die Dipl.-Pädagogin und stellvertretende

Leiterin des Wohnheims von Regenbogen Duisburg Jeannine Lübke-Werny stellen die dortige Wohneinrichtung am Worringer Reitweg vor. Es ist ein sehr niedrigschwelliges Angebot für Menschen mit einer Doppeldiagnose.

Zum Schluss kommen noch zwei Praktiker aus Kiel zu Wort: Maike Finger, Dipl.-Psychologin, und Oliver Renner, Dipl.-Sozialpädagoge, leiten das Wohnhaus Schwanensee vom »Kieler Fenster« und berichten von einem Fertigkeitentraining im Rahmen eines verhaltenstherapeutischen Ansatzes, welches sie speziell für Männer angepasst haben. Diese Anpassung beruhte auf der Erkenntnis, dass Frauen und Männer unterschiedliche Aktivitäten zur Spannungsreduktion benötigen.

Der vierte Abschnitt greift das Thema »Therapeutische Zugänge durch kreatives Handeln und Arbeit« auf. Daniela Groß, Ergotherapeutin im Markus-Haus Essen, verbindet theoretische Überlegungen mit praktischer Anwendung in einem Wohn- und Betreuungsverbund speziell für Menschen mit Doppeldiagnosen.

Das zweite Kapitel dieses Abschnitts ist der Kunsttherapie gewidmet. Carina Soschinski ist Kunsttherapeutin und arbeitet im Wohn- und Betreuungsverbund Markus-Haus Essen. Sie vermittelt, wie Menschen mit komorbiden Erkrankungen durch Kunsttherapie in Berührung mit ihren Themen und Fragestellungen kommen.

Die Dipl.-Psychologin Antje Peitzsch vom Psychologischen Dienst der Integra Soziale Dienste gGmbH aus dem Raum Ingoldstadt, schreibt über die besondere Herausforderung bei der Beschäftigung von Menschen mit Doppeldiagnosen in einem Zuverdienstbetrieb. Hier steht der Umgang mit unterschiedlicher Leistungsfähigkeit im Mittelpunkt.

Im fünften und letzten Abschnitt steht die Organisation und Finanzierung der Hilfen im Brennpunkt. Es beginnt Theo Wessel aus Berlin vom Gesamtverband für Suchtkrankenhilfe im Diakonischen Werk der EKD, der auch stellvertretender Vorsitzender der Deutschen Hauptstelle für Suchtfragen (DHS e. V.) ist. Sein Thema ist das Fallmanagement für diesen besonderen Personenkreis.

Der nächste Beitrag kommt von Ulrich Ehrhardt, dem Leiter und Gesellschafter der Betreuungskette am Seelberg, Hannover. Der Schwerpunkt seiner Darstellung liegt auf der Versorgung pflegebedürftiger Menschen mit Doppeldiagnosen.

Der dritte Artikel dieses Abschnitts kommt vom Geschäftsführer der SuPA GmbH, Hannover, Uwe Reichertz-Boers und dem Sonderpädagogen Timo Hemmesmann. Ihr Erfahrungsbericht aus der Praxis beschreibt ein ambulantes Wohnangebot für chronifiziert Mehrfacherkrankte, denen marktorientierte Dienstleistungen als Hilfe zur Teilhabe am Leben angeboten werden.

Den Abschluss bildet eine Arbeit von Jürgen Bombosch, Referatsleiter für Psychiatrie im Diakonischen Werk Rheinland und Westfalen-Lippe, mit Ergebnissen einer Umfrage zum Umgang mit Doppeldiagnose-Klienten in psychiatrischen Nachsorgeeinrichtungen. Wie sieht dort das Behandlungssetting aus, gibt es eine spezielle Konzeption, sollte integriert oder speziell behandelt werden und welche Rolle spielen trialogische Ansätze?

Mit all diesen sehr unterschiedlichen, spannenden und herausfordernden Beiträgen verbinden wir die Hoffnung, dass von ihnen neue Impulse für die erfolgreiche Behandlung und Betreuung von Menschen mit einer Psychose-Sucht-Komorbidität ausgehen, neue Netzwerke entstehen, die sich um gute fachliche Weiterentwicklung kümmern und die Perspektive vermittelt wird, dass Betroffene, Angehörige und Behandler den unmittelbaren Trialog konsequent weiterverfolgen.

Dies entspricht uneingeschränkt dem Wunsch der Herausgeber, die für alle Begegnungen und Ermutigungen auf dem Weg der Entstehung dieses Buches dankbar sind.

## Literatur

Gouzoulis-Mayfrank, E. (2007): Komorbidität Psychose und Sucht. Von den Grundlagen zur Praxis. 2. erw. Aufl. Darmstadt.

Krausz, M.; Müller-Thomsen, T. (Hg.) (1994): Komorbidität. Therapie von psychischen Störungen und Sucht. Konzepte für Diagnostik, Behandlung und Rehabilitation. Freiburg.

Löhrer, F. (1999): Sucht und Psychose. Aachen.

LVR-Report (2007); Januar/Februar 2007, 29. Jg., Nr. 296.

Moggi, F. (Hg.) (2007): Doppeldiagnosen. Komorbidität psychischer Störungen und Sucht. 2. vollst. und erw. Aufl. Bern.

Schwoon, D. R.; Krausz, M. (Hg.) (1994): Psychose und Sucht. Krankheitsmodelle, Verbreitung, therapeutische Ansätze. Freiburg.

# LEBENSWELT UND ERLEBEN VON DOPPELDIAGNOSE-PATIENTEN

# Ruhe im Kopfkino
## Beitrag eines Betroffenen

*Jakob Jan Sander*

Mein Name ist Jan Sander. Ich bin 1957 in Delfzyl/Niederlande geboren. Mein Vater war Besitzer einer Werft und einer Reederei und meine Mutter Korrespondentin in Holland. Mit zwei Jahren kam ich nach Deutschland zu meinen Großeltern, da die Ehe meiner Eltern zu dieser Zeit geschieden wurde. Meine Mutter arbeitete weiterhin für das Fernsehen in Holland. Zu meinem Vater hatte ich überhaupt keinen Kontakt.

In meinem dritten oder vierten Lebensjahr ließ mich mein Vater aus einem Kindergarten in Deutschland entführen. Dabei ging es um Erbfragen als Erstgeborener und um Erziehungsfragen. Die holländische Polizei fand mich, nach Angaben meiner Mutter, gefangen in einer mobilen Imbissbude, irgendwo im Groninger Land.

Ich kam unmittelbar darauf wieder zu meinen Großeltern. Einige Monate nach diesem Vorfall gingen meine Großeltern zu einem Fest ihres Segelvereins. Da ich ein sehr unruhiges Kind war, banden sie mich am Bett fest. Ich hatte Glück, denn meine Mutter kam, früher als erwartet, zu einem Wochenendbesuch. Sie fand mich, die Bettdecke war schon über meinen Kopf gerutscht und drohte mich zu ersticken. Es kam zu einem gewaltigen Krach, aber das war nicht das einzige Mal, an dem es krachte. Nach diesem Vorfall kam es immer öfter zu Auseinandersetzungen, bei denen ich immer wieder der Grund war. Der schlimmste Krach fand nach meinem achten Geburtstag statt, als meine Mutter herausfand, dass ich regelmäßig Valium von der Oma bekam, weil ich ein hyperagiles Kind war und meine Oma hoffnungslos mit mir überfordert war.

Eingeschult wurde ich in Weener/Ems, aber nach einem halben Jahr holte mich meine Mutter nach Holland zurück. Nach einem weiteren halben Jahr holten mich meine Großeltern wieder nach Deutschland zurück, wo ich wiederum für ein halbes Jahr in Weener zur Schule ging. Ich wurde von meinen Großeltern erziehungsmäßig an der kurzen Leine gehalten. Es war Hochsommer und es wurde mir erlaubt, zum Schwimmen zu gehen. Abends musste ich immer um 18 Uhr wieder zu Hause sein. Es kamen auch viele mit dem Fahrrad und weil ich mich immer verspätete, begann ich, die Räder anderer Kinder zu stehlen, die nicht abgeschlossen waren. Das konnte nicht lange gut gehen. Eines Abends stand dann auch der Dorfpolizist von Weener in der Tür. Ich weiß nicht, wie meine Mutter das geregelt hat, aber es gab keine Strafe dafür und ich kam mit einem blauen Auge davon. Ich hatte in diesem Zusammenhang auch kein Unrechtsempfinden.

Meine Großeltern waren immer sehr streng zu mir und meine Mutter war eher antiautoritär geprägt. Dies war ein beständiger Konflikt in meiner Kindheit.

Ich hatte eine besonders dicke Hornbrille, wurde von Lehrern und Schülern gehänselt und gemieden. Meinen Mitschülern machte es Spaß, mir die Brille wegzunehmen und mich zu verprügeln. Aber auch von meinen Großeltern, und später auch von meiner Mutter, bekam ich häufig Schläge, ohne zu wissen wofür. Ich denke heute, dass sie mit mir und der Situation untereinander überfordert waren.

Danach ging ich für ein gutes Jahr nach Amsterdam, wo ich auf Wunsch meiner Mutter in eine Pflegefamilie kam. In der Pflegefamilie erlebte ich Zeiten ohne Gewalt. In den holländischen Schulen gab es auch diese Hänseleien der Mitschüler wegen meiner Brille nicht.

Nach der Zeit in der Pflegefamilie wurde ich wieder von meinen Großeltern nach Deutschland geholt, da sie die Erziehung wieder übernehmen wollten. Meiner Mutter warfen sie Erziehungsunfähigkeit vor.

Ich war oft allein und hatte große Ängste, besonders in der Dunkelheit und in kleinen engen Räumen. Meine Oma sperrte mich trotzdem oft zur Strafe in einen kleinen Vorratsraum. Meine Klaustrophobie hat hier ihren Ursprung. Meine Großmutter war in der Zeit von meinem zweiten bis zu meinem neunten Lebensjahr trotz der vielen Ortswechsel meine hauptsächliche Bezugsperson.

Sie bestimmte, mit wem ich zu spielen hatte, sie bestimmte, wann ich nach draußen durfte, sie bestimmte meinen gesamten Tagesablauf. So stand sie bei den Hausaufgaben hinter mir und passte auf, wie ich meine Schulaufgaben erledigte. Dabei hatte sie immer einen Bambusstock in der Hand, mit dem ich regelmäßig eins auf die Finger bekam, wenn ich nicht schön schrieb. Es war eine Marotte von ihr, dass alles in gesto-

chener, schöner Schrift geschrieben sein musste. Schönschreiben konnte ich schon wegen meiner Sehschwäche nicht, aber für solche Argumente war sie nicht empfänglich.
Mittlerweile war ich neun Jahre alt und psychisch schwer angeschlagen. Ich unternahm im Haus meiner Großeltern auf dem Dachboden einen Suizidversuch mit einem Messer und kam nach Delmenhorst in eine Kinder- und Jugendpsychiatrie, wo ich für eine Zeit von etwa elf Monaten blieb.
Nach einem kurzen Zwischenaufenthalt in einem Internat, zog ich mit meiner Mutter nach Bremen. Dort kam ich dann schon nach recht kurzer Zeit mit Drogen in Berührung. Ich war fast elf Jahre alt, als ich meinen ersten Joint rauchte. In Bremen war ich dann den Drogen fast schon hilflos ausgeliefert, denn es gab sie an jeder Straßenecke.
Kurz vor meinem 14. Geburtstag lernte meine Mutter einen neuen Mann kennen. Er fuhr als Maschinist zur See. In der Folgezeit blieb alles ruhig. Meine Mutter ging ihrer Arbeit nach und ich ging zur Schule.
Am 25. April 1971 ging meine Mutter die Ehe mit ihrem neuen Mann ein. Ich war inzwischen in einem Jungen- und Lehrlingsheim für schwer erziehbare Jugendliche. Im Juni 1971 erreichte mich dort die Nachricht vom Tod meines Stiefvaters. Ich glaube bis heute nicht an einen Selbstmord, denn in der Nacht zum 1. Mai war ich auf Heimurlaub. Meine Mutter lag nach einem Suizidversuch in einem Krankenhaus. Ich weiß nur, dass es mal wieder zu einem heftigen Krach zwischen ihm und ihr gekommen war. Und das war am 1. Mai. In der darauffolgenden Nacht tauchte mein Stiefvater in der Wohnung meiner Mutter auf, in der ich gerade schlief. Ich wollte am nächsten Tag wieder ins Heim. Er war schwer betrunken und impfte mir ein, dass ich, wenn jemand nach ihm fragen sollte, sagen solle, er wäre zu Hause gewesen. Nach ungefähr einem halben Jahr zeigte das Fernsehen einen Bericht, aus dem etwas hervorging, was nur ich wusste. Es ging um die Bekleidung des Täters, der im Mai in Bremen eine junge Frau vergewaltigt und ermordet hatte. Sie sahen aus wie die Sachen meines Stiefvaters.
Später war ich auch an der Stelle, an der mein Stiefvater Selbstmord begangen haben soll. Und zwar war es ein Baum, dessen Stamm nur etwa drei Zentimeter Durchmesser hatte und auch nur einen einzigen Ast, der etwa einen Meter über dem Boden hing. Dies ganze Bäumchen ließ sich mühelos zu Boden biegen. Und er sollte an einem Gürtel, der einen Zentimeter breit war, gehangen haben. Der Kommissar, der da-

mals den Fall bearbeitete und mich befragte, sagte, man wolle nicht in einem Wespennest stochern, da das Ganze eine Unterweltsgeschichte sei. Ich wies ihn darauf hin, dass die Bekleidung meines Stiefvaters dem des Täters in dem anderen Fall ähnelte. Aber, wie gesagt: Der Fall ist bis heute nicht geklärt, und ich sitze noch immer mit meinen Erinnerungen und mit ungelösten Rätseln im Dunkeln.

So besteht mein ganzes Leben aus Rätseln und ungelösten Fragen. Mit etwa 15 Jahren brach ich dann aus dem familiären Verband aus und trampte erst durch Deutschland, später dann auch durch Holland. Ich ging in den verschiedensten Städten auf das Sozialamt und holte mir Geld. Auch Bekleidung und sonstige Sachen holte ich mir von Ämtern und sozialen Einrichtungen. Denn ich sagte mir, dass der Staat und die Kirchen mehr Geld hätten, als sie verbrauchen könnten, und dass es immer noch besser wäre, als klauen zu gehen. Ich habe eine Menge von Lügen und Betrügereien hinter mir.

In den 43 Jahren meiner Sucht gab es fünf engere Beziehungen, von denen drei wirkliche Spuren hinterlassen haben und an denen ich lernen musste, was es bedeutet, alles zu haben und doch allein zu sein. Oft ist das Gefühl, einsam zu sein, so gewaltig gewesen, dass ich nur noch ein Ziel hatte, nämlich mich völlig zu besaufen, um das Chaos in meinem Kopf zu töten. Es blieb ja nicht nur beim Betrinken, es mussten härtere Sachen her. Und so kam es, dass mein Unvermögen, eine Beziehung zu halten, immer größer wurde.

Meine erste Beziehung war K. Es gab zwar früher schon flüchtige Begegnungen mit Frauen, aber das waren keine ernst zu nehmenden Beziehungen. K. war meine erste wirkliche Freundin, mit der ich ungefähr neun Monate zusammen war. Wir trennten uns wegen eines anderen Jungen. Ein Jahr später sah ich sie zum letzten Mal. Sie hatte ein Baby und ich glaubte, dass es von meinem Nachfolger stammte. Vierzehn Jahre später tauchte bei mir ein junger Teenie auf, in dem ich sofort meinen Sohn erkannte. Er berichtete mir über das Schicksal von K. Sie war inzwischen an HIV verstorben, aber das stammte nicht von mir, denn in dieser Hinsicht war ich gesund. Ich habe den jungen Mann nie wieder gesehen, obwohl ich Nachforschungen betrieben hatte.

Meine zweite Beziehung war P. und sie kam aus dem Schwarzwald. Wir haben geheiratet und sie schenkte drei Kindern das Leben. Unsere Ehe dauerte zehn Jahre und ging wegen meines Alkohol- und Drogenmissbrauchs in die Brüche.

Auch meine zweite Ehe mit I. ging deswegen zu Ende. Auch diese Ehe dauerte etwa zehn Jahre.
In den ersten zehn Jahren meines Gebrauchs von Suchtmitteln habe ich jeden ausgelacht, der mir etwas über meine Sucht erzählen wollte. Aber wie hätte man mir auch helfen können, wo ich doch völlig krankheitsuneinsichtig war? Zuletzt bekam ich auch schon mal Wutanfälle, wenn mich jemand auf meinen hohen Konsum ansprach. Aber mehr und mehr waren die typischen Anzeichen nicht mehr von der Hand zu weisen. Zu Anfang war es nur die leicht schmuddelige Art, wie ich herumlief. Ich machte immer öfter einen leicht desolaten Eindruck und wurde immer öfter krank. Ich bekam Halluzinationen und war immer in einem Zustand permanenter Angst. Durch die Drogen konnte ich für eine gewisse Zeit lang meine Angst steuern, bis hin zu Zuständen höchster Euphorie.
Es war ein schleichender Prozess, bis ich zur Einsicht meiner Krankheit kam. Irgendwann setzte sich aber doch die Erkenntnis durch, dass ich süchtig war. Es begann eine lange Reihe von Psychiatrie- und Krankenhausaufenthalten, bei denen ich in verschiedenster Art behandelt wurde. Der Aufenthalt in den Kliniken war nur zum Teil gut. In einigen Häusern wurde ich massiv mit Medikamenten abgefüllt und ruhiggestellt, sodass ich mich kaum bis gar nicht mehr bewegen konnte. Aber auch jetzt war es noch ein weiter Weg, bis ich zu der Einsicht kam, dass ich ohne fremde Hilfe nicht mehr weiterkommen würde. Es war dann auch nicht verwunderlich, dass die ersten Therapien nur Versuchsballons waren. Mit der Zeit kamen aber dann doch Erfolge zum Vorschein.
Im Jahr 1993 gab es dann einen echten Durchbruch in meiner Suchtgeschichte. Ich hatte die Möglichkeit, in das Methadonprogramm zu kommen. Damit waren meine Probleme aber nicht beendet, im Gegenteil, es sollte alles noch viel schwieriger werden. Denn jetzt musste ich ein völlig neues Leben erlernen, quasi von Neuem laufen lernen. Das bedeutete hinzufallen und wieder aufzustehen, und das wieder und wieder. Ich hatte jetzt keine körperlichen Beschwerden mehr. Zumindest nicht mehr, als alle anderen auch. Ich merkte wieder, wie es ist, wenn man erkältet ist oder Zahnschmerzen hat, und all die Dinge, die ein normaler, nicht zugedröhnter Mensch eben auch fühlt. Ich merkte aber auch, wie es ist, zu altern und gerade das Älterwerden war ein großes Problem für mich, denn ich habe eine mörderische Angst davor zu sterben, obwohl ich mir mit den Drogen den Tod täglich ins Haus geholt hatte.

Zunächst musste ich wieder lernen, mich bewusst mit meinem Gegenüber auseinanderzusetzen, was gar nicht so leicht war. Denn mir waren fast alle vernünftigen Umgangsformen abhandengekommen. Ich hatte ständigen Suchtdruck und habe ihn immer noch. Es ist die Suche nach ein bisschen Ruhe in meinem Herzen. Hier möchte ich einmal erklären, was überhaupt Suchtdruck ist, weil ich in vielen Gesprächen festgestellt habe, dass viele sich unter Suchtdruck nichts vorstellen können.

Man könnte sagen, dass es wie eine kalte Grippe ist. Zumindest passt dies Bild auf mich. Ich bin voller Unruhe, mir tun sämtliche Knochen weh, ich bin einfach nicht in der Lage, einen klaren Gedanken zu fassen und stets auf dem Sprung, losgehen zu wollen, um mir irgendein Suchtmittel zu besorgen. Am einfachsten ist Alkohol, aber ein Schluck reicht aus, um die ganze nüchterne Zeit, die man schon erreicht hat, zu kippen. Aber die Gedanken rotieren weiter und weiter: »Wenn ich doch nur ein paar Pillen hätte, dann wäre endlich Ruhe in meinem Kopfkino.« Oder: »Ein Schuss, ein ganz kleiner nur, dann würde endlich Ruhe in meinem Herzen einkehren.« Und solche Gedanken verfolgen mich Tag und Nacht. Ich bekomme sie kaum weg. Geholfen haben mir in dieser Zeit die Gespräche, die ich in der Drogenberatungsstelle hatte.

Trotzdem ging auch meine bis dahin zweite Ehe in die Brüche. Der Grund: meine Rückfälle und vor allem mein Griff zum Alkohol.

Zurzeit wohne ich in einem Wohnheim. Auch hier helfen mir bei Suchtdruck viele Gespräche. Sie sind immer sehr intensiv und für mich auch körperlich sehr anstrengend. Oft kommt dabei sehr Persönliches aus Kindheit und Jugend zum Vorschein. Es sind dies oft Verletzungen, die ich schon lange für vergessen hielt.

Ich erhalte ein Präparat, das mir sowohl bei meiner Psychose als auch gegen meine Depressionen hilft. Es heißt Zyprexa und wird mir vom Psychiater verschrieben.

Ich hoffe, hier ein anschauliches Bild meiner Lebens- und Krankengeschichte abgegeben zu haben.

# Das Grauen hat einen Namen oder die Liebe hat kein Ende

## Beitrag einer betroffenen Mutter

Ich bin sehr froh darüber, auf diesem Weg einmal die Möglichkeit zu haben, von den Erlebnissen mit meinem Sohn berichten zu können. Ich habe sehr lange gebraucht, um einen angemessenen Umgang mit meinem Jungen zu finden. Beinahe wäre ich an dieser Aufgabe auch zerbrochen. Ich wollte ihm unbedingt helfen und für ihn da sein, ich war und bin schließlich seine Mutter, aber es hat mich einfach unendlich viel Kraft gekostet, ihn leiden zu sehen, nicht wirklich helfen zu können und die ganze Familie in dieser Zerreißprobe zu erleben. Am Ende habe ich mir eine andere Wohnung genommen, habe mich nicht im Telefonbuch eintragen lassen und dem Meldeamt verboten, Auskunft über mich zu geben. Seit dieser Zeit habe ich nur noch telefonisch Kontakt zu meinem Sohn und kümmere mich um ihn. Ich rufe ihn regelmäßig an, und wenn er wieder in der Gosse liegt, dann setze ich alle Hebel in Bewegung und spreche mit den Ärzten, mit dem Betreuer und den Einrichtungen, in denen er war, um eine nächste Chance für ihn zu erreichen. Ich besuche ihn auch in Krankenhäusern, aber er darf nie wissen, wo ich wohne. Auch über die Stadt, in der ich mich aufhalte, habe ich ihn im Unklaren gelassen. Doch ich will der Reihe nach erzählen, auch wenn vieles schon verblasst ist.

Meine Familie ist in Norddeutschland angesiedelt. Mit der Geburt unseres zweiten Kindes hat sich unser gesamtes Leben geändert. Mein Sohn war schon als Baby auffällig und hatte sehr viel Angst. Ich als Mutter durfte mich nicht von ihm wegbewegen, sonst hat er sofort geschrien. Andere Menschen hat er ohne mich nicht in seiner Gegenwart geduldet. Er war ein Schreikind und hat Tag und Nacht geschrien. Damit hat er mich an sich gefesselt. Er war mein zweiter Sohn, sein Bruder war vier Jahre älter. Ich musste ihn ständig mit mir herumtragen, er war auf mich fixiert und ich auf ihn. Zuerst habe ich ihn beständig mit mir herumgetragen, damit er dann wenigstens Ruhe gab. Als er krabbeln

konnte, hat er mich überallhin verfolgt, nicht mal auf die Toilette konnte ich alleine gehen.
Seine Geschwister, er hat neben dem älteren Bruder noch eine jüngere Schwester, hat er viel schikaniert und er wollte immer recht behalten. Darin ähnelte er seinem Vater, der ebenfalls bis heute, mit über 70 Jahren, noch säuft.
Auch in der Schule war er auffällig. Die Lehrerin sagte, dass er zwar sehr intelligent sei, aber immer gegen alles war. Eine Marotte bestand darin, immer Parka und Mütze in der Schule zu tragen und auch im Unterricht nicht abzulegen. Nur wenn ich in die Schule kam, war er bereit, die Mütze abzunehmen. Sonst konnte ihn keine Strafandrohung davon abbringen.
Ich kann mich nicht mehr genau erinnern, wann es mit dem Alkohol bei ihm losging. Ich glaube, dass es mit 12 oder 13 Jahren war. Wir wohnten in einem achtstöckigen Haus. Dort wohnten einige Gleichaltrige, ich glaube, dass er mit denen angefangen hatte, heimlich zu trinken. Deswegen hat er auch keinen Schulabschluss geschafft, auch wenn er klug genug dafür war.
Mein zweiter Mann hat meinen Sohn schlecht behandelt, vermutlich, weil er seinem Vater so ähnlich war. Zwischen den beiden hat es von Beginn an keine Beziehung gegeben. Zum älteren Bruder, der eher nach mir kam, hatte er einen sehr guten Bezug. Leider war mein zweiter Mann Schnapstrinker. Wenn er getrunken hatte, war er sehr aggressiv zu mir und auch zu den Kindern. Darüber hinaus war er cholerisch und unberechenbar. Ich habe mit ihm eine gemeinsame Tochter und habe es erst nach 20 Jahren geschafft, von ihm abzuhauen. In einer dramatischen Nacht- und Nebelaktion habe ich mir die Kinder geschnappt und sie in eine heimlich eingerichtete Wohnung gebracht, um uns alle zu schützen.
In dieser Wohnung lebte ich dann mit meinen drei Kindern. Mein Sohn war mittlerweile volljährig. Ich wusste immer weniger, wo er sich aufhielt und was er tat. Er hat dann angefangen, mein Auto zu benutzen, auch dann, wenn ich es ihm verboten hatte. Dies ging dann so weit, dass er es eines Nachts betrunken zu Schrott gefahren hat.
Er kam dann bald zur Bundeswehr und war dort bei den Fallschirmspringern.
Danach machte er eine Automechanikerlehre, die auch erst ganz gut lief. Als dann der Meister begann, mich zu erpressen, mein Sohn könne

die Lehre nur beenden, wenn ich bei ihm ein Auto kaufen würde, mussten wir das Ausbildungsverhältnis lösen.
Mit seinem Bruder ging er in der Zeit danach öfter los, um sich zu betrinken. Zu seiner Schwester hatte er ein gutes Verhältnis und war auch in seiner schlimmsten Zeit nie frech zu ihr. Freunde hatte er immer. Vielleicht muss ich sagen, dass er immer Kinder um sich herum hatte, besonders auch zur Mofazeit, als immer daran geschraubt und gebastelt wurde. Wenn ich es genau bedenke, waren es aber immer Kinder oder Jugendliche, die das taten, was er wollte. Er führte immer das große Wort, die anderen hatten nach seiner Pfeife zu tanzen. Solange sie dies taten, waren sie gute Freunde, wenn nicht, war es schnell aus mit dem Miteinander.
Mit seiner damaligen Freundin hat er eine gemeinsame Tochter, die demnächst die Schule abschließen wird. Diese Beziehung war auch von Beginn an schwierig. Immer wollte mein Sohn ihr seinen Willen aufzwingen. Dabei wurde er aggressiv ihr gegenüber, auch weil er zu der Zeit schon massiv Drogen konsumierte. Dies wurde ihr im Laufe der Zeit zu viel und sie versuchte, die Beziehung zu beenden. Er schaffte es aber immer wieder, dass sie ihm eine neue Chance gab, auch wenn er sie massiv unter Druck setzte. Als sie durch nichts mehr zu bewegen war, drohte er, sich von einer Brücke zu stürzen. Keine Drohmittel wurden ausgelassen, um sie zu halten. Sie musste sich letztendlich vor ihm verstecken und eine Geheimwohnung nehmen, um von ihm loszukommen. Mit der Freundin hatte er ungefähr eineinhalb Jahre zusammen gewohnt. Nachdem diese Beziehung in die Brüche ging und er dann allein leben musste, fing sein Absturz erst richtig an.
Von da an habe ich ihm eine Wohnung nach der anderen besorgt, habe für ihn um Sozialhilfe gebettelt und versucht, etwas Ordnung in sein chaotisches Leben zu bekommen. Ich war immer für ihn da, egal, wie es mir ging. Eine ganz schlimme Phase war die Zeit, nachdem er 30 Jahre alt wurde. Da bekam das Grauen einen Namen, nämlich den meines Sohnes. Es kann sich kaum jemand vorstellen, was ich durchgemacht habe. Wie oft stand er an meiner Tür und war sturzbetrunken, dabei laut und unverschämt. Ständig forderte er etwas von mir. Besonders in Erinnerung ist mir, dass er nicht nur total betrunken, sondern auch immer nass war. Sei es, weil er den Regen nicht gespürt hatte, weil er in die Hosen gemacht hatte – von vorne und von hinten – weil er blutig war oder er erbrochen hatte. Wenn ich die Klingel abstellte, dann randalier-

te er vor dem Haus, klingelte die Nachbarn aus den Betten oder schrie so lange nach mir, bis ich es nicht mehr aushielt und ihn in die Wohnung gelassen habe. Er war eine ganz arme Seele und ich habe zu ihm gehalten, obwohl meine Grenze auch schon lange überschritten war. Lange blieb er nie weg, auch wenn er zu der Zeit schon tief im Drogenmilieu steckte. Damit er überlebte und überhaupt etwas aß, habe ich ihm Fertiggerichte zu irgendwelchen Kumpels gebracht, bei denen er sich aufhielt. Bei jedem Klingeln, ob an der Haustür oder durch das Telefon, bin ich zusammengeschreckt, weil ich nicht wusste, was mich jetzt wieder erwartete. Auf mich hat er keine Rücksicht genommen. Selbst wenn er sich nicht mehr aufraffen konnte, dann hat er andere genötigt, bei mir anzurufen, die mir dann ausrichteten, dass mein Junge am Verrecken sei. Dann habe ich ihn wieder völlig durchnässt unter irgendeiner Brücke aufgelesen, ihn ins Krankenhaus oder zu mir nach Hause geschafft. Ohne mich hätte er das nicht überlebt.

Ich habe auch nicht gezählt, wie oft er Therapien abgebrochen hat. Wie viel Hoffnung habe ich da immer wieder gehabt und gedacht, jetzt wird es besser werden. Doch er hat es nie lange ausgehalten. Meist hat er sich ungerecht behandelt gefühlt und hat dann schnell das Handtuch geworfen und stand wieder vor meiner Tür. Er selbst hat aber auch sehr gelitten, sich die Arme aufgeschnitten und dadurch um Aufmerksamkeit gebettelt. Ich kenne ihn nur in Auseinandersetzungen mit seiner ganzen Umgebung. Es musste immer um ihn gehen, er wollte immer recht haben. Ständig gab es Streit, Prügeleien und Zerstörungen. Auf wie vielen Gerichtsverhandlungen ich mit ihm war, habe ich nie gezählt. Manche Jahre hat er im Gefängnis verbracht, oft gab es aber auch Geldstrafen. Ich habe so gut es ging alles bezahlt, bis ich irgendwann meine eigene Wohnung nicht mehr bezahlen konnte. Irgendwann ging es auch bei mir nicht mehr. Ich war am Ende. Tag für Tag dieser Kampf, diese Unsicherheit. Doch nicht nur das. Er hat mich zwar nie geschlagen, aber mich oft beschimpft und bedroht. Diese Undankbarkeit war mit am schlimmsten. Ich höre ihn heute noch sagen, nachdem ich ihn mal wieder aus der Gosse geholt hatte: »Verpiss dich, Alte!« Die liebe, arme Seele, habe ich gedacht. Als er mich dann einmal, als ich mit dem Auto wegfahren wollte, anhielt, die Scheibe des Wagens einschlug und mich mit einer kaputten Bierflasche bedrohte, wusste ich, dass jetzt Schluss sein muss. Erst wollte ich zu meiner Tochter nach Amerika gehen, doch dann entschloss ich mich dazu, mir eine andere Wohnung zu nehmen

und meinem Sohn die neue Adresse nicht zu verraten, ihm nicht einmal zu sagen, in welchem Ort ich wohne. Dem Einwohnermeldeamt habe ich eine Nachrichten- und Auskunftssperre erteilt und allen meinen Bekannten habe ich ins Gewissen geredet und ihnen untersagt, irgendetwas zu verraten. Mit meinem Sohn hatte ich früher ein Klingelzeichen für die Tür vereinbart. Wenn es viermal klingelte, dann war er es. Noch heute fahre ich zusammen, wenn es mehr als einmal klingelt. Er weiß seit einiger Zeit auch nicht, wo seine Geschwister leben. Sie zittern alle vor ihm. Wenn er nüchtern ist, ist er ein lieber Kerl, aber ansonsten ist er unberechenbar. Aber ich liebe ihn, er ist mein Sohn, trotz allem. Heute hat er meine Handynummer und kann mich immer anrufen, aber er weiß nicht, wo ich mich aufhalte. So kann ich es aushalten und mich um ihn kümmern, und das tue ich bis heute, trotz meines Alters und meiner Krebserkrankung. Ich hoffe oft, dass das Telefon ruhig bleibt und ich keine neuen Schreckensnachrichten bekomme, aber ich möchte auch wissen, wie es ihm geht.
Seit einiger Zeit ist er in einer speziellen Einrichtung. So lange wie dort, hat er es noch nie ausgehalten. Davor musste ich allerdings lernen, ihn im Dreck liegen zu lassen, weil ich ihm nicht wirklich helfen konnte. Er hatte wirklich ein schlimmes Leben und ich habe manchmal gebetet: Gott, nimm ihn zu dir. Mir haben meine anderen Kinder und meine eigene Mutter geholfen so gut es ging. Auch in den verschiedenen Kliniken, in denen er war, gab es Menschen, die mir geholfen haben, die mir Hoffnung vermittelt haben, dass es aufwärts gehen könnte. Aber immer wieder kam bei meinem Sohn der Absturz, gab es Selbstverletzungen und Phasen des Lebensmüdeseins. Das Leben war ihm nichts wert und so hat er auch gelebt. Er hat sich wahrlich in grauenhafte Situationen gebracht. Sein Leben war von Anfang an ein Schrei nach außen, ein Hilferuf, ein Leben auf Messers Schneide. Da sich von seinem Opa zwei Brüder das Leben genommen haben und es noch einen Suizidfall in unserer Familie gab, habe ich auch immer damit gerechnet, dass er seinem Leben ein Ende setzen könnte.
Was hat mir die Kraft gegeben, das alles zu ertragen? Meine gesamte Familie und auch meine Mutter haben mir geholfen und mich gestützt. Ich habe es einfach nicht fertiggebracht, ihn sich selbst zu überlassen, ich wollte ihn nicht in der Gosse sehen. Darüber hinaus bin ich ein gläubiger Mensch. Das Gebet und das Vertrauen auf Gott und seine guten Engel haben mir weitergeholfen und helfen mir weiter. Von den Ärzten

und Einrichtungen, mit denen ich zu tun hatte, kann ich nur Gutes berichten. Ich habe mit sehr vielen Ärzten gesprochen und immer Verständnis und Hilfe erfahren. Sehr viele haben sich immer wieder dafür eingesetzt, eine neue Hilfeform zu finden. Dafür bin ich sehr dankbar. Ich habe mich selbst auch immer bemüht und sicher auch manchen Helfer bestürmt, aber immer wollte ich für meinen Sohn und mich Hilfe bekommen.

Um nicht selbst kaputtzugehen, musste ich lernen, Abstand zu halten. Jetzt kann er nicht mehr die Nachbarn belästigen und mich unter Druck setzen, und trotzdem bin ich für ihn da und kümmere mich, wenn ich es kann. Der geheime Wohnungswechsel hat uns beiden geholfen. Seitdem ich mich äußerlich von ihm gelöst habe, hat er z. B. zugelassen, dass er einen Betreuer bekam. Jetzt ist zwar nicht alles in bester Ordnung, aber ich habe mehr Freiraum und komme selbst etwas zur Ruhe.

***Frau A.** möchte nicht namentlich genannt werden, um das Verhältnis zu ihrem Sohn nicht zusätzlich zu belasten. Aber die Verfasserin ist den Herausgebern natürlich bekannt.*

# Betroffene Eltern und Angehörige

*Renate Dorsch*

Erste konkrete Hinweise auf Eltern von Kindern mit Doppeldiagnosen ergaben sich bereits aus der Fragebogenaktion, die der Bundesverband der Elternkreise suchtgefährdeter und suchtkranker Söhne und Töchter (BVEK e.V.) im Jahr 2001 durchführte. Von den rund 1 000 ausgewerteten Fragebögen, die Mitglieder aus den Elternselbsthilfegruppen ausgefüllt haben, gab etwa ein Viertel der Beteiligten (Mütter und Väter) an, dass bei ihren süchtigen Kindern – zum Teil schwere – psychische Störungen bzw. Psychosen diagnostiziert wurden. Auffallend dabei war, dass es sich meist um junge Cannabisabhängige handelte, die aufgrund von Auffälligkeiten in der Psychiatrie landeten. Bis dahin waren diese Probleme zwar bekannt, jedoch ging man davon aus, dass es sich lediglich um Einzelfälle handelte, die nur in vereinzelten Elternkreisen bekannt wurden. Das Ausmaß der Betroffenheit war damals in den Elternkreisen – und auch in Fachkreisen – nicht bekannt. Die Zahl der von einer Doppeldiagnose des Kindes betroffenen Eltern und Familien, die in Elternkreisen Hilfe und Unterstützung suchen, steigt kontinuierlich.

Fast ein Viertel der Elternkreisbesucher (24,57 Prozent, Befragung 2001) sind Eltern von Drogenabhängigen, die zudem an einer psychischen Erkrankung (Psychose oder Depression) leiden. Das bedeutet, dass sowohl die betroffenen Abhängigen als auch die Eltern zwischen mindestens zwei Hilfesystemen hin und her pendeln. Das macht die Suche nach effizienter oder »bestmöglicher« Hilfe für beide Seiten äußerst schwierig.

Eltern von Kindern mit Doppeldiagnosen sind in erheblicher Weise – auch psychisch – mehrfach belastet und verzweifelt. Ein traditioneller Elternkreis erreicht hier bei den Bemühungen, Hilfe und Unterstützung zu bieten, seine Grenzen. Aus dieser Erkenntnis entwickelte der BVEK das Projekt »Eltern von Kindern mit Doppeldiagnosen – Suchterkrankung und psychische Störungen – in der Selbsthilfe«, um Elternkreise für die Situation dieser Eltern zu sensibilisieren. Außerdem wollte man so auf Möglichkeiten und Grenzen der Entwicklung von bedarfsorientierten Hilfen für Eltern von Kindern mit Doppeldiagnosen im Rahmen der Selbsthilfe hinweisen bzw. Ansätze und Wege der Hilfe zur Selbsthilfe entwickeln.

Suchterkrankungen und psychische Erkrankungen werden oft noch sowohl von den Betroffenen selbst als auch von ihren Angehörigen verschwiegen. Obwohl sie keine Seltenheit, sondern »Volkskrankheiten« sind, hat die Bevölkerung nur wenig Wissen von ihren Symptomen und von den Hilfen und Behandlungsmöglichkeiten.

Die Erfahrungen der betroffenen Eltern in Elternkreisen bestätigen, dass Patienten mit Doppeldiagnosen verstärkt Gefahr laufen, in »traditionellen« therapeutischen Settings Therapieversager zu werden bzw. erst gar nicht zur Behandlung zugelassen werden. Das heißt, auch der Weg der Eltern von Kindern mit Doppeldiagnosen ist extrem belastet, sie können sich noch zu wenig auf bewährte Hilfen und Netzwerke stützen. Sie sind immer noch relativ isoliert auf der Suche nach adäquater Hilfe für das betroffene Kind und für sich selbst. Durch die Verzögerungen bei der Suche nach kompetenter Hilfe – oft über Jahre – besteht nach Auffassung betroffener Eltern eine erhöhte Gefahr der Chronifizierung von psychotischen Episoden zu psychischen Erkrankungen.

Auf die Frage, was die besondere Betroffenheit der Eltern von Kindern mit Doppeldiagnosen ausmacht, erhält man von Eltern und Elternkreisleitern u.a. folgende Antworten:

- »Betroffene Eltern äußern im Elternkreis ihre Empfindungen, zu dem Thema des psychischen Anteils, der hinter der Suchtproblematik steht, nie genügend Gehör gefunden zu haben. Sie wissen, dass hinter der Sucht ein psychisches Problem steht.«
- »Es ist sehr schwer auszuhalten, dass erst reagiert wird, wenn das psychische Problem mit an die Oberfläche kommt. Der Begriff Doppeldiagnose erscheint uns derzeit als Modebegriff benutzt zu werden, weil in unseren Elternkreisen die Problematik schon lange bekannt ist. Daraus entstanden Schwersterkrankungen, Frühverrentungen und zahlreiche andere tragische Krankheitsverläufe. In den Elternkreisen treffen wir auch Eltern, deren Kinder mittlerweile 40 Jahre und älter sind, die diesen Leidensweg intensiv durchlebten.«
- »Da nach unserer Erfahrung in vielen Fällen auch heute nicht früh genug reagiert wird, führt die doppelte Belastung dazu, dass die – stressbedingten – psychischen Erkrankungen auch bei den Eltern und Angehörigen zunehmen.«

## Doppeldiagnosen bedeuten Doppelbelastungen für Eltern

Die Eltern von Kindern, die sowohl an einer Suchterkrankung als auch an einer psychischen Erkrankung leiden, sind in doppelter Hinsicht betroffen, was bei ihnen in der Regel zu noch größerer Hilflosigkeit führt. Die Umfrage in den Elternkreisen unter dem Dach des BVEK in 2001 ergab, dass bundesweit fast 25 Prozent der befragten Eltern Kinder haben, bei denen sowohl eine Sucht als auch eine psychische Erkrankung diagnostiziert wurde.

Eltern mit dieser Doppelbelastung fällt es oft schwer, offen zu dieser Problematik zu stehen. Sie finden wenig Gleichbetroffene in den einzelnen Elternkreisen oder Selbsthilfegruppen vor Ort, die sich offen zu den psychischen Problemen ihrer Kinder bekennen. Somit fühlen sie sich in der Minderheit und oft nicht verstanden in ihrer besonderen und schwierigen Situation. Auch bei den Leitern der Elternkreise besteht Unsicherheit in Bezug auf diese Mehrfacherkrankungen und Doppelbelastungen der Angehörigen, sodass diese tatsächlich noch zu wenig wirklich hilfreiche und nützliche Informationen und Unterstützung erhalten.

Fühlen sich die so betroffenen Eltern im Elternkreis über längere Zeit kaum verstanden, wenden sie sich vom Elternkreis ab. Oder sie schließen sich einer Selbsthilfegruppe der Angehörigen psychisch Kranker an, wo wiederum die suchtspezifische Betroffenheit der Eltern und Angehörigen wenig Platz hat oder kaum verstanden wird. So werden diese Eltern neben dem Pendeln in den professionellen und öffentlichen Hilfesystemen auch noch zu »Wanderern« zwischen den beiden Selbsthilfegruppen – genauso wie ihre erkrankten Kinder »Wanderer« sind zwischen der Sucht- und Drogenhilfe und der Psychiatrie.

## Grenzen der Hilfe für doppelbelastete Eltern durch traditionelle Selbsthilfegruppen

Die in den Elternkreisen erfahrene Hilfe stößt hier oft an ihre Grenzen, was auch von den Leitern der Elternkreise berichtet wird. Sie fühlen sich mit dieser Problematik der Doppeldiagnose nicht vertraut und überfordert: Während sie in der Regel über Drogen, Sucht und Koabhängigkeit bestens informiert sind und in diesen Themen über eine hohe Betroffenenkompetenz verfügen, fehlt ihnen das Basiswissen in Bezug auf psychische Erkrankungen.

Deshalb ist es naheliegend, dass auch die Elternkreise – genauso wie die niedergelassenen Ärzte oder Psychologen – oft nicht dazu beitragen können, dass eine psychische Erkrankung früh erkannt und entsprechend zeitnah behandelt werden kann. Die Entlastungsmöglichkeiten und Wirkfaktoren der Elternkreisarbeit, die sich bei vielen Eltern von Abhängigen bewähren, greifen bei den doppelt betroffenen Eltern nicht in gleichem Maße; sie haben andere Sorgen und machen andere Erfahrungen, die sie mit den anderen Eltern nicht teilen können. Diese gemeinsame und miteinander geteilte Betroffenheit bildet aber den Kern der Selbsthilfegruppenarbeit und ist eben jenes mentale Bindeglied, das die Betroffenen miteinander vereint und die Hilfe zur Selbsthilfe, z. B. in Elternkreisen, überhaupt erst ermöglicht.

Die in Bezug auf die Sucht im Laufe von über 30 Jahren zusammengetragenen Erfahrungen in Elternkreisen können also nicht zwangsläufig auf eine psychische Erkrankung angewendet bzw. übertragen werden. Es wird daher zukünftig erforderlich sein:

- den Erfahrungsschatz der Eltern-Selbsthilfe auf das Gebiet psychischer Erkrankungen zu erweitern (erweiterte Betroffenenkompetenz) und
- grundlegendes Wissen und Informationen, sowohl über psychische Erkrankungen und deren Behandlungsmöglichkeiten als auch über das Zusammenwirken von Sucht und psychischen Erkrankungen sowie deren Behandlungs- und Hilfemöglichkeiten, auch Eltern und Angehörigen zu vermitteln.

Letzteres wird von den betroffenen Eltern als besonders dringlich empfunden. Deshalb führte der BVEK bereits im Jahr 2005 eine bundesweite Tagung durch, die Eltern in Elternkreisen hilfreiche und verständliche

Informationen vermittelt hat. Zudem wurde im Rahmen dieser Tagung von den Eltern das Gespräch mit Experten gesucht.

## Eltern sind oft die einzigen beständigen Bezugspersonen

Betrachtet man die Biografie der Erkrankten mit Doppeldiagnosen, so bilden die Klinik, die Station, das pflegende und therapeutische Personal sowie die Drogenberatung – manchmal auch eine oder mehrere Entzugskliniken – nur einen kleinen Ausschnitt aus der Lebensrealität der Patienten sowie ihrer Eltern und Familien. Und dieser Ausschnitt bildet noch nicht einmal die Bedingungen des Alltags ab, den es zu bewältigen gilt. Stattdessen zeigt er die besonderen Bedingungen von Behandlung, die institutionell organisiert ist.

Eltern und Angehörige sind meistens die einzigen beständigen – also nicht wechselnden – Bezugspersonen im Leben von jungen Menschen, die sowohl an einer psychischen Erkrankung als auch an einer Suchtproblematik leiden. Dabei ist unerheblich, wie instabil oder stabil, wie »normal« oder gestört die familiären Wirklichkeiten erscheinen mögen. Somit kommt den Eltern und Angehörigen eine hohe Bedeutung zu bei der Frage, wie die Erkrankten ihr Leben nach einem – weiteren – Krankenhausaufenthalt wieder aufnehmen, gestalten und bewältigen.

Demnach ist der Schluss zulässig, dass ein (Behandlungs-)Erfolg nicht nur über die direkte Einflussnahme auf den Patienten zu erreichen ist, sondern auch über die Stützung des Lebensumfeldes, die Stärkung der Ressourcen der Familien bei der Verarbeitung und Bewältigung des durch die Sucht- und psychische Erkrankung eines Familienmitgliedes geprägten Alltags. Dies spielt eine zentrale Rolle bei der langfristigen Rehabilitation dieser Patienten, weil besonders hier passende Einrichtungen fehlen. Bei diesen jungen Patienten ist eine erfolgreiche Wiedereingliederung in die Gesellschaft (Schule, Studium, Beruf) aber von größter Wichtigkeit.

Professionelle Helfer mögen in Fragen von Krankheiten, Erklärungsansätzen, Pflege, Beratung und Behandlung, Krankenhaus und anderen Institutionen der psychiatrischen und psychosozialen Versorgung Experten sein. Sie sind jedoch nicht die Erfahrungsexperten, wo es um das Zusammenleben mit Suchtkranken und/oder psychisch Kranken geht. Da sind die Eltern und Angehörigen die Wissenden und Erfahrenen – auch wenn es ihnen oft (noch) nicht so bewusst ist.

Die bundesweite Tagung für Eltern in Elternkreisen im Jahr 2005 sollte betroffenen Eltern und den Elternkreismitgliedern wichtige Grundlagen zu den Bereichen Suchterkrankungen und psychische Störungen vermitteln. Eltern brauchen auch – verständliche – Informationen, um letztlich adäquat und frühzeitig Hilfe in Anspruch nehmen oder organisieren zu können – sowohl für die betroffenen Kinder als auch für sich selbst.

Die Inhalte der Tagung wurden in einer Dokumentation zusammenfassend dargestellt. Schwerpunkte der Tagungsdokumentation bildeten die eindrücklichen und authentischen Berichte von Betroffenen sowie die Forderungen seitens der Eltern.

Auf der Grundlage der eigenen Erfahrungen und aus den Berichten der betroffenen Mütter und Väter sind folgende Empfehlungen von Eltern aus Elternkreisen (BVEK 2006) publiziert worden:

- Betroffene Eltern sollten alles tun, um ihr Selbstbewusstsein zu stärken. Sie tun gut daran, die für sie nützliche Aufklärung zu suchen und mit ihren Erfahrungen aktiv in die Öffentlichkeit zu gehen. Betroffene Eltern sollten andere nicht zu überzeugen versuchen, sondern durch ihr Wissen verblüffen!
- Eltern sollten dazu ermutigt werden, sich zu organisieren und den Austausch zu suchen. Untereinander kann den betroffenen Eltern Wertschätzung entgegengebracht, vernünftig zugehört und Vertrauen hergestellt werden.
- Indem betroffene Mütter und Väter sich zusammenschließen zeigen sie sich und anderen, dass man nicht der/die Einzige ist; es kann untereinander Verständnis und Trost gespendet werden. Die Erfahrungen anderer betroffener Eltern machen Mut, die erforderlichen Schritte zu gehen.
- »Wo bekomme ich Hilfe und die richtigen Informationen?« – Das sind zentrale Fragen und Anliegen der Eltern. In der Praxis und im Alltag zahlreicher Institutionen erleben sie bedauerlicherweise oft, dass sie mit ihren Fragen und Erfahrungen nicht ernst genommen, oft sogar abgewertet werden. Es kostet zusätzliche Kraft, in solchen Situationen hartnäckig dranzubleiben und sich über die Kränkung durch Be- und Abwertungen hinwegzusetzen. Begleitende Hilfestellung darf nicht vorschnell mit Koabhängigkeit (!) verwechselt werden.

- Betroffene Eltern können sich selbst durch eigene Therapie und die Unterstützung und Mitarbeit in einem Elternkreis stärken. Dadurch wird es leichter, aktiv die Hilfe einzufordern und Kontakt mit verschiedenen Stellen wie Psychiatrie, Gemeinsame Rentenservicestelle, Gesundheitsämtern, Krankenkassen, Jugend- und Sozialämtern, Arbeitsagenturen, Dachverband der Selbsthilfegruppen etc. aufzunehmen. Der authentische Bericht über das eigene Erleben und die Weitergabe der positiven und negativen Erfahrungen – gerade auch an die Helfer in den unterschiedlichen Institutionen sowie an Entscheidungsträger – trägt wesentlich dazu bei, die Doppelproblematik und Mehrfachbelastungen der Familien transparent zu machen.
- Hilfreich wäre es, Kontakt zu einer zentralen Stelle aufzunehmen und zu pflegen, damit die Hilfen im Sinne des betroffenen Kindes sowie der Eltern koordiniert werden können – eine Art Fallmanager für die von Doppeldiagnosen betroffenen Familien wird gefordert.
- Im Umgang mit dem betroffenen Kind ist es wichtig, die Eigenverantwortung des Süchtigen zu stärken bzw. einzufordern. Die Eltern sollten konsequent eigene Ziele verfolgen und eigene Wünsche äußern.
- Der dringende Wunsch der Eltern nach respektvollem Umgang und Akzeptanz in ihrer Betroffenenkompetenz, zieht sich wie ein roter Faden durch die Berichte und Diskussionen.
- Bestehende Elternkreise können sich untereinander stark machen, sich Mut machen, ihr Wissen weitergeben, mögliche Ziele aufzeigen und Wege begleiten. Dort gibt es umfangreiche Informationen und Adressen von betroffenen Eltern, emotionale Unterstützung, Gemeinsamkeit statt Einsamkeit, Verständnis und Trost, Öffentlichkeitsarbeit, u.a. durch die Teilnahme an Arbeitskreisen.
- Elternkreise sollten sich über Fachstellen informieren, Anlauf- und Verbindungsstelle für betroffene Eltern sein und die vorhandenen eigenen Kompetenzen nutzen. Dort können (Informations-)Gespräche mit Ärzten über Doppeldiagnose und Hilfemöglichkeiten geführt werden. Betroffene Eltern können »im Doppelpack« auftreten, indem sie vom Elternkreis kompetente Fachleute zur Unterstützung mitnehmen.
- Elternkreise können – als Gruppe – die Problematik nach außen tragen, örtliche Kontakte pflegen, mit anderen Selbsthilfegruppen – auch überregional – zusammenarbeiten und auch Kommunalpolitiker sensibilisieren.
- Auch die Elternkreise als Selbsthilfegruppen fordern den Standard ein, dass einem von Doppeldiagnose betroffenen Klienten bei mehrmaligen

Einweisungen in eine Psychiatrie das gleiche Betreuungspersonal zur Verfügung steht. Beziehungskontinuität ist gerade für diese Menschen und deren Genesung zwingend erforderlich!

- Der BVEK hat seine zentrale Rolle darin, Informationen zu sammeln und an die Mitglieder weiterzugeben. Es sollte ein »Leitfaden für Eltern im Umgang mit Doppeldiagnosen« erstellt werden. Seminare zur speziellen Thematik und Elterntrainings sowie spezifische Schulungen für die Gruppenleiter von Elternkreisen sind weitere Wünsche an den BVEK.
- In der Außenwirkung soll der Bundesverband die Thematik und die Situation der Eltern und Betroffenen publik machen – auch auf politischen Ebenen und in der allgemeinen Suchthilfe. Es sollen weitere Projekte zum Thema initiiert, Erfahrungsberichte gebündelt, Lösungen erarbeitet und veröffentlicht werden.
- Der BVEK soll den Dialog zu den jeweiligen Fachleuten und Institutionen herstellen, beginnen, fortsetzen. Eine Zusammenarbeit mit dem Bundesverband für Angehörige von psychisch Kranken wird als Vorteil gesehen, um den Anliegen ein höheres Gewicht zu geben und eine Stärkung gegenüber der Politik zu erreichen.
- Zudem soll der Verband eine Verbesserung der Informationen bei neuen Themen bewirken und fachkundige Ärzte zur Verfügung stellen. Es sei erstrebenswert, sich als Bundesverband in Facharzt-Tagungen einzubinden, um so eine Stärkung der Elternkreise, sowohl örtlich als auch auf Landes- und Bundesebene, zu erreichen.

Suchtberatungsstellen können nur selten für diese Klientel ein befriedigendes Hilfeangebot machen. Umso mehr brauchen auch die Eltern von Kindern mit einer Doppeldiagnose Unterstützung und Orientierung bei ihren »Wanderungen zwischen den Hilfesystemen«. Sie müssen oft über Jahre als »Fallmanager« für ihre Kinder einspringen – ob sie wollen oder nicht. Sie müssen mit maximalem (Beziehungs-)Stress fertig werden – Selbsthilfegruppen wie Elternkreise können hierfür ein besonders stützendes Hilfeangebot sein.
Im Jahr 2008 wurde eine zweite Broschüre von betroffenen Eltern für betroffene Eltern erarbeitet, die kostenlos Eltern, Selbsthilfegruppen und professionellen Einrichtungen zur Verfügung gestellt wird. Die enorme Resonanz und Nachfrage der Broschüre bestätigt die Annahme, dass betroffene Eltern, Angehörige und die professionellen Helfer voneinander lernen und so auch die Hilfen für die Betroffenen selbst

optimieren. Die Eltern bleiben dran – diese Fähigkeit zu Ausdauer und Beharrlichkeit ist gerade für diese Familien eine wichtige und notwendige Kompetenz!
Diese Broschüren können auf der Internetseite des BVEK unter info@bvek.org angefordert werden.

## Literatur

BVEK (Hg.) (2006): Suchterkrankung und psychische Störungen – Eltern von Kindern mit Doppeldiagnosen in der Selbsthilfe. Dokumentation des gleichnamigen Projektes, gefördert vom Bundesministerium für Gesundheit und Soziale Sicherung BMGS.

***Renate Dorsch,*** *Jahrgang 1954, seit 36 Jahren verheiratet, Mutter von drei Söhnen, Bundesvorsitzende der Elternkreise suchtgefährdeter und suchtkranker Söhne und Töchter e. V. (BVEK).*

*Bundesverband der Elternkreise suchtgefährdeter*
*und suchtkranker Söhne und Töchter e. V. (BVEK)*
*Geschäftsstelle*
*Postfach 20 14 23*
*48095 Münster*
*Tel. 0251 14207-33*
*Mobil 0160 2961622*
*Fax 0251 6090231*
*info@bvek.orgwww.bvek.org*

# DIAGNOSE- UND BEHANDLUNGSASPEKTE

# Doppeldiagnose Psychose und Sucht
## Von Systemen, die sprengen, zu Menschen, die leiden, kämpfen und vorankommen

*Frieder Niestrat*

Der Artikel beschäftigt sich überblicksartig mit der Entwicklung von den sogenannten Systemsprengern hin zu einem Hilfesystem, das sich verändern musste, um menschen- und krankheitsgerecht arbeiten zu können. Danach werden wichtige Ziele und Methoden bei der Behandlung von Menschen mit einer Doppeldiagnose aufgezeigt. Exemplarisch wird die Start- und Entwicklungsphase einer Gruppentherapie mit Elementen aus dem Psychodrama sowie der Logotherapie und Existenzanalyse näher beschrieben.

## Der Weg zur Entwicklung eines neuen Systems

Mit der Psychiatrie-Enquete von 1975 und der damit verbundenen Öffnung der Langzeitkrankenhäuser kamen die psychotisch erkrankten Menschen nach und nach wieder in die Gemeinwesen zurück. Ein gutes System und Zusammenspiel von sektoral zuständigen psychiatrischen Kliniken, Sozialpsychiatrischen Zentren, Wohnheimen, Betreutem Wohnen, Tageskliniken und vielen anderen Angeboten etablierte sich in den Folgejahren. Vorher oft abgeschobene psychisch kranke Menschen wurde ein weitgehend normales Leben mit den notwendigen Unterstützungen angeboten. Ein Nebeneffekt der jahrzehntelangen Unterbringung der Klienten in Langzeitkrankenhäusern war die Abschirmung von Rauschmitteln.
Parallel entwickelte sich, allerdings aus einer anderen Tradition kommend, auch in der Suchtkrankenhilfe ein ebenfalls erfolgreiches kon-

zeptionell gestütztes System. Die in den 1960er-Jahren gelungene Anerkennung der Sucht als eine psychische Erkrankung ließ qualifizierte und spezialisierte Konzepte zur Suchtbehandlung entstehen. Es gab eine ausreichend hohe Nachfrage sowie kompetente und zufriedene Mitarbeiter.

Daher verspürten beide Hilfesysteme nur eine gering ausgeprägte Neigung, an ihren Behandlungssettings etwas zu ändern, nur weil eine neue Gruppe sich störend ins Blickfeld schob. Man versuchte zuerst das Problem zu leugnen, was bis 1996 auch diagnostisch gut machbar war, weil es Doppeldiagnosen per Definition nicht gab. Noch mit dem ICD-9 (Internationale Klassifikation der Krankheiten, 9. Revision) war es üblich und erforderlich, eine Hauptdiagnose zu stellen und ihr alle anderen Diagnosen als Sekundärdiagnosen unterzuordnen. Diese Gegebenheit machten sich gesetzliche Betreuer und Sozialdienste zunutze und baten, wenn es um die Aufnahme in eine beispielsweise komplementäre Einrichtung ging, Ärzte darum, die jeweilige Hauptdiagnose besonders zu betonen und, je nachdem welche Einrichtung eine Zusage gegeben hatte, die eine zu betonen und die andere nicht zu nennen oder als nicht mehr aktuell darzustellen. Dies sollte sicher gut gemeint und in positiver Absicht geschehen sein, führte aber lediglich dazu, dass die Betroffenen in Kliniken und Einrichtungen wieder verschwanden und nach Suchtmittelrückfall oder psychiatrischer Verschlimmerung als »Drehtürpatienten« später im anderen System wieder auftauchten. Schlimmstenfalls waren sie im Obdachlosenmilieu wiederzufinden, in dem überhaupt keine therapeutische Ansprache erfolgte. Nicht selten kam es zu tödlichen Verläufen, weil die Wechselwirkung von Psychose und Sucht nicht aufgelöst werden konnte. Mit diesen höchst unglücklichen Entwicklungen begann ein Leidensweg für den einzelnen von dieser Doppeldiagnose Betroffenen und eine Stigmatisierung für eine immer größer werdende Gruppe.

Bis in die jüngste Zeit taucht in Publikationen, aber auch in Konzepten von Hilfeanbietern, regelmäßig der Begriff »Systemsprenger« auf. Kaum jemand hätte erwartet, dass diese einstmals unliebsamen »Störenfriede« es schaffen sollten, manche notwendigen Veränderungen in den jeweiligen Systemen zu bewirken. Gemäß dem Motto »Jede heilige Kuh ist ein potenzielles Steak«, haben es diese Menschen ungeplant und unbeabsichtigt erreicht, die Individualisierung in den Hilfesystemen zu fördern und damit nebenbei auch die Zufriedenheit der Mitarbeiter zu erhöhen.

Dies begann in wenigen Spezialeinrichtungen in der Nachsorge und in Klinken mit Fachstationen oder in einzelnen Fachkliniken. Von dort aus wuchs der Einfluss auf die »alten« Einrichtungen der jeweiligen Fachrichtungen. Starre Regeln wurden und werden zunehmend aufgebrochen, die Klientenzentrierung nimmt zu, der betroffene Mensch steht mehr im Mittelpunkt und seine Fähigkeiten und Stärken werden in die Behandlung mit einbezogen. Der krankheitsbedingte Eigensinn und die gelebte Eigenweltlichkeit werden stärker akzeptiert, alternative Lebensformen jenseits des »Normalen« nicht nur geduldet, sondern gefördert. Zu oft war früher das Konzept wichtiger als der betroffene Mensch und die »Behandlungen« eher schematisch und zu wenig auf den Einzelnen abgestimmt. Dies führte in der Suchthilfe dazu, dass Rückfälle als Regelverstöße gegen die Hausordnung mit den berühmt-berüchtigten »disziplinarischen Entlassungen« geahndet wurden. Eigentlich wollte niemand diese Rauswürfe, aber das System forderte sie. Es wurde und wird leider oft eher ein Klient »geopfert« als das System hinterfragt und verändert.

## Besondere Menschen

In der gesamten Debatte über Menschen mit Doppeldiagnosen darf eines nicht vergessen werden: Es wird viel über Kosten im Rahmen der Krankenversorgung und der Eingliederungshilfe oder der Rehabilitation gesprochen. Es wird von schwierigen Bedingungen, mangelnden Qualifikationen bis hin zu Querulanten und Systemsprengern gesprochen. In allererster Linie sprechen wir aber über Menschen und zwar über ganz besondere Menschen. Über Personen, die eine besondere Sensibilität aufgrund ihrer Erkrankung mitbringen. Menschen, die besonders gut hören, sehen oder riechen können, die insgesamt besonders empfindsam sind. Dies macht sie so anfällig gegenüber Stress und manchen anderen Belastungen im normalen Alltag, aber es macht sie auch zu besonderen Gesprächspartnern. Wer beruflich mit Doppeldiagnose-Klienten zu tun hat und einen Blick dafür gewonnen hat, weiß zu schätzen, dass er mit besonderen Menschen arbeiten darf. Jenseits aller Absurditäten – die jedoch auch genügend Anlässe zum Nachdenken (was ist eigentlich normal?) oder zum Schmunzeln oder zu beidem geben (z.B. durch

Wortneuschöpfungen von Patienten: »Ich fühle mich in der Psychose schizo-fröhlich«) – gibt es Schicksale von Menschen, die die Belastbarkeit der menschlichen Existenz bis ins Tiefste ausleuchten. Im Kontakt mit ihnen und in der Auseinandersetzung mit extremen Formen von psychischer Erkrankung wie Schizophrenie oder bipolarer Störung werden diese als Formen des Umgangs mit Extremsituationen verstehbar. Es gibt Menschen, die unfassbares Leid erleben oder Situationen, in die Menschen hineingeraten, die das normale Denken bei Weitem übersteigen. Im beruflichen Umgang sind solche Erlebnishintergründe, die üblicherweise nur in der Boulevardpresse in einer Schlagzeile auftauchen (Mutter suizidiert sich vor ihren Kindern), plötzlich real. Wir werden selbst existenziell mit hineingenommen, wenn wir von den Betroffenen als vertrauenswürdig erachtet werden und sie uns an ihrem Gewordensein teilhaben lassen. Wir erleben dann mit ihnen die Jahre nach den verschiedenen Traumata eines so begonnen Lebens und Umgehens in manchen Grenzerfahrungen.
Vor diesem Hintergrund die Balance von Distanz und Nähe zu justieren, ist unsere tägliche Aufgabe, um nicht selbst in den Strudel hinabgezogen zu werden. Es ist aber auch eine Ehre und Wertschätzung, in diese Prozesse einbezogen zu werden und gemeinsam einen Weg zu suchen, der ein jeweils einmaliger und unverwechselbarer Weg ist. Nicht umsonst betont Viktor E. Frankl: Zwei Menschen gleich behandeln, heißt mindestens einen falsch zu behandeln (Frankl 1985). Es ist äußerst befriedigend und motivierend, gemeinsam diese Wege durch viel Gestrüpp (unklare Gefühlszustände), Regenwälder (Sucht) oder Wüsten (Depression und psychische Erkrankung) zu suchen. Wir sind hier nicht die Besserwisser, die Experten mit dem großen Durchblick, sondern die Wegbegleiter, die Ermutiger und die, die selbst nicht die ständige Last der Sucht und der psychischen Erkrankung zu tragen haben. Unsere Klienten können vielleicht vieles nicht, was sie aber mit geschlossenen Augen spüren, ist, worum es uns geht, aus welcher Haltung heraus wir diese Arbeit tun. Jede Form der Herabwürdigung, des Sich-über-sie-Stellens, der Missachtung ihrer Lebensleistung (und sei es die Leistung, bis zum aktuellen Tag überlebt zu haben) können sie seismografisch fein erspüren, bewerten und in ihre Haltung einbeziehen. Wenn ich einen Bewohner im Krankenhaus besuche und mit ihm nach sechs Wochen Aufenthalt ein Arztgespräch führe, bei dem der Arzt mich über den Klienten befragt, ich diese Frage an ihn weitergebe, er antwortet

und der Arzt erstaunt bemerkt, dass der Patient ja sprechen kann, dann ist über die Beziehung oder Nichtbeziehung viel ausgesagt.
Die Besonderheit dieser Menschen ist im Alltag, wenn wir selbst nicht allzu gestresst und unaufmerksam sind, täglich zu erleben und zu bestaunen. Ihr Ringen und ihr Kampf um ihre Stellung im Leben, die Wahrung ihrer Würde, die hohe Irritierbarkeit ihres Lebenssystems lässt sie nur selten zur Ruhe kommen. Daher ist ihr großer Wunsch nach Ruhe und Zurückgezogenheit zu verstehen. Die allgegenwärtige Ambivalenz wird in folgendem Gedicht deutlich:

***Psychose und Sucht***
*von Thomas Swiontek*

*Eins kann ich da sagen,*
*man kann dazu nicht jeden fragen!*
*Nur wer sie hat, der weiß Bescheid*
*Und nimmt für sie sich auch mal Zeit!*
*Der eine hört, der andere sieht,*
*es dauert, bis sie sich verzieht!*
*Mit meiner kann ich ganz gut leben,*
*möchte sie nicht missen, nicht hergeben!*
*Andere haben's oftmals schwer,*
*wissen kaum den Ausweg mehr!*

*Schlimm ist's hat man zweierlei,*
*nicht selten kommt noch Sucht dabei.*
*Diese, die ständig sucht uns zu versuchen.*
*wie oft konnt ich mich nur verfluchen?*
*Doch zu all dem kann ich sagen,*
*meistens kann man es ertragen.*
*Die Psychose und die Sucht,*
*wenn man sich nur Hilfe sucht.*

Dieses Gedicht eines Menschen mit einer Doppeldiagnose ist in vielerlei Hinsicht sehr erhellend. Zunächst einmal schreibt hier ein Mensch über sein Empfinden, er schreibt über das, was ihn beschäftigt und interessiert. Ausgangspunkt war meine Bitte an ihn, für unsere Hauszeitung, den Markusboten, ein Gedicht zu verfassen. Dabei spielen seine Krankheit, sein forensischer Hintergrund und seine Impulsdurchbrüche hier keine Rolle, sondern er schreibt, wie alle Dichter in der Welt, über das für ihn Wichtigste, über seinen Erfahrungshintergrund. Dass dies in dem Fall eine Doppeldiagnose ist, wird erst im Weiteren wichtig. Die Psychose wird hier nicht verherrlicht, wird aber als etwas Eigenes angenommen, als Teil der eigenen Person akzeptiert. Fast wie ein alter Freund, der nicht ständig gebraucht wird, aber mit dem man dann und wann gerne zusammen ist. Die eigene Wertschätzung der Erkrankung verstellt aber nicht den Blick darauf, dass es andere ihm bekannte Menschen gibt, die mehr leiden und gut auf ihre Psychose verzichten könnten. Im zweiten Absatz wird die Sucht näher beleuchtet: Sie »sucht uns zu versuchen« und ist also etwas außerhalb von mir, fast etwas mit eigenem Willen. Aber schon im nächsten Satz wird wieder der Selbstbezug hergestellt. Da, wo ich mich »verfluchen« will, übernehme ich wieder Verantwortung. Das Gedicht spiegelt die Hoffnung wider, im Gewirr von Fremd- und Selbstbestimmung, leidvollen Erfahrungen und Ausgeliefertsein doch noch Halt und Hilfe finden zu können. Insofern ist dieses Gedicht ein schönes Beispiel für die Besonderheit und zugleich auch für die Normalität dieser Menschen. Wir haben sie sehr schätzen gelernt und arbeiten gerne mit ihnen zusammen.

## Grundlegende Haltungen und geeignetes Setting

Wir verstehen die Arbeit mit psychisch kranken Menschen, die außerdem noch suchtkrank sind, als eine herausfordernde, oft schwierige, sehr dynamische und lebendige Beziehungsarbeit. In ihr ist die Reflexion unserer Haltungsfragen zentral für gelingende Beziehungen. Psychisch kranke Menschen werden nicht dadurch gesund, dass von außen der Rehabilitationsdruck erhöht wird.

Was wir brauchen ist Zeit, Zeit für Beziehungsarbeit. Die Arbeit mit psychisch Kranken ist Beziehungsarbeit und kein technischer Reparaturvorgang, der qualitätsgesteuerten Regelkreisen folgt. Es gibt leider keine Erfolgsgarantie in Richtung stetiger Verbesserungen. Manchmal ist selbst die Verhütung einer Verschlimmerung trotz größter Bemühungen nicht erreichbar.

## Arbeit mit der Sinnthematik

Der österreichische Psychiater Viktor E. Frankl hat die Sinnthematik in den Mittelpunkt seiner Betrachtungen und Behandlungen gestellt. Mit der Existenzanalyse und der Logotherapie hat er Fragen thematisiert, die sich allen Menschen – unabhängig von Erkrankungen – gleichermaßen stellen: Aus existenzanalytischer Sicht besteht das Leiden in und an der Sucht im Freiheitsverlust. Freiheit ist damit das Gegenteil von Sucht, der weitergehende Bezugspunkt. Dies kann vom Starren auf die Abstinenz als oberstem Ziel befreien. Wenn der Mensch die personal-existenzielle Dimension nicht lebt, kann er sein Leben nicht zu einer Sinnhaftigkeit führen. Aus existenzieller Sicht sind vier Elemente für die Suchtentstehung wichtig, ohne dass sie als ausschließlich verstanden werden wollen.

Dabei handelt es sich um zwei suchtmachende Haltungen (vgl. Längle und Probst 1997): Passivierung durch die Wunschhaltung und Bestrebung zur Leidvermeidung, sowie um zwei existenzielle Mangelsyndrome Sinnmangel, Sinnverlust und Inauthentizität und unsicherer Grundwert.

Daher verstehen wir den therapeutischen Umgang mit Menschen mit einer Doppeldiagnose als Arbeit mit der Sinnthematik. Sinn ist sehr konkret zu verstehen als jeweils beste Möglichkeit vor dem Hintergrund der Wirklichkeit. Das Leben selbst ist es, das dem Menschen die Frage nach dem Sinn stellt. Er hat keine Erwartungen an das Leben zu stellen, er ist der vom Leben her Befragte, der dem Leben zu antworten – das Leben zu verantworten hat (vgl. Frankl 1985). Antworten, die der Mensch, die wir alle geben, können nur konkrete Antworten auf konkrete Lebensfragen sein. Dies kann und muss im Alltag auf die ganz basalen Fragen heruntergebrochen werden: Warum stehe ich heute auf? Was hält dieser Tag für mich bereit? Kann ich mich darauf heute einlassen?

Sinnvoll leben heißt, das tun, was als wertvoll empfunden und erkannt wird. Diese Aufgabe haben alle Menschen, dies eint sie, fordert sie heraus und lässt auch Scheitern zu.

## Das geeignete Setting

Ein geeignetes Setting für Menschen mit Doppeldiagnose sollte bestimmte Elemente enthalten. Wichtig sind integrierte Maßnahmen mit Elementen aus der psychiatrischen Behandlung und Versorgung sowie

Elementen aus der Suchttherapie. Die einst als unvereinbar geltenden Vorgehensweisen müssen dafür aber nicht in ein Behandlungssystem gepresst werden, sondern können für den jeweils Betroffenen je nach Bedarf ausgewählt werden. Bei individueller Anwendung werden so aus scheinbaren Widersprüchen Bausteine einer wirksamen Behandlung. Am Rande sei erwähnt, dass die Mitarbeiterschaft oft größere Probleme mit der Einhaltung und Durchsetzung dieser Prinzipien hat als die Betroffenen selbst. Aber auch in einer Klinik und einer Wohneinrichtung lässt sich individuelles Vorgehen dann gut begründen und vermitteln, wenn es konsequent durchgehalten wird; wenn – im besten Fall – jeder erkennen kann, wie bei ihm oder ihr individuell gehandelt wurde.
Die wichtigsten Elemente hierfür sind:

- Eine geeignete Pharmakotherapie
- Motivationale Interventionen entsprechend dem Entwicklungsstand (angelehnt an das kreisförmige Modell der Abstinenzmotivation nach Prochaska und DiClemente 1986)
- Psychoedukation in Bezug auf beide Erkrankungen unter Berücksichtigung der Wechselwirkungen
- Therapeutische Behandlung (individuell abgestimmt, tendenziell weniger kognitive Techniken, mehr Skills-Training, Training sozialer Kompetenzen, Rückfallprävention)
- Familieninterventionen (psychoedukativ, Kommunikationstraining)

Eine integrierte Behandlung von Psychose und Sucht, die individualisiert und in geeignetem Setting erfolgt, kann beachtliche Erfolge zeitigen (vgl. Gouzoulis-Mayfrank 2007).
Alles muss jedoch individuell abgestimmt sein, gemäß der Richtlinie, »je heterogener ein Störungsbild, desto individualisierter muss die Behandlung sein«.
Die besonderen Möglichkeiten eines möglichst homogenen Settings einer speziellen Einrichtung der Nachsorge für Menschen mit einer Doppeldiagnose liegen – bei aller Unterschiedlichkeit der Klienten – darin, dass diese bestimmte Erfahrungen teilen. Schon bei der ersten Frühbesprechung kann das Thema Sucht oder die Psychose oder auch die Kombination beider angesprochen werden. Es wird niemand belächelt oder gemieden, nur weil er von Suchtdruck berichtet, weil Albträume quälen oder unbestimmte Ängste den Start in den Tag erschweren. Natürlich freuen sich die Mitbewohner nicht über Mehrbelastungen im

Tagesablauf, wenn jemand es nicht schafft, aber die Akzeptanz ist deutlich höher, weil jeder ähnliche Zeiten kennt.
Aus dieser Erfahrung, dass alle sich als Experten fühlen können, haben wir im Laufe der Jahre Gruppentherapien entwickelt, die heute zu einem wesentlichen Baustein der Arbeit gehören. Dies bestätigen nicht nur unsere Beobachtungen, sondern auch die Aussagen von den Teilnehmern bzw. ehemaligen Teilnehmern.
Dabei standen wir der Gruppenarbeit zu Beginn eher skeptisch gegenüber, weil wir sie eher als Überforderung für unsere Patienten ansahen. Da es jedoch eine Methodenvielfalt bei der Behandlung geben muss und »nur reden« nicht für jeden geeignet ist, brauchten wir weitere Zugänge. Hierfür liegen im Rahmen des Psychodramas eine ganze Reihe von Methoden vor. Die Rollenspiele müssen die Lebenswelt der Klienten berücksichtigen, aber ausgearbeitete Manuale sind in der Regel nicht geeignet, da sie beispielsweise von Situationen in der Berufswelt ausgehen, die viele Klienten kaum oder gar nicht kennen. Wir haben daher die Erfahrung gemacht, dass unsere Klienten lange brauchen, bis sie sich auf Rollenspiele einlassen können.

## Beispiel für eine Start- und Entwicklungsphase in einer Gruppentherapie

Unsere Gruppentherapie findet in folgendem Rahmen statt. Die Gruppengröße liegt zwischen fünf und sieben Teilnehmern. In allen Gruppen sind Männer und Frauen, auch wenn der Gesamtanteil von Frauen in unserer Einrichtung kaum die 15 Prozent überschreitet. Die Gruppenarbeit dauert eine Stunde mit der Absprache, dass es länger dauern kann, falls es die Situation erfordert. Jede Gruppe hat einen Kotherapeuten für die Vorbereitung, Durchführung und Auswertung der einzelnen Gruppenstunden. Jede Gruppenstunde beginnt mit einer Befindlichkeitsrunde, in der darüber gesprochen wird, wie es jedem geht und ob es zu Besonderheiten in der Vorwoche gekommen ist, welche Auswirkungen sie auf den Einzelnen hat (Affektdifferenzierungen, Zuschreibung von Attributen, woran liegt es, dass es mir besser oder schlechter geht, was habe ich dafür getan oder auch nicht).

Jede Gruppenarbeit schließt mit einer ähnlichen Runde, in der eine kurze Rückmeldung zur Stunde und zu der eigenen Befindlichkeit gefordert wird.

## Vorstellungsrunde

Danach folgt die Vorstellungsrunde: Zu einem wichtigen Instrument des Miteinander-Arbeitens ist eine große Sammlung von Kuscheltieren geworden, die sehr unterschiedlich eingesetzt werden kann. Es ist mittlerweile eine Auswahl von gut 50 verschiedenen Figuren. Es ist sehr wichtig, dass es eine große Variation davon gibt. Sie sollten sich dabei in Form und Farbe unterscheiden, positiv und negativ besetzte Stereotypen bedienen, groß und klein, real, fiktiv, überzeichnet und lustig sein. Sie sollten einen Aufforderungscharakter haben, der dazu ermuntert zu experimentieren. Und tatsächlich hat sich in den vielen Jahren, in denen wir mit dieser Methode arbeiten, noch nie ein Klient verweigert. Die Kuscheltiere und -figuren bieten eine regressive Möglichkeit der Rückbesinnung auf die Kindheit (Figuren aus der Sesamstraße, aus der Sendung mit der Maus). Die meist flauschigen Figuren laden zum Kuscheln, Streicheln und Fühlen ein. Sie sind nicht bedrohlich, sondern einladend harmlos. Aber auch die negativ besetzten Tiere, wie die Bulldogge, der Hai, die Schlange, der Dino oder die Spinne, sind so unaufdringlich und ungefährlich, dass man sie in den Arm nehmen und befühlen kann. Dies erleichtert auch ihren Einsatz in der Gruppentherapie.
Die erste Aufforderung besteht darin, ein Tier bzw. eine Figur für sich selbst zu wählen. Welche Eigenschaft von mir, welches Charaktermerkmal will ich der Gruppe zeigen, woran werde ich durch eine der Figuren erinnert? Schon dieser erste kleine Schritt eröffnet eine Vielzahl von Prozessen. Gespanntes Warten auf die Erklärung von ihr oder ihm, befreiendes Lachen, wenn etwas spontan erkannt oder als besonders passend gewählt wird (eine Teilnehmerin nimmt die Ziege und erklärt dazu: »Ich bin neugierig und manchmal zickig«). Selbstironie kann dann sehr befreiend sein und gesprächsbereit machen. Ein Teilnehmer nimmt den Löwen und das Lamm und erzählt: »Ich war zu lange Löwe und habe anderen oft geschadet, ich wäre so gerne Lamm, so unschuldig, so harmlos.« Ein nächster nimmt eine Figur, die halb Hund, halb Mensch ist und noch dazu im Matrosenanzug. Diese Figur hat er danach immer wieder, bis zu seinem Lebensende, gewählt. Dabei lässt sich

diese Figur nicht hinsetzen und nicht hinstellen. Sie ist tatsächlich völlig haltlos, ähnlich wie sich die Person selbst fühlte. Er sah sich der Sucht ausgeliefert – trotz mancher Erkenntnis und mancher Anstrengung in Bezug auf seine Person. Alle Fortschritte kamen nicht gegen sein tiefes Misstrauen sich selbst gegenüber an.
Auf diese Auswahl einer Figur wird in der Gruppe immer wieder zurückgegriffen. Für alle Begrifflichkeiten können Figuren gewählt und zu sich selbst in Beziehung gesetzt werden, ohne dies sprachlich lange zu erklären, ohne nach Worten ringen zu müssen. So kann für die Sucht, für den Suchtdruck, aber auch für Freiheit, für Selbstständigkeit, für Fortschritte, Zufriedenheit und noch viel mehr jeweils gemeinsam ein Symbol gesucht und die Beziehung dazu aufgezeigt werden. Dies kann natürlich auch in Einzelarbeit geschehen, aber in der Gruppe kommt es zu noch mehr Erkenntnisgewinn:

- Ich kann sehen, wie ich mich im Vergleich zu anderen positioniert habe.
- Ich kann mich im Hinblick auf meine Entscheidung befragen lassen.
- Ich kann probehalber meine Figur näher zu oder weiter weg von den anderen stellen, um zu sehen, wie sich das anfühlt.
- Ich kann dann auch mal versuchen, die Figur durch den Menschen zu ersetzen. (Und wenn sich das Gefühl dann verstärkt und die Distanz aufgegeben wird, ist es wie ein Spiel, welches sofort unterbrochen werden kann.)

Dieses Recht zur Unterbrechung hat jeder Gruppenteilnehmer zu jeder Zeit. Wichtig ist auch das Wissen darum, dass aus der Gruppe keine Informationen nach außen fließen dürfen, außer wenn die Betroffenen selbst es erzählen wollen.

## Das »soziale Atom stellen«

In dieser Vorstellungsrunde sind schon einige Möglichkeiten des Arbeitens aufgezeigt worden. Eine weitere sehr schöne Vorgehensweise liegt darin »das soziale Atom« im Sinne Jacob Levy Morenos mit diesen Figuren zu stellen. Das soziale Atom eines Menschen repräsentiert die Gesamtheit der für ihn relevanten Beziehungen zu seinen Bezugspersonen (von Ameln et al. 2009). Die dort beschriebenen verschiedenen Möglichkeiten der Visualisierung haben wir mit den Stofffiguren geschaffen. In unseren laufenden Gruppen stellt sich jeder neue Gruppenteilnehmer mit dieser Methode vor. In neuen Gruppen wird auf dieselbe Art eine erste Vorstellungsrunde durchgeführt, welche pro Person etwa zwei Stunden dauert. Der sich Vorstellende wählt eine Figur, erklärt warum und beantwortet Rückfragen. Danach besteht die Aufgabe darin, der Gruppe alle wichtigen (von der betreffenden Person ausgewählten) Bezugspersonen zu zeigen, indem auch für diese eine Figur ausgewählt und dann in Bezug zur eigenen Person aufgestellt wird. Dies geschieht nach kurzer Aufgabenstellung selbstständig. Wenn Hilfe gewünscht wird, sind Verständnis- und Unterstützungshilfen möglich. Damit soll natürlich nicht der Gruppenleiter das entstehende Bild gestalten, sondern nur zur Entscheidung verhelfen.

Wir sind immer wieder sehr überrascht, wie kreativ mit dieser Aufgabenstellung umgegangen wird und wie viel von einer Person dadurch sichtbar wird. Im Verlauf der Gruppenarbeit ist es bei vielen Menschen möglich und sinnvoll, auf diese erste Arbeit zurückzukommen.

→ **Beispiel** Ein neuer Teilnehmer, der erst seit kurzer Zeit in der Stadt wohnt, wählt für sich das Lamm aus – auch ein Wunsch nach langer Suchtgeschichte mit Zeiten auf der Straße – und legt dann für einen alten Freund den Fuchs in geraumem Abstand hin und ungefähr in gleichem Abstand bildet er aus einer Reihe Figuren eine Ansammlung, die er mit einem Gürtel zusammenbindet. Das sind alle neuen Kontakte, die aber noch keine Struktur und Ausdifferenzierung erfahren haben. Er benennt diese Ansammlung als »Plüngel« und verbindet damit die Hoffnung, dass es zu neuen Freundschaften und Beziehungen kommt. Die geringe Anzahl bestehender Kontakte und die Unfähigkeit zumindest ansatzweise den »Plüngel« aufzuschnüren, lassen im Hinblick auf die Zukunft Probleme bei Kontaktaufnahme und -vertiefung ahnen. Auf das Gesamtbild kann im Verlauf immer wieder zurückgegriffen werden, mit der Frage nach Veränderung. ×

Manche Teilnehmer geben einen sehr tiefen Einblick in ihre Person. Da auch Personen, die nicht mehr leben, aber weiterhin von Bedeutung sind, einbezogen werden können, erweitern sich die Möglichkeiten.

→ **Beispiel** Für eine Teilnehmerin war eine verstorbene Freundin noch lange Zeit nach ihrem Tod eine wichtige Bezugsperson. Sie berichtete oft davon, dass sie der Freundin viel erzählte und sie um Rat fragte. Die Verbesserung ihrer Beziehungen im Laufe der Gruppenarbeit machte dies immer weniger nötig, da reale Bezugspersonen wichtiger wurden. In das »soziale Atom« kann dann von Beginn an die Frage nach der Sucht eingearbeitet werden. Die Frage nach den sozialen Beziehungen wird dann um die Frage nach der Sucht erweitert, für die auch eine Figur als Symbol ausgesucht wird. Die Wiederholung dieser Aufgabenstellung – wir haben hier immer mehrjährige Therapieverläufe vor Augen – lässt diagnostisch Veränderungen erkennen. Die schon genannte Klientin hat bei einer Wiederholung der Aufgabenstellung nach etwa drei Jahren, als alle sie schon für stabilisiert und stark hielten, als Symbol für die Sucht Tücher zusammengeknotet und quer durch ihre Beziehungen gelegt. Sie ergänzte dies mit den Worten, dass sie selbst sich noch stark gefangen in der Sucht erlebt und meint, wieder rückfällig zu werden, wenn sie in ihre alten Bezüge zurückginge. Es hat dann noch einmal zwei Jahre gedauert, bis sie sich stark genug fühlte auszuziehen, einen Wohnortwechsel vorzunehmen und mit geringer Betreuung am neuen Ort zurechtzukommen. Dort lebt sie nicht nur suchtmittelfrei, sondern auch an vielen neuen Herausforderungen interessiert, mit neuer Lebensfreude sowohl in beruflicher als auch in privater Hinsicht. Die Teilnahme an dieser Gruppe hat sie rückblickend als wichtig für die Gesamtentwicklung erlebt und benannt. ×

Viele Gruppenteilnehmer kommen mit sehr wenigen Figuren aus. Mehr als fünf oder sechs Personen gehören selten zum Beziehungsgeflecht. Zehn Stofftiere werden von den Teilnehmern als sehr viel angesehen.

→ **Beispiele** Eine Frau hatte bei ihrer Vorstellung fünfzehn Figuren verwendet. Damit war zunächst ein sehr lebendiges soziales Umfeld aufgezeigt worden. Bei genauerem Hinsehen zeigte sich jedoch, dass keine der gewählten Figuren sie ansah. Die meisten sahen in eine völlig andere Richtung, andere knapp an ihr vorbei. Dies kann, bei aller Gefahr der Überinterpretation, kein Zufall sein. Hier wurde sehr deutlich Einsamkeit dokumentiert, obwohl an der Oberfläche das Gegenteil gezeigt wurde.

Ein Teilnehmer hatte für sich den Fuchs gewählt und seine Familie so eng um sich herumgestellt, dass er buchstäblich keine Bewegungsfreiheit mehr hatte. Dies wurde von einem Teil der Gruppe in der ersten Betrachtung als Idealbild bewertet. Dies geschah insbesondere durch Personen, die keinen Kontakt mehr zur Herkunftsfamilie hatten. Bei näherer Betrachtung wurden dann die Bedenken lauter, dass die Bewe-

gungsunfähigkeit auch etwas mit Freiheitsverlust zu tun haben könnte. Der Betroffene wurde auch mit der Frage konfrontiert, ob er alle Verantwortung abgegeben hätte. Auch über dies Bild wurde in den folgenden Monaten immer mal wieder gesprochen und nach Veränderungen gesucht.
Ein anderer Mann hat für sich die Figur eines »Rastaman« gewählt, der gut drauf ist und vor Kurzem noch Drogen konsumiert hat. Diese Figur hat er seinem Vater, für den er als Figur einen Bären in Polizeiuniform gewählt hat, zu Füßen gelegt. Ein solches Bild darf nicht vorschnell gedeutet werden, aber in der Gruppenarbeit entwickelt sich die Erklärung durch Fragen und Antworten, durch stetiges Nachfragen, ob es nicht so oder so verstanden werden könnte. Dass ein solches Bild jedoch nicht bedeutungslos ist, liegt auf der Hand.
Wieder ein anderer Teilnehmer wählt diesen Bären in Polizeiuniform für sich selbst, weil er bei einer Betriebsfeuerwehr gearbeitet hat und nur diese Uniform zur Verfügung stand. Ansonsten stellte er keine Figuren mehr auf und kommentierte dies mit den Worten: »Sie können noch einen Mülleimer neben mich stellen, ich bin nichts wert und in Beziehungen bin ich immer nur der Dumme. Mir ist in dieser Richtung von Kindheit an nichts gelungen«. ×

(Für weitere Beispiele verweisen wir auf den Bereich »Veröffentlichungen« auf der Homepage von www.markushaus.de, wo einige dieser Bilder im Original mit zusätzlichen Erklärungen abgebildet sind.) Doch diese Vorstellung ist erst der Beginn der Gruppe, wenn auch in einer sehr dichten und herausfordernden Art und Weise.

## Beispiele für Hauptthemen

Das weitere Vorgehen wird dann mit der Gruppe besprochen. Ein Thema, das in den Gruppen breiten Anklang findet, ist die Selbst- und Fremdeinschätzung. Über unterschiedliche Formen – verdeckte schriftliche Rückmeldungen, vorgegebene Persönlichkeitsfragebogen zur Selbst- und Fremdbeobachtung, z. B. durch den Gießen-Test von Horst Eberhard Richter – versuchen wir einen Abgleich zwischen Selbst- und Fremdeinschätzung. Hier herrscht viel Unsicherheit bei den Teilnehmern. Kaum jemand hat eine differenzierte Selbstwahrnehmung. Alle sind sehr gespannt auf das Feedback der anderen Teilnehmer. Da die Gruppen zu diesem

Zeitpunkt schon einige Monate zusammen sind, ist es sehr berührend zu erleben, wie aus der eigenen Verunsicherung heraus mit großer Wertschätzung gehandelt wird. Mit Hinweisen darauf, dass auch kritischere Bemerkungen wichtig sind und von Vertrauen zeugen, gelingt es meist, das Selbstbild zu differenzieren, klarer zu bekommen und Selbstsicherheit zu gewinnen.

Manchmal kommt das Thema Gewissen auf die Tagesordnung, welches nach Frankl (1985) »die Spannung zwischen Sein und Sollen signalisiert«. Das Gewissen wird dort als Kompass, welcher uns durch diese erlebte Spannung unseren Weg weist, verstanden. Dieser Zugang, der Freiheit und Verantwortung betont, macht manche Handlungen verständlicher. Hier haben die Teilnehmer aus ihrer Lebensgeschichte viel beizusteuern.

In allen Gruppen mündet die Arbeit in die Fragestellung nach der Funktionalität der Sucht im Leben eines jeden Teilnehmers. Dies ist die zentrale Frage jenseits der schnellen Antworten (falsche Freunde, Neugier u.a.), die alle für sich gefunden haben. Zur Klärung dieser Frage bekommt jeder Teilnehmer so viel Zeit wie er braucht, selten weniger als sechs bis acht Wochen, bei einer Gruppenstunde pro Woche. Ohne Vorgabe von außen kommen die meisten Teilnehmer auf die Zeit vor ihrer Suchtkarriere zurück. Vielfältige Traumata, existenzielle Verunsicherungen, mangelnde Förderung auf allen Gebieten und Vernachlässigungen kommen zur Sprache. Diese Arbeit, die mit unterschiedlichsten Methoden auf die Gruppe und den jeweils Einzelnen abgestimmt ist, wird für viele zum Höhepunkt der Gruppenarbeit. Meist braucht es zwei, drei Jahre, bis wir uns dieser Frage nähern. Beziehungsarbeit, vertrauensbildende Maßnahmen und gegenseitige Achtung spielen eine große Rolle. Selten haben die Teilnehmer dies in dieser Dichte vorher erlebt. Diese Gruppe ist nicht für jeden geeignet, stellt aber mit dem Plus an Informationen und Rückmeldungen durch die Gruppenteilnehmer einen mittlerweile unverzichtbaren Baustein unserer Arbeit im Wohn- und Betreuungsverbund Markus-Haus Essen dar.

## Literatur

FRANKL, V. E. (1985): Der Mensch vor der Frage nach dem Sinn. München.
GOUZOULIS-MAYFRANK, E. (2007): Komorbidität Psychose und Sucht. Von den Grundlagen zur Praxis. 2. erw. Aufl. Darmstadt.
LÄNGLE, A.; PROBST, C. (Hg.) (1997): Süchtig sein. Entstehung, Formen und Behandlung von Abhängigkeiten. Wien.
PROCHASKA, J. O.; DICLEMENTE, C. C. (1986): Toward a comprehensive model of change. In: MILLER, W. R.; HEATHER, N. (Hg.): Treating Addictive Behaviours: Processes of Change. New York.
VON AMELN, F.; GERSTMANN, R.; KRAMER, J. (2009): Psychodrama. 2. überarb. und erw. Aufl. Berlin.

***Frieder Niestrat**, Jahrgang 1963, Dipl.-Psychologe (Schwerpunkt: Diagnostik und Klinische Psychologie), therapeutischer Leiter des Wohn- und Betreuungsverbundes Markus-Haus Essen sowie stellvertretende Gesamtleitung. Fortbildung in Logotherapie und Existenzanalyse, mitverantwortlich für die konzeptionelle Umgestaltung und praktische Ausgestaltung des Markus-Hauses in Essen zu einer Piloteinrichtung der Nachsorge für Doppeldiagnose-Patienten im Gebiet des Landschaftsverbands Rheinland, langjährige Erfahrung in der Arbeit mit suchtkranken Jugendlichen und Erwachsenen.*

*Wohn- und Betreuungsverbund Markus-Haus Essen*
*Zentrum Psychose und Sucht*
*Kerckhoffstr. 10–12*
*45144 Essen*
*Tel. 0201 9462996-0*
*Fax 0201 9462996-50*
*info@markushaus.de*
*www.markushaus.de*

# Die Ich-Funktionen und die Funktion des Suchtmittels

*Harald Sadowski*

Das Ich ist – aus unterschiedlichen Blickrichtungen betrachtet – der für die Umwelt wahrnehmbare und interagierende Teil der Persönlichkeit. Damit ist es Ausdruck und auch Resultat einer Beziehung aller Erlebnisse des Vergangenen und Gegenwärtigen, das sich darin von anderen Persönlichkeiten tätig unterscheidet. Nach der psychoanalytischen Lehre stellen die Ich-Funktionen die sichtbaren und wahrnehmbaren Repräsentanzen des Ichs dar (vgl. Anna Freud, Heinz Hartmann, Heinz Kohut). Ziel dieses Beitrages ist zum einen, zu beschreiben, wie und auf welche Weise die Ich-Funktionen bei Patienten mit einer Doppeldiagnose Psychose und Sucht gestört sein können. Zum anderen soll dargestellt werden, welche Funktion die Suchtmittel erfüllen, um die aus der Störung resultierenden Defizite für den Patienten erträglich zu machen oder diese zu kompensieren. Hierbei wird auch deutlich, welche verzweiflungsvolle Allianz Sucht und Psychose eingehen und wie sie durch ihre Interdependenz immer wieder Patienten und Therapeuten vor neue Herausforderungen stellen. Der Beitrag soll aber auch die Hoffnung vermitteln, die in einer individualisierten, ganz im »Hier und Jetzt« stehenden therapeutischen Interaktion steckt.

## Ich-Funktionen

Im Folgenden seien hier zunächst einige sehr wichtige Ich-Funktionen genannt. Ich habe mich hierzu der Aufstellung nach J. Dittert (vgl. Bilitza 1993) bedient. Die Störungen der Ich-Funktionen betreffen auch schwere Persönlichkeitsstörungen, aber bei der Psychose kommt noch das Problem der Ich-Diffusion, d. h. der Spaltung des Ich, entweder im Sinne des psychotischen Autismus oder der psychotischen Fusion hinzu.

## Affektwahrnehmung

Diese Funktion begründet die Fähigkeit zur Affektdifferenzierung und Affektsteuerung. Denken wir bitte dabei besonders an die beziehungsregulierenden Affekte (wie Wut, Trauer, Freude etc.). Affekte sind im Wesentlichen stärker durch Gemütsregungen bzw. emotionale Impulse als durch kognitive Prozesse bestimmt. Aus diesem Grund erlaubt ihre Wahrnehmung einen Einblick in das augenblickliche emotionale Geschehen. Im Normalfall klingen Affekte rasch wieder ab, sobald durch erfolgreiche Konfliktabwehr eine Ausgeglichenheit eingetreten ist. Die Funktion der Affektdifferenzierung und der Affektsteuerung ist dadurch gestört, dass der Patient häufig kaum in der Lage ist, angemessen auf innere oder äußere Impulse zu reagieren. Wir beobachten dies zunächst an der geringen Fähigkeit, seine Gefühle zu beschreiben. (Dies finden wir auch bei Patienten mit einer schweren Persönlichkeitsstörung.) Bei einem Patienten mit Psychose existieren jedoch häufig gleichzeitig widersprüchliche Affekte im Bewusstsein. Diese Koexistenz erlebt er als quälend, als hin- und hergerissen sein zwischen zwei Gefühlswelten. Ein Patient beschrieb seinen Gefühlszustand bei Nachfragen, wie es ihm gehe, als »einigermaßen topfit«. Wenn er ihn beschreibt, klingt es paradox, weil Erlebnisbeschreibung und Gefühlsausdruck nicht übereinstimmen. Oder ein Patient antwortet auf die Frage, wie es ihm geht, mit dem Satz »Es geht mir gut, oder?«. Die Unsicherheit, die eigenen Affekte nicht sicher wahrnehmen und differenzieren zu können, kann quälend sein. Die Unfähigkeit, die Affekte anderer in einer Beziehung nicht einigermaßen sicher wahrnehmen und einordnen zu können, ebenfalls.

Stellen wir uns vor, wir könnten in unserem täglichen Umgang mit unseren Mitmenschen unsere Affekte nicht wirklich wahrnehmen, differenzieren oder beschreiben. Was für eine Qualität hätte unsere Beziehung? Wie kämen unsere Beziehungsangebote bei unseren Mitmenschen an? Wie könnten wir adäquat auf die Beziehungsangebote unserer Mitmenschen reagieren?

Im Alltag mit Doppeldiagnose-Patienten erleben wir häufig, dass durch die Einnahme eines Suchtmittels das quälende und undifferenzierte Erleben von Affekten vorübergehend reduziert oder ausgeschaltet werden kann. Bei Rückfällen nach langen oder starken Affektspannungen ist zunächst eine geradezu auffällige Entspannungsphase erkennbar, die jedoch von schweren Schuldgefühlen und Angst abgelöst wird.

## Angsttoleranz

Angst gehört zu den wichtigsten Affekten unseres Lebens. Sie ist grundsätzlich nicht negativ zu bewerten, wenn sie keinen Krankheitswert besitzt. Angst reguliert das Verhalten und schützt vor Gefahren, indem sie als Signal wirkt und damit unzählige Reaktionen psychischer und somatischer Art auslöst. Sie setzt Kräfte frei, die unter anderen Umständen nicht wirken könnten, weil Angst unter enormem Stress zusätzliche Reserven mobilisiert und dazu befähigt, sich aus Gefahrensituationen zu befreien oder sich ihnen kraftvoll entgegenzustellen. Die Fähigkeit, eine angemessene Abwehr gegen die Angst zu mobilisieren, ist bei vielen Doppeldiagnose-Patienten erheblich beeinträchtigt. Es gibt aber auch Formen überwältigender Angst, die sich nicht an einem speziellen Geschehen oder an einer Situation festmachen lassen, wie sie häufig bei schweren Persönlichkeitsstörungen und auch im Zusammenhang mit einer schizophrenen Symptomatik zu beobachten sind. Auch hier kann es zu keiner Abwehr kommen, weil der Gegenstand der Angst nicht benannt werden kann. Das Suchtmittel hat hier den Auftrag, die Angsttoleranz zu regulieren. Das Angstniveau kann dann unter Umständen weiter sinken, sodass das Suchtmittel im Bewältigungsschema einer beeinträchtigten Ich-Funktion einen bedeutenden Platz und eine eigene Dynamik erhält. Darauf wird später noch eingegangen.
Bei Einnahme von Alkohol oder Cannabis kommt es z. B. zur vorübergehenden Reduzierung von Angsterleben bis hin zur Erheiterung und Lösung von Angstspannung. Da aber der Affekt der Angst unter dem Geschehen einer beginnenden floriden Symptomatik einer der wenigen wirklich wahrnehmbaren Affekte von schizophrenen Patienten ist, führt die Wahrnehmung der Affektreduktion oft zum verstärkten Empfinden einer inneren Leere, die mitunter suizidale Fantasien auslöst oder schwere Dekompensationen zur Folge hat.

## Frustrationstoleranz

Die Frustrationstoleranz ist die Fähigkeit zum Umgang mit Versagung und Enttäuschung. Die Funktion der Frustrationstoleranz ist häufig auf eine besonders auffällige Weise gestört. Oftmals sind es nur kleine Anlässe der Enttäuschung, welche die Toleranzschwelle überschreiten lassen. Häufig steht dies im Zusammenhang mit einem instabilen und schwachen Selbstbild, welches sich durch Zuwendung oder Enttäuschung reguliert. Das emotionale Gleichgewicht steht ständig in Gefahr, verloren zu gehen. Dieses wird auch so erlebt und sorgt für eine konstante Spannung und erhöhte Aufmerksamkeit und Sensibilität für mögliches Versagen. Es muss daher nicht unbedingt ein reales Erleben von Frustration erfolgen, um die Toleranz zu gefährden. In vielen Fällen reicht schon die Furcht vor dem Abgewiesenwerden oder die Fantasie des Abgewiesenwerdens aus. Durch die affektregulierende Wirkung wird auch hier das Suchtmittel eine Rolle übernehmen. In diesem Fall die des Trösters. Der bekannte Vers von Wilhelm Busch »Es ist ein Brauch von alters her, wer Sorgen hat, hat auch Likör«, zeigt, dass auch in der Erlebenswelt einer recht gesunden Psyche das Suchtmittel mitunter eine Trösterfunktion nach einer erlebten Frustration hat. Wenn nun die Frustrationstoleranz krankheitsbedingt deutlich vermindert ist, erhöht sich die Bedeutung der Wirkung des Suchtmittels erheblich, zumal mit ihr auch eine Regulierung des Selbstbildes erfolgt. Es ist zu beobachten, dass die Spannung nach einem Konsum meist nachlässt und dass dieser Zustand für eine vorübergehende Zeit anhält.

## Antizipation

Mit Antizipation bezeichnet man die Fähigkeit des vorausschauenden Wahrnehmens von Handlungsfolgen, also die Fähigkeit, vorausschauend Folgen des eigenen Handelns wahrzunehmen, z. B. wenn ich dies oder jenes tue, wird es mir so oder anders ergehen. Es ist hier nicht die Beeinträchtigung des logischen, formalen Denkens gemeint, welches an anderer Stelle erwähnt wird, sondern die emotionale Vorausschau auf emotional zu Erwartendes.

So kann es z. B. geschehen, dass ein Patient in seiner Impulshaftigkeit und in Abwehr einer Spannung oder eines inneren Konfliktes (im Rahmen seiner Affektstörung) die gute Beziehung zu einer Bezugsperson zerstört, obwohl er an anderer Stelle von ihr profitiert und sich sogar abhängig von ihr zeigt. Er erkennt nicht die Gefahr für sich selbst, wenn daraufhin frustrierendes Handeln von der Bezugsperson ausgeht. Er ist also nicht dazu in der Lage, die emotionalen Folgen seines Verhaltens vorausschauend wahrzunehmen. Auch im Hinblick auf die Folgen des gefährlichen Konsums fehlt diese Antizipationsfähigkeit häufig. Die Reduktion emotionaler Spannung scheint dann im Vordergrund zu stehen.

Dies ist jedoch nicht mit der Abkopplung kognitiver Einsicht bei einer Suchtsymptomatik gleichzusetzen, da bei einer Sucht die Dynamik einer Suchterkrankung wirkt. Hier steht die psychische Beeinträchtigung im Vordergrund. Wirken die Suchterkrankung und die psychische Beeinträchtigung jedoch zusammen, ist kaum eine Abwehr mehr zu beobachten.

## Realitätswahrnehmung

Die Realitätswahrnehmung ist die Fähigkeit des Unterscheidens von Innen und Außen, von Selbstbild und Objektbild. Die Funktionsstörung bei der Realitätswahrnehmung eines schizophrenen Patienten ist die augenfälligste Funktionsstörung, besonders im Hinblick auf Innen und Außen. Diese Funktionsstörung zeigt sich durch:

- Stimmenhören, also akustische halluzinatorische Wahrnehmungen wie z. B. »Plakate sprechen mich an und geben mir Befehle«, »Ich werde gefilmt« oder »Jemand kramt nachts in meiner Küche«.
- Visuelle halluzinatorische Wahrnehmung wie z. B. Tiere und Pflanzen, die sich in einer bestimmten, bedrohlichen Haltung bewegen; Häuser, die über jemandem einzustürzen drohen.

Das Fatale daran ist, dass diese halluzinatorischen Wahrnehmungen in gleichem Maße als real erlebt werden, wie bei uns »langweiligen« Normalen. Ich gebrauche dabei gern das Zitat einer Patientin, die mir ihr wahnhaftes Erleben schilderte und mit dem Satz schloss: »Wenn ich Ihnen noch mehr von all dem erzähle, halten Sie mich bestimmt für verrückt«. Spätestens in diesem Moment kann man sich die Dynamik der Zerrissenheit der Ich-Grenzen, die in einem schizophren Erkrankten abläuft, vorstellen. Selbst bei gut remittierten Patienten greift das Wahnhafte häufig mitten in alltägliche Situationen ein.
Ebenso werden auch Beziehungen bewertet; reale und fantasierte Beziehungserlebnisse werden vermischt und lassen eine reale Beziehung kaum beschreibbar werden. Häufig erleben Patienten, dass bei quälendem Wahn ein Suchtmittel vorübergehend für Beruhigung sorgt. Das allerdings führt zu einer Dynamik, die sich beliebig häufig wiederholen, aber auch zu einem »circulus vitiosus« werden kann.

## Leistungskompetenz

Die Leistungskompetenz ist die Fähigkeit zur Ausgewogenheit zwischen Fähigkeit und Erwartung. Ich beziehe meine Ausführungen auf die Leistungskompetenz in Beziehungen. Hat der Patient die Fähigkeit, die Beziehungserwartungen, die er an sich selbst stellt, auch gegenüber anderen zu erbringen? Überfordert er sich mit dem Leistungsanspruch? Ich denke hier an einen Patienten, der eine Beziehung zu einer Mitpatientin pflegt und diese Beziehung überhöht und idealisiert, sodass er niemals seinem Leistungsanspruch an diese Beziehung Genüge tun kann. Andersherum kann es aber auch bedeuten, dass der Patient sich nicht in einer Beziehung behaupten kann, weil er nicht in ausreichendem Maße die Fähigkeit besitzt, für sich selbst sorgen und sich abgrenzen zu können. Zwischen Selbstüberschätzung und Selbstunterschätzung, was die Beziehungsfähigkeit anbetrifft, schwankend, steht er ständig in der Gefahr, bei der geringsten Frustration rückfällig zu werden oder vom Rückfall bedroht zu sein. In diesem Zusammenhang dient das Suchtmittel dem Aufbau eines (größeren oder kleineren) Größenselbst und dient hier sowohl der Regulierung des Selbstwertes als auch des Selbstbildes, um dem Leistungsanspruch zumindest scheinbar gerecht zu werden.

## Gestaltung von Objektbeziehungen

Die Gestaltung von Objektbeziehungen ist die Fähigkeit, Beziehungen zu gestalten, und dabei alle Anteile, sowohl versorgende als auch kränkende, zu integrieren. Vielleicht muss dieser Begriff erst einmal ein wenig transformiert werden. Mit Objektbeziehung ist an dieser Stelle die Bedeutung oder Funktion von frühen ersten Beziehungspartnern gemeint, so ist z. B. die erste dyadische Beziehung meist die zur Mutter. Bei der Gestaltung von Objektbeziehungen gilt es daher zu fragen: Was suche ich in einer Beziehung von dem wiederzufinden, was mir, in vielen Fällen unbewusst, an Wichtigkeit oder an Wertzuweisung in dieser frühen Beziehung vermittelt wurde?

Es stellt sich zunächst die Frage: Kann eine Beziehung ganzheitlich erlebt werden? Kann sie also gute und versagende Anteile integrieren, welche Wertzuweisung wird vom Beziehungspartner erwartet? Kann es ausgehalten und reguliert werden, dass der Beziehungspartner Bedürfnisse hat, die er in der Beziehung stillen möchte?

Bei psychiatrisch Erkrankten, auch bei Patienten mit schweren Persönlichkeitsstörungen, ist zu beobachten, dass Beziehungen in der Ambivalenz zwischen Versorgen und Versagen kaum vorkommen. Nur lange therapeutische Prozesse vermögen die Spaltung in »nur gute« und »nur böse« Beziehungen aufzulösen. Anwesende Personen werden wegen ihrer personalen Zuwendung idealisiert und aufgewertet, Abwesenheit bedeutet meist Frustration und Abwertung bis hin zur Fragmentierung der Beziehung. Diese Beziehungen sind nur Teilbeziehungen oder auch Partialbeziehungen. Sie konzentrieren sich immer nur auf einen bestimmten Beziehungsaspekt, der durch Übertragung oder verbale Äußerungen eingefordert wird. Kommt es nicht zur Erfüllung, führt dies zum Abbruch der Beziehung und zur Hinwendung an einen anderen Beziehungspartner. Hier wird der erste Beziehungspartner zunächst massiv abgewertet und der neue idealisiert, z. B.: »Ihr Kollege hat mir Unrecht getan, er ist ein schlechter Therapeut und verdient nicht mehr meine Zuwendung. Sie hingegen verstehen mich und können mir wirklich helfen.«
Wir können hier deutlich den Abwehrmechanismus der Spaltung erkennen. Meist ist er jedoch sehr versteckt und die Gefahr besteht, in diese Übertragungsfalle zu geraten.

→ **Beispiel** Ich beobachte es im Alltag sehr häufig, dass bestimmte Patienten erst zu ihrer Tagesarbeit übergehen, wenn sie mich persönlich mit Handschlag begrüßt haben und sich meiner personalen Anwesenheit versichert und sich durch meinen – hoffentlich freundlichen – Blick eine anerkennende Aufmerksamkeit gesichert haben. Als ich eines Tages ein wenig in Gedanken versunken über das Gelände ging und einen Patienten nicht ausreichend beachtete, meinte er: »Wenn Sie böse dreinblicken, sind Sie das gar nicht selbst, das ist dann nur Ihr Doppelgänger.« Das gute »Versorgende« wird gesucht, das böse »Versagende« wird abgespalten. ×

Anders als eine Beziehung zu real existierenden Personen ist das Suchtmittel immer verfügbar, es hat eine einschätzbare Wirkung, ist nicht kränkend, hat eine Partialfunktion und ist genau dosierbar. Somit geht von ihm keine Gefahr der Frustration oder Enttäuschung aus. Hier gelingt der Spaltungsmechanismus völlig.

## Dynamik der Sucht

Die Dynamik der Sucht hat im Zusammenhang mit einer Psychose einen ganz eigenen, viel verbindlicheren Charakter als bei Menschen mit einem relativ gesunden Strukturniveau. Die Sucht bahnt sich sozusagen ihren Weg als kompensatorischer Bestandteil der Problemlösungsstrategie und erfüllt einen differenzierten »Auftrag« im Sinne von einer Bereitstellung artifizieller Ich-Funktionen.

Legen wir die wichtigsten Kriterien für eine Sucht zugrunde – Toleranzentwicklung, Entzugssymptome, hohe Dosis bei zeitlicher Ausdehnung des Konsums, Aufgabe von Kontakten, erhöhter Aufwand zur Beschaffung, Abkopplung kognitiver Einsichten (vgl. DSM-IV) – stellen wir fest, dass die Psyche eines psychiatrisch erkrankten Menschen über nur wenige Fähigkeiten zur erfolgreichen und selbstständigen Abwehr dieser Konflikte verfügt.

Wenn wir uns im Ganzen die Bedeutung des Suchtmittels bei Menschen mit einer Schizophrenie ansehen, ist erkennbar, dass sie alles andere als marginal ist. Durch die Übernahme der beeinträchtigten Ich-Funktionen als artifizielle Ich-Funktionen stellt das Suchtmittel emotionale Fähigkeiten scheinbar sicher, die eigentlich nicht oder nur sehr rudimentär vorhanden sind. Das Suchtmittel ist also an der Organisation der erkrankten Persönlichkeit unmittelbar beteiligt, indem Teile der emotionalen Defizite auf eine erträgliche Weise kompensiert werden sollen. Damit hat es auch Zugang zu den emotionalen Grundbedürfnissen menschlicher Existenz, wie z. B. einer erfolgreichen Konfliktabwehr, die jede Psyche benötigt, um Beziehungsaufbau und Beziehungspflege zu anderen Menschen zu betreiben. So ist z. B. bei einer Gruppensitzung die erleichterte Kontaktaufnahme zu anderen Menschen nach Einnahme eines Suchtmittels durchweg bestätigt worden. Doch stellte sich im Laufe der Sitzung noch heraus, dass lediglich die Kontaktaufnahme zu anderen ebenfalls Konsumierenden erleichtert wurde.

Wenn wir von der »Interdependenz der Störungen« reden, ist genau das gemeint. Kommen Störungen im Bereich der Suchterkrankung vor, wie z. B. Suchtdruck, so sind unmittelbar auch im Bereich der psychiatrischen Symptomatik Veränderungen erkennbar. Zeigen sich Symptome der Psychose, werden auch Veränderungen in der Dynamik der Sucht erkennbar.

Daher erscheint die Rückfalldynamik wie ein Kreislauf, der immer wieder in derselben Reihenfolge in Gang gebracht wird:

1. Starke Affektspannungen
2. Einnahme des Suchtmittels zur Reduktion der Affektspannungen
3. Affektreduktion
4. Ende der Affektreduktion
5. Wahnhaftes Erleben
6. Erneute Einnahme
7. Entgiftung/Abstinenzphase

Durch die Verwendung von Suchtmitteln wird das Leiden vorübergehend reduziert, wohingegen nur durch eine beziehungsgesteuerte Therapie in einem lang andauernden geschützten Selbsterfahrungsprozess die notwendigen Ich-Funktionen nachreifen können.
In der Zusammenschau ergeben sich folgende therapeutische Konsequenzen, die im therapeutischen Milieu der Alltagsarbeit ihren Niederschlag finden:

- Arbeiten und Affektklärung im »Hier und Jetzt«
- Interdependenz der Störungen beachten
- Individualisierung der therapeutischen Angebote

Dabei wird die Therapie von folgenden Paradigmen geleitet:

- Affektklärung
- Selbsterfahrung
- Einbindung von Rückfällen als missglückte Abstinenzversuche ohne moralische Bewertung
- Stetige Wiederholung der Frage nach der Befindlichkeit im »Hier und Jetzt«
- Planung langer Behandlungszeiten

Aus der langjährigen Erfahrung bei der therapeutischen Arbeit mit Menschen mit Doppeldiagnose kann in vielen Fällen durchaus der Schluss einer guten Prognose gezogen werden, wenngleich der Zusammenhang zwischen Sucht und psychiatrischer Erkrankung kompliziert ist.
So betont König: »In einer Therapie müssen bei einer Entwicklungsstörung reife Abwehrmechanismen, die an die Stelle der primitiven Abwehrmechanismen treten könnten, erst entwickelt werden, wenn sie noch nie vorhanden waren.« (König 2007) Eine authentische, von Wertschätzung getragene therapeutische Beziehung erlaubt von Mal zu

Mal mehr das Aushalten von Affekten, ohne dass die Beziehung verloren geht. Hier setzt die besondere Herausforderung für den Behandler ein. Er muss in der Lage sein, auf dem Weg der Übertragung und Gegenübertragung die Affekte des Patienten im Rahmen einer Hilfs-Ich-Funktion (vgl. HEIGL-EVERS und OTT 2002) wahrzunehmen, zu differenzieren und zu benennen.
Der Therapeut als »Gefühlserlauber« nimmt dabei die Position eines stabilen Gegenübers ein, der sich nicht den Folgen von Abwertung und Idealisierung unterwirft, sich dafür aber antwortend, d. h. authentisch verhält. Der daraus resultierende motivationale Schub stellt den Patienten mit seinen Bemühungen in den Mittelpunkt und vermittelt ihm den letztlich von ihm selbst errungenen Erfolg.

## Literatur

BILITZA, K. W. (1993): Suchttherapie und Sozialtherapie. Göttingen.
BILITZA, K. W. (Hg.) (2007): Psychodynamik der Sucht: Psychoanalytische Beiträge zur Theorie. 2. Aufl. Göttingen.
HEIGL-EVERS, A.; OTT, J. (2002): Die psychoanalytisch-interaktionelle Methode. Theorie und Praxis. 4. Aufl. Göttingen.
KÖNIG, K. (2007): Abwehrmechanismen. 4. Aufl. Göttingen.

***Harald Sadowski,*** *Jahrgang 1958, Dipl.-Sozialarbeiter und Sucht-Sozialtherapeut (VdR), seit 1995 Geschäftsführer des Wohn- und Betreuungsverbundes Markus-Haus Essen, entwickelte dort ein Pilotkonzept für die Betreuung von Menschen mit Doppeldiagnose im Rahmen der Eingliederungshilfe im Sinne des § 53 SGB XII. Vorstandsmitglied der Deutschen Fachgesellschaft Psychose und Sucht e. V. (DFPS).*

*Wohn- und Betreuungsverbund Markus-Haus Essen*
*Zentrum Psychose und Sucht*
*Kerckhoffstr. 10–12*
*45144 Essen*
*Tel. 0201 9462996-0*
*Fax 0201 9462996-50*
*info@markushaus.de; www.markushaus.de*

# Intensive Betreuung von jungen Menschen mit drogenassoziierten Psychosen in einer pädagogisch-therapeutischen Wohngruppe

*Christian Eggers, Michael J. Hemmerle und Frank Kremer*

## Ziel des Projekts

Das lebenslange Risiko, an einer schizophrenen Psychose zu erkranken, liegt bei etwa einem Prozent. Treten schizophrene Psychosen im Jugendalter auf, so ist der Verlauf meistens chronisch und die Heilungsaussichten sind ungünstig. Nur bei etwa knapp 20 Prozent ist mit einer völligen Heilung zu rechnen (Röpcke und Eggers 2005). Aufgrund des chronischen Verlaufs und der mit der Erkrankung verbundenen erheblichen kognitiven, emotionalen und motivationalen Behinderungen verursacht diese Erkrankung überdurchschnittlich hohe Kosten: In Deutschland liegen die jährlichen Gesamtkosten bei einer schizophrenen Erkrankung bei etwa 4,5 Milliarden Euro, das sind etwa 330 500 Euro pro Patient und Jahr!

Aus all dem folgt, dass alles getan werden muss, um eine Chronifizierung und die Rückfallneigung zu verhüten, um damit die Heilungsaussichten für die Betroffenen zu verbessern! Der Therapieaufwand während des stationären Aufenthaltes in der Essener Klinik für Kinder- und Jugendpsychiatrie am Uni-Klinikum war daher sehr hoch. Das therapeutische Angebot bestand aus folgenden Maßnahmen (Eggers und Röpcke 2004):

- Individuelle Psychotherapie
- Familientherapie
- Heilpädagogische Einzel- und Gruppentherapie
- Kreativtherapie (entwicklungs- und psychodynamisch orientierte Ergotherapie, kreative Arbeit mit Künstlern im Projekt »Un-Art«)
- Psychopharmakotherapie

- Eine auf das individuelle Leistungsniveau abgestimmte Beschulung (Schule für Kranke) mit Rücksicht auf krankheitsbedingte kognitive und motivationale Leistungseinbußen
- Spezifische Milieutherapie im stationären Setting: hohes Maß an Alltagsstrukturierung, Hilfen bei Bewältigung des täglichen Lebens, adäquater Umgang mit Gruppenkonflikten, Hygiene, Ordnung halten, pünktliches Aufstehen, gemeinsame Mahlzeiten und andere Aktivitäten

Eine wenige Wochen bis Monate andauernde stationäre Behandlung hat sich jedoch nicht als ausreichend erwiesen, ebenso wenig wie eine ausschließlich ambulante Weiterbehandlung mit Pharmaka. Leider ist es so, dass die Patienten nach der stationären Behandlung in ein Loch fallen. Und es gibt nur wenige geeignete Reha-Einrichtungen, die oft weit entfernt von Essen gelegen sind.
Deshalb entstand die Idee, eine eigene Stiftung zu errichten mit dem Ziel einer nachstationären Weiterbetreuung von Jugendlichen mit einer schizophrenen Erkrankung. Zu diesem Zweck wurde in Essen die pädagogisch-therapeutische Wohngruppe Trialog gegründet, in der jeweils acht junge Menschen im Alter von 15 bis 23 Jahren für die Dauer von zwei Jahren betreut werden. Von entscheidender Bedeutung ist dabei, dass die jungen Menschen in ihrem sozialen Umfeld von Familie und Freundeskreis verbleiben und nicht bei Beginn und Abschluss einer Betreuung über große Entfernung umziehen und sich umstellen müssen.

## Arbeit in der pädagogisch-therapeutischen Wohngruppe Trialog

Ziele des pädagogisch-therapeutischen Wohnprojekts sind:

- Fortführung all dessen, was in der Klinik begonnen wurde, im Setting einer therapeutischen Wohngruppe
- Allmähliche Verselbstständigung
- Verminderung der Rückfallquote
- Unterstützung der gesamten Familie bei der Bewältigung
- Erlernen von Bewältigungsstrategien zum eigenverantwortlichen Umgang mit der Erkrankung
- Aufarbeitung krankheitsbedingter Entwicklungsdefizite

- Entwicklung einer persönlichen Lebensperspektive mit Wiedereingliederung in Schule, Ausbildung oder Beruf
- Ermöglichung eines selbstbestimmten, drogenfreien Lebens

Das alles ist deshalb besonders wichtig weil,

- etwa 70 Prozent der im Jugendalter erkrankten Patienten innerhalb von drei Jahren mindestens einen Rückfall erleiden;
- 80 Prozent noch mit 30 Jahren keine abgeschlossene Berufsausbildung haben und auf finanzielle Unterstützung durch Familie, Jugend- oder Sozialhilfe, Arbeitsagentur oder Rentenversicherungsträger angewiesen sind.

Die Prof. Dr. Eggers-Stiftung bietet auch ambulant Betreutes Wohnen in zwei Wohngemeinschaften sowie in der eigenen Wohnung an, sodass ein Angebot für die weitere Betreuung bei dem selben Träger besteht. Die Erfahrung zeigt, dass die Bewohner der Anforderung des ambulant Betreuten Wohnens nach zwei Jahren gewachsen sind.
Seit 2007 betreibt die Prof. Dr. Eggers-Stiftung eine weitere Einrichtung in Düsseldorf (Wulf-Alexander Strauer-Haus), welche nach den gleichen Prinzipien wie das Haus Trialog in Essen arbeitet.
Die Evaluation der Wirksamkeit der Wohngruppe im Haus Trialog in Essen ergab, dass die Betreuung zu einer »signifikanten Reduktion des Konsums von Drogen« führte. Ferner konnte die psychopathologische Symptomatik sowie das kognitive und soziale Funktionsniveau gebessert werden. In einer nicht betreuten Vergleichsgruppe verschlechterte sich der Zustand nach der Entlassung aus der Klinik bei der Mehrzahl der Untersuchten (Hemmerle 2008). Einige der dazu entwickelten Strategien und vorausgehende diagnostische Überlegungen sollen hier ausführlicher dargestellt werden.

## Drogenproblematik

Etwa die Hälfte der von uns betreuten Bewohnerinnen und Bewohner konsumierte illegale Drogen. Der Drogenkonsum kann Auslöser für eine Psychose sein. Er kann auch einen Versuch darstellen, die hereinbrechende psychotische Erkrankung und die damit verbundenen Probleme zu bewältigen. Vor allem Ängste, Kontaktstörungen, ein Absturz des Selbst-

vertrauens und eine existenzielle Verunsicherung fördern die Neigung zum Drogenkonsum. Dieser erhöht wiederum das Risiko sowohl für die Entstehung als auch für eine Verschlimmerung psychotischer Symptome. Es entsteht ein sich wechselseitig bedingender Teufelskreis!
Die Steuerungs-, Abgrenzungs- und Selbstbehauptungsfähigkeit sowie die Frustrationstoleranz können infolge einer Psychose gemindert sein, sodass es schwierig ist, einen Vorsatz zur Entwöhnung zu verwirklichen, wenn er gefasst wurde. Gleichzeitig ist die Hoffnung auf Hilfe bei den betroffenen jungen Menschen oft gering. Vorausgehende Therapien, die in den unvermeidlichen Krisen der Behandlung abgebrochen wurden, senken die Bereitschaft, erneut einen Versuch zu wagen. Hinzu kommt die Angst vor dem Entzug. In dieser Situation kann die Konzentration auf positive gemeinsame Aktivitäten und neue Kontakte – anstelle von Gesprächen über Probleme – am Beginn der Therapie den Aufbau einer Beziehung erleichtern. Ein Verbot des Drogenkonsums ist unvermeidlich bei der Behandlung von Psychosen. Es stört die Beziehungsaufnahme nach unseren Erfahrungen nicht. Das Bedürfnis junger Menschen nach Autorität und Struktur darf nicht unterschätzt werden, meist werden Verbote von Drogen und Strafen bei Verstößen grundsätzlich akzeptiert und als Hilfe erlebt.

**Unabdingbare Behandlungsprinzipien, um Drogenkonsum entgegenzuwirken:**

- **Absolute Wertschätzung der Betroffenen**
- **Kompetenzorientierung im pädagogischen Umgang (nicht defizitorientiert!)**
- **Individuelle Förderkonzepte, die ressourcenorientiert sein sollen**
- **Förderung von Selbstvertrauen**
- **Vermeidung von Beschämung und Ausgrenzung**
- **Kontinuierliche respektvolle und einfühlsame Ermutigung**

Der Kontakt zu den Betroffenen ist in der Wohngruppe Trialog so eng, dass ein Drogenrausch an der Veränderung des Wesens, der Pupillengröße, aber auch an auffälligem Rückzug und der Vermeidung von Blickkontakt meist rasch bemerkt wird. Wenn erforderlich, erfolgen Urintests, wobei die Gewinnung des Urins in manchen Fällen eng überwacht werden musste. Übrigens fällt es auch auf, wenn unsere Bewohner ihre Medikation nicht einnehmen. Wenn wir das bemerken, bedeutet es, dass die antipsychotische Medikation wirklich notwendig und wirksam ist, was die Compliance stärken kann.

Ein klares Verbot von Drogen kann nur vermittelt werden, wenn auch die Eltern Drogenkonsum ablehnen und durch gemeinsam beschlossene Konsequenzen auf erneuten Drogenkonsum eine klare Haltung zeigen. Im schwierigsten Fall war es wiederholt erforderlich, Zeiten festzusetzen, in denen Betroffene ihre Eltern an Wochenenden nicht besuchen durften.

Probleme mit Alkoholkonsum konnten in der Wohngruppe Trialog durch zusätzliche Hausarbeiten wie Gehweg kehren, Unkraut entfernen oder Waschküche putzen, die zeitnah als Konsequenz erfolgten, gelöst werden. (Ein Alkoholtester ist im Haus vorhanden.) Hinzu kam immer wieder die Auseinandersetzung und Aufklärung in der Gesprächsgruppe, die – je nach Bedarf – den Charakter einer Moralpredigt annahm. Die unangenehme Wirkung einer solchen »Predigt« kann durchaus einen Beitrag leisten, Anreiz zur Drogenabstinenz zu schaffen. Vorbeugend wurde die Leistung, abstinent zu bleiben, immer angemessen anerkannt, denn Betroffene berichteten nie spontan von ihren inneren Kämpfen. Gerade während des langwierigen Cannabisentzuges kreisen die Gedanken intensiv um Möglichkeiten erneuten Konsums, und jeder drogenfreie Tag ist eine bestandene Charakterprobe. Das Durchhalten sollte immer wieder deutlich bekräftigt werden.

In der therapeutischen und pädagogischen Arbeit wird besonderer Wert darauf gelegt, der Selbststigmatisierung der Betroffenen entgegenzuwirken. Die Betroffenen übernehmen häufig die entwertenden Einstellungen der Umgebung und verlieren dadurch ihr ohnehin schon brüchiges Selbstvertrauen. Sie trauen sich dann viel weniger zu, als es ihrem wirklichen Leistungsvermögen entspricht und geben schnell auf. Auch dies fördert die Gefahr, durch Drogenkonsum dem mit der Selbsterniedrigung verbundenen Schmerz zu entgehen.

Es ist sinnvoll, drogen- bzw. alkoholbedingtes Lusterleben durch andere lustvolle Aktivitäten zu ersetzen, wie z. B. Sport oder kreatives künstlerisches Tun. Vor allem müssen Kontakte zu anderen Drogenkonsumenten vermieden und stattdessen Beziehungen zu unterstützenden Freunden gefördert werden.

Neben eigenen sportlichen Aktivitäten hat sich besonders auch der Besuch von Sportveranstaltungen als sehr günstig im Hinblick auf eine erfolgreiche Freizeitgestaltung erwiesen, vor allem der Besuch von Fußball-Bundesligaspielen. Solche Veranstaltungen, an welchen bis zu 80 000 Zuschauer teilnehmen, bieten für die erkrankten jungen Menschen eine Fülle von Trainingsmöglichkeiten und die Erfahrung von in der Regel positiven Erlebnissen. Wie bei allen Freizeitunternehmungen können auch bei einer solchen Maßnahme Angehörige, Freunde und Bekannte integriert werden.

Diese Art der Freizeitgestaltung stellt eine große Herausforderung dar, ist doch z. B. der Stadionbesuch mit einem generell extrem hohen Lärmpegel über mehrere Stunden verbunden. Dazu kommen betrunkene, grölende und schreiende Besucher, diverse verbale Aggressionen, teilweise auch körperliche Auseinandersetzungen. Auf diese Weise lassen sich ideal die generelle Belastbarkeit, die psychische Stabilität und das soziale Funktionsniveau der jungen Menschen beobachten. Gleichzeitig können die professionellen Helfer unterstützend, erklärend und regulierend die Maßnahme begleiten und anschließend in den Alltag übertragen.

Bei einem solchen Event – ein Besuch dauert mit An- und Abfahrt sechs bis sieben Stunden – können die Teilnehmer folgende Punkte trainieren:

**Orientierungsvermögen:** Suche des Sitzplatzes im Stadion (Eingang, Block, Reihe, Sitz): In Stadien mit 50–60 Blöcken ist dies eine anspruchsvolle Herausforderung, an der viele der Besucher ohne Hilfe der Ordner scheitern.

**Kontakt zur Polizei:** Am Eingang erfolgt eine Körperkontrolle durch Servicepersonal sowie Polizeibeamte. Die Polizisten werden hierbei aber nicht automatisch als Strafverfolger angesehen und dadurch nicht sofort abgelehnt, sondern ihre Anwesenheit dient der eigenen Sicherheit. Der Polizeibeamte ist Ansprechpartner und Ratgeber.

**Sanktionen für abweichendes Verhalten:** Bei den Spielern wird abweichendes Verhalten (Fouls) durch den Schiedsrichter sofort sanktioniert, bei gröberen Verstößen mit der gelben oder roten Karte. Hierbei kann man besonders gut mit den jungen Leuten direkt vor Ort die eigene Drogenproblematik als abweichendes Verhalten thematisieren.

**Rauschhaftes Erleben:** Der Besuch eines Fußball-Bundesligaspiels mit gut 80 000 Zuschauern erzeugt ein rauschhaftes Erleben, dem sich kaum jemand entziehen kann. Die jungen Betroffenen erfahren einen solchen positiven Rausch, allerdings ohne die Einnahme von Rauschmitteln.

**Abschreckung:** Im Stadion sind oftmals (junge) Besucher betrunken oder stehen unter Drogen bis zum Kontrollverlust. Die Verhaltensweisen dieser Besucher kann der professionelle Berater sehr gut mit den jungen Menschen als negatives Beispiel besprechen.

**Abbau von Frustrationen:** Im Stadion können die jungen Menschen ihre vorhandenen latenten Aggressionen herausschreien, ohne dass sie dafür sanktioniert werden. Alle anderen Stadionbesucher verhalten sich äquivalent.
**Durchsetzungsvermögen:** Nach dem Schlusspfiff strömen 80000 Menschen gleichzeitig aus dem Stadion in alle vier Himmelsrichtungen zu den Parkplätzen oder zu den öffentlichen Verkehrsmitteln. Hier müssen sich die jungen Menschen ohne den Einsatz von Aggression und Gewalt gegen die unterschiedlichen Fußgängerströme durchsetzen.
**Anti-Stigmatisierung und -Diskriminierung:** Im Stadion erleben die jungen Menschen das Gefühl, dass sie der breiten Masse angehören. Es ist ein Ort, an dem sie nicht stigmatisiert und diskriminiert werden, also auf einer Stufe mit allen anderen stehen. Es findet daher eine Aufwertung des eigenen Selbst statt, was außerordentlich wichtig für diese jungen Menschen ist.
Der Besuch von Fußballspielen erzeugt bei allen Teilnehmern schon im Vorfeld ein gutes Gefühl, man fiebert dem Ereignis teilweise schon Wochen vorher entgegen, es erzeugt grundsätzlich einen gewissen Nervenkitzel. Alle Teilnehmer, die bisher an dieser Art der Freizeitgestaltung teilgenommen haben, berichten positiv darüber und wünschen sich dies als festen Programmpunkt. Ziel ist es, einen Stadionbesuch als Dauerkonsum und eine Dauerkarte als Alternative zu Drogen erlebbar werden zu lassen.

## Umgang mit typischen Problemsituationen

Eine Neigung zu abweichendem oder aggressivem Verhalten führt zu schwierigen Auseinandersetzungen. Eine solche Neigung kann konstitutionell veranlagt sein. Manche Menschen reagieren auch schon in der Jugend weniger intensiv auf emotionale Reize als der Durchschnitt, wie in bildgebenden Verfahren gezeigt werden konnte (MARSH et al. 2008). Die Folge ist, dass Menschen mit auffälligem Verhalten extreme Erfahrungen suchen, um spürbare emotionale Erlebnisse zu erzielen. Ein Regelbruch, die Spannung bis zur Aufdeckung der Tat und die folgende Bestrafung können von Betroffenen in regelmäßigen Abständen gesucht werden und bewirken einen positiv erlebten »Nervenkitzel«.

Im therapeutischen Umgang mit dieser Neigung ist es hilfreich, klare und enge Regeln aufzustellen, diese gut zu überwachen und jede Überschreitung rasch und streng zu ahnden. Das Bedürfnis nach einem solchen »Nervenkitzel« wächst in ähnlicher Weise wie Suchtdruck, sodass rechtzeitig und ausreichend intensiv sanktioniert werden muss. Auf diesem Wege kann bis zu einem gewissen Grade Drogenkonsum und anderen strafbaren Handlungen vorgebeugt werden. Auf guten Willen, den man durch eine wohlwollende, unterstützende therapeutische Beziehung erhofft, wartet man hier naturgemäß meist vergeblich. Eine Lösung kann nur darin liegen, Einsicht in die eigene Reaktionsweise zu finden und Mitgefühl, das bei den meisten Menschen spontan entsteht, systematisch zu üben. Nicht zu vergessen ist die Suche nach alternativen Verhaltensweisen, um befriedigende emotionale Erlebnisse auf gesellschaftlich akzeptierte Weise zu erzielen. Das gelingt durch Kampfsport (Kickboxen). Computerspiele, durch die solche Erfahrungen ebenfalls gesucht werden, sind keine sinnvolle Lösung und durch das Verbot von Bildschirmmedien im eigenen Zimmer in der Wohngruppe nur eingeschränkt zugänglich.

Eine wichtige Voraussetzung, um einen Zugang zu den Betroffenen zu finden, ist die therapeutische Haltung, dass es für jedes Verhalten einen guten Grund gibt. Die dadurch ausgedrückte Empathie wird den Betroffenen – vielleicht mit Überraschung – spürbar, da manche sonst wenig wohlwollendes Entgegenkommen kennen, es aber trotzdem benötigen – wie jeder Mensch. Natürlich werden nicht alle dieser Empathie so rasch vertrauen, da sich frühere Bezugspersonen meist schnell wieder von ihnen abgewandt haben, wenn sie aggressiv oder »unausstehlich« waren. Hier ist Professionalität, Geduld und Durchhaltevermögen gefragt und wird bis auf das Äußerste strapaziert. Der Stellenschlüssel im Verhältnis 1 : 1 von Betreuer zu Bewohner in der Wohngruppe Trialog hilft, diesen Anforderungen gerecht zu werden.

Eine medikamentöse Behandlung schützt vor Überforderung und ist für viele Betroffene unverzichtbar, oft über viele Jahre, manchmal sogar für das ganze Leben. Wird sie in guter Absprache unter Berücksichtigung der individuell erlebten Wirkung, aber auch der Nebenwirkungen, gewählt und eingestellt, kann die Dosis in Zeiten stabilen Befindens minimiert werden. Der Betroffene wird dann im Falle einer Verschlechterung von sich aus den Arzt aufsuchen und eine vorübergehend erhöhte Dosis akzeptieren.

Dabei ist zu bedenken, dass nicht alle positiven Symptome einer Psychose, wie Stimmenhören, Wahn und Ich-Störungen, medikamentös beseitigt werden müssen, was ohnedies bei etwa einem Fünftel der Betroffenen gar nicht möglich ist. Solche Symptome kommen auch bei Gesunden vor. Mit ihnen kann man leben – oder, mithilfe einer kognitiven Therapie, leben lernen. Viel wichtiger ist die Behandlung der vom psychotischen Menschen erlebten quälenden Angst, die zu Suizidalität führen kann. Abhilfe schaffen hier allein psychotherapeutische und pädagogische Entlastung sowie antipsychotische oder angstlösende Medikation. Die psychotische Angst ist Ausdruck des Stresses, unter dem das zentrale Nervensystem der Betroffenen steht. Sie wird bei weiter bestehender Belastung kontinuierlich zunehmen. Diese Zusammenhänge müssen die Betroffenen verstehen lernen, um möglichst selbstbestimmt und eigenverantwortlich Überforderungen zu vermeiden. Auch dies ist wichtig im Sinne einer Drogenprophylaxe.
Auch dem Bedürfnis nach »Rebellion« kann souverän Raum gegeben werden. Denn wie sollte ein junger Mensch einer Autorität vertrauen, wenn er nicht erprobt hat, dass sie wirklich stärker ist als er selbst? Die oft durch die Erkrankung verzögerten Reifungsprozesse der Pubertät verschaffen sich Geltung und können gerade dann irritieren, wenn die schlimmsten Probleme nachlassen. Solche Auseinandersetzungen können als Zeichen zunehmender Stabilisierung positiv verstanden werden und Anlass zur Ermutigung geben. Letztlich stärken sie das Vertrauen in die Autorität des Therapeuten.

## Regelmäßiges psychotherapeutisches Angebot und Aktivitäten

Das regelmäßige psychotherapeutische Angebot besteht aus Einzel- und Gruppengesprächen, Entspannungstraining sowie Maltherapie. In engem Kontakt mit dem Team werden im täglichen Umgang miteinander aus früheren Lebenssituationen aktualisierte Beziehungsmuster analysiert und Umgangsformen gesucht, die den Betroffenen alternative Erfahrungen vermitteln und es erlauben, neue und befriedigendere Formen des Umgangs mit anderen Menschen zu erleben und dadurch

die Gemütslage zu heben. Auch auf diesem Wege kann suchtförderndes Missempfinden reduziert werden.
Meist geht es darum, Zutrauen in sich zu finden und die Wirksamkeit eigener Aktivitäten zu erleben. Hierzu eignet sich gemeinsames Kochen und Aufräumen sehr gut, da hier rasch Erfolgserlebnisse entstehen. Aber auch durch sinnvolle Freizeitgestaltung können positive Erfahrungen als Wirkung des eigenen Handelns – wie bei oben genanntem Beispiel des Besuches von Fußballspielen – vermittelt werden. Ziel ist die autonome Stimmungsmodulation sowie Handlungs- und Kontaktfähigkeit ohne Drogen.
Soziokognitive Fertigkeiten oder emotionale Intelligenz werden in der Wohngruppe Trialog kontinuierlich in zwei Gesprächsgruppen und mindestens einem Einzelgespräch wöchentlich geübt. Mit den einleitenden Fragen: »Wie fühlst du dich?«, »Was hast du Schönes erlebt?« und »Was hast du nicht so Schönes erlebt?«, werden die Wahrnehmung und der verbale Ausdruck eigener Gefühle angeregt. Gleichzeitig wird die Wortflüssigkeit geübt, die regelmäßig bei psychotischen Erkrankungen vermindert ist. In der Gruppe ist dabei auch der emotionale Ausdruck anderer erlebbar, dessen Wahrnehmung ebenfalls geübt wird. Der Therapeut gibt Orientierung, ob es sich um angemessenes, gesundes emotionales Erleben oder ob es sich um Symptome einer Psychose handelt. Betroffene stellen ihr Erleben zunächst selbst infrage, da der Schreck, dem eigenen Urteilen und Fühlen nicht mehr trauen zu können, tief sitzt. Diese Orientierung gibt ihnen nach und nach etwas Sicherheit über sich selbst zurück.
Wenn psychotische Symptome wie Beziehungsideen (»andere sprechen oder lachen über mich«), Halluzinationen oder Ängste wieder auftauchen, können sie als Frühwarnsymptome positiv umgedeutet werden. An ihrem Auftreten ist die nahende Grenze der Belastbarkeit erkennbar. Rückzug und Entlastung sind dringend notwendig, wenn solche Symptome stärker werden oder zurückkehren. Im Gegensatz zu der bei Angststörungen auftretenden Erregung ist eine Gewöhnung durch Konfrontation bei psychotischen Ängsten nicht möglich. Die Angst steigt bis zu einem psychotischen Schub an, bis der bestehende Stress wieder reduziert wird. Verwirrend kann dies werden, wenn Angst bei einem Aufenthalt in der Innenstadt entsteht, wo auch Agoraphobie sich typischerweise bemerkbar macht. Innenstädte sind aufgrund des hohen sensorischen Inputs für Menschen in und nach einer Psychose sehr be-

lastend. Psychotische Angst steigt langsam an und lässt erst nach, wenn die Betroffenen wieder an einem ruhigen Ort sind. Solche Zusammenhänge und Bewältigungsmöglichkeiten werden in der Gesprächsgruppe vermittelt.

Der Ausdruck gesunder Gefühle in der Gesprächsgruppe gibt Gelegenheit, Zusammenhänge zwischen Erlebnissen und den durch sie geweckten Gefühle wahrzunehmen. Sind es positive Gefühle, lernen die Betroffenen, durch welche Aktivitäten und in welchen Situationen sie ihre Gefühlslage durch eigenes Tun positiv beeinflussen können. Daraus können auch Alternativen zum Drogenkonsum entwickelt werden. Negative Gefühle zeigen, welche Aktivitäten und Situationen vielleicht besser vermieden werden sollten oder wo Kompetenzen zur Bewältigung fehlen.

Häufig fehlen Betroffenen soziale Fähigkeiten, die in der Gruppe direkt geübt werden können. Alle Teilnehmer können eigene Erfahrungen berichten und zusammen geeignete Verhaltensweisen für die jeweilige Situation suchen. Das geschieht konkret, z. B. in Form bestimmter Äußerungen, die angemessen wären. Aus diesem Vorgehen ergibt sich eine Fülle von Anregungen, die therapeutisch aufgegriffen werden kann.

Vielfach beschriebener und inzwischen unverzichtbarer Teil der Behandlung von Menschen mit Schizophrenie ist die Kunsttherapie. Betroffene, die aufgrund der Erkrankung, aber auch aufgrund fehlender Reife, nicht die Möglichkeit haben, sich verbal zu äußern, können auf diesem Wege ihrem Erleben in oft beeindruckender, kreativer Form Ausdruck geben. Aufgrund der oben beschriebenen Identitätsstörungen und der großen Empfindsamkeit wird in der Regel nicht angesprochen, welches Erleben sich in den Bildern Geltung verschaffen mag. Tatsächlich bieten manche Bilder geradezu einen Röntgenblick in das Gefühlsleben. Entsprechend behutsam muss mit den so gewonnenen Erkenntnissen umgegangen werden. Ganz auf ein therapeutisches Arbeiten damit zu verzichten, würde allerdings auch wichtige Chancen ungenutzt lassen. Benedetti (1998) hat eindrucksvoll geschildert, wie eine solche Arbeit erfolgen kann.

In Gesprächsgruppen kann auch auf vorliegende Manuale zur Behandlung von Erwachsenen mit schizophrenen Erkrankungen zurückgegriffen werden (Hahlweg et al. 2006; Vauth und Stieglitz 2006 und 2008; Lincoln 2006; Roder et al. 2008). Sie wurden allerdings nicht für Jugendliche entwickelt. Es bewährt sich ein modularer Umgang damit in dem Sinne, dass sinnvolle Themenblöcke dann in den Gruppenstunden durchgeführt werden, wenn entsprechende Fragen durch die Bewohnerinnen und Bewohner zur Sprache kommen. Zu viel Information, nach der nicht gefragt wurde, demoralisiert und kann sowohl bei Betroffenen als auch Angehörigen eine depressive Stimmung bewirken (Karow und Pajonk 2006). Es bewährt sich vor allem auch, sowohl Betroffene als auch Angehörige erst zu fragen, was sie bereits wissen und herausgefunden haben. Auch junge Menschen verfügen über einen erstaunlichen Schatz an Erfahrungen im Umgang mit ihrer Symptomatik. Wenn dieses Wissen vom Therapeuten bekräftigt wird, wirkt das auch stärkend auf ihre eigene Identität.

## Schule und Beruf

Ein wichtiges Ziel der Stiftungsarbeit ist eine adäquate schulische und berufliche Förderung der Bewohnerinnen und Bewohner, die ein zentrales Thema für alle jungen Menschen ist. Das gilt auch, wenn keinerlei Interesse oder Motivation in dieser Richtung gezeigt wird. In einem solchen Fall kann man von einer umfassenden Entmutigung ausgehen. Aufgrund der krankheitsbedingten kognitiven Leistungseinbußen, Antriebs- und Motivationsschwächen, Versagens- und Kontaktängste, schweren Konzentrations- und Aufmerksamkeitsstörungen und vor allem aufgrund fortbestehender psychotischer Symptome in Form von Wahnideen (z.B. Verfolgungs- und Beeinträchtigungsideen) und Halluzinationen (z.B. Stimmen hören) sowie Nebenwirkungen von Psychopharmaka, ist es für die Betroffenen häufig unmöglich, einen Schulabschluss im Rahmen der Schulpflicht zu erreichen. Auch infolge krankheitsbedingter Fehlzeiten sind sie oft nicht in der Lage, den Schulstoff erfolgreich zu bewältigen.

Angebote, die sich auf diese Einschränkungen einstellen, sind dann umso wichtiger und sollten gesucht werden, auch wenn Betroffene daran zunächst kein Interesse zeigen. Aufgrund der Identitätsstörungen ist es schwierig, sich selbst Überforderung oder Versagensangst einzugestehen. Ein Konflikt mit Betreuern über den Vorwurf von Bequemlichkeit und fehlender Motivation ist leichter zu ertragen, als das Eingeständnis von fehlendem Zutrauen in sich selbst und von Versagensangst.

Schule oder arbeitstherapeutische Tätigkeiten sollten in sehr geringem zeitlichen und inhaltlichen Umfang beginnen, sodass sie sicher bewältigt werden können. Entsprechende Angebote wurden von unseren Bewohnern akzeptiert. Werden erste Versuche bewältigt, wird das als motivierender Erfolg erlebt. In aller Regel ist eine kontinuierliche Steigerung der Anforderungen anschließend sowohl inhaltlich als auch zeitlich möglich. Dabei können die Zeiträume stark variieren. Es kam vor, dass einer der Bewohner der Wohngruppe Trialog mit drei Schulstunden pro Woche begonnen hat und ein halbes Jahr später an der Schule für Kranke am Klinikum Essen (Ruhrlandschule), mit der wir zusammenarbeiten, den Hauptschulabschluss nach Klasse 10 absolvierte. In mehreren Fällen wurde die Arbeitstherapie der Essener Kontakte in Anspruch genommen. Hier kann eine Tätigkeit auch für zwei Stunden täglich kurzfristig aufgenommen werden, auch wenn ein Arbeitsbeginn erst mittags möglich ist. Für Betroffene mit einer ausgeprägten Minussymptomatik, Antriebsschwäche, Unmotiviertheit und sozialem Rückzug, sind solche Angebote ausgesprochen hilfreich. Für nicht mehr schulpflichtige Bewohner wurde zunächst unter Mithilfe der RWE-Jugend-Stiftung und der Sparkassen-Stiftung Essen ein VHS-Kurs installiert, der es den Teilnehmern ermöglicht, an einem ruhigen, reizarmen Ort entsprechend ihren individuellen Möglichkeiten, den Schulabschluss nachzuholen. Inzwischen ist über die Jugend- und Sozialhilfe die Weiterfinanzierung gesichert. Ein Großteil der Patienten hat die Fachoberschulreife (Realschulabschluss) erreicht, mit der Möglichkeit, darauf weiter aufzubauen. Dies bedeutet einen wichtigen Schritt in Richtung Verselbstständigung und führt bei den Patienten zu einem erheblichen Zuwachs an Selbstvertrauen und Ich-Stärke!

Es war eine große Hilfe, dass die Lehrer, die unsere Bewohner und Bewohnerinnen unterrichten, sich mit psychotischen Denkstörungen vertraut machten und ihren Unterricht zum Teil als kognitives Training gestalten. Beeinträchtigte Konzentrations-, Abstraktions- und Merkfähigkeit sowie Wortflüssigkeit und das Auffassen komplexer Zusammenhänge müssen in kleinen Schritten wieder aufgebaut werden. Die Gefahr einer entmutigenden Überforderung ist in diesen Bereichen groß. Geeignete didaktische Vorgehensweisen erleichtern dies und ermöglichen es den Betroffenen, einen Schulabschluss zu erzielen. Es empfiehlt sich die Methode des »Scaffolding« (engl. Gerüstbau, vgl. Young und Freyslinger 1995). Dabei werden Anforderungen in so kleine Schritten strukturiert, dass ein Versagen ausgeschlossen wird. Auch fehlende soziale Kompetenzen konnten vermittelt werden. Etwa zwei Drittel der in der Wohngruppe Trialog Betreuten erzielten einen Schulabschluss nach Klasse 10. Wenn bereits vor der Erkrankung eine Lernbehinderung bestand, dürfen die Erwartungen natürlich nicht zu hochgesteckt werden.

Anfangen zu arbeiten oder überhaupt etwas zu tun, ist deshalb schwierig, weil dann deutlich wird, wie gering die Leistungsfähigkeit ist. Daher ist viel Ermutigung und Aufklärung erforderlich. Ein Vergleich mit körperlicher Kondition und Kraft kann helfen: Zu Beginn des Trainings schafft man sehr wenig. Die Fitness steigt jedoch von Tag zu Tag, wenn ich nicht zu viel trainiere. Genauso können und müssen intellektuelle und emotionale Kräfte »trainiert« werden. Zusammenfassend kann gesagt werden, dass die motivationalen Probleme mit passenden Angeboten gelöst werden, sodass die Bewohner der Wohngruppe Trialog mit großer Regelmäßigkeit Tätigkeiten außerhalb des Hauses nachgehen.

## Familienarbeit

Ganz besonders wichtig ist die kontinuierliche Arbeit mit den Angehörigen. Denn bei ihnen kommt es zu einer erheblichen Verunsicherung durch die Erkrankung ihres Kindes, das infolge einer psychotischen Wesens- und Verhaltensänderung aus den personalen Bezügen zu seiner Umwelt herausfällt.

Der Bezug zur Realität ist bei Betroffenen völlig verändert und nachhaltig gestört, was sowohl bei den Patienten selbst als auch bei ihren Angehörigen zu entsprechenden Ängsten und Verzweiflungszuständen führt. Es kommt zu einer extremen Verunsicherung der Familien, zu Ratlosigkeit sowie zu Scham- und Schuldgefühlen.

Prinzipien der Familienarbeit im Haus Trialog sind:

- Behutsame Begleitung der Familien mit ihren Ängsten und Sorgen
- Aufklärung, Information
- Hilfe beim Erkennen und Bearbeiten von Beziehungskonflikten, Enttäuschungen, Ängsten
- Erkennen von Frühwarnzeichen (drohender Rückfall)

- Praktisches Management, Unterstützung bei der Frage »Was ist zu tun?«
- Unterstützung von Ablöseprozessen der Patienten

Die Betreuung schließt daher die Familien, zumindest die Eltern, mit ein. Dauerhafter Erfolg ist nur erreichbar, wenn die Eltern als Kotherapeuten die angestrebten Ziele weiter verfolgen. Das ist nur möglich, wenn die wichtigsten Bezugspersonen am Therapie- und Entwicklungsprozess beteiligt sind (KATSCHNIG et al. 1989). Die Interventionen in der Wohngruppe Trialog sind daher nicht nur auf die Bewohner, sondern auch auf ihre Bezugspersonen gerichtet.
Das Team sucht eine enge und partnerschaftliche Kooperation mit der ganzen Familie (und auch den Fallmanagern der Jugendämter). In Form eines strukturierten Problemlöseprozesses erarbeiten die Familien, die Betroffenen und das Team geeignete Vorgehensweisen. Die Angehörigen sind in diesem Prozess Partner, die gewonnen werden müssen, notwendige Veränderungen und Entwicklungen mitzutragen und damit erst zu ermöglichen. Zunächst wird abgestimmt, ob eine gemeinsame Sichtweise des Problems besteht. Ist dies nicht der Fall, muss eine Einigung hierüber erzielt werden. Dazu waren in manchen Fällen lange Auseinandersetzungen mit den Eltern erforderlich. Der Austausch der Eltern untereinander ist hier oft unersetzbar (vgl. psychoedukative Multifamilienarbeit, MCFARLANE et al. 1995). Wenn kein Einvernehmen über die Betreuungs- und Behandlungsziele zwischen den Mitarbeitern der Wohngruppe Trialog und einzelnen Angehörigen erreicht werden kann, ist eine sinnvolle Betreuung nicht möglich, worauf schon vor Einzug der Betroffenen hingewiesen wird. Entscheidungen über die Behandlung, die Ziele der Interventionen und die Konsequenzen bei Regelverletzungen in der Wohngruppe Trialog werden zwischen den Betreuern und den Angehörigen abgestimmt.
Den Rahmen für diese Kooperation zwischen Betreuern und Angehörigen bieten Elternseminare, Elternnachmittage (im Wechsel alle drei bis vier Wochen), Familien- und Elterngespräche (mit Therapeut und Bezugsbetreuern), Mitarbeit und Teilnahme der Eltern bei gemeinsamen Aktivitäten, telefonische Kontakte und Hausbesuche. Zu den Terminen für alle Eltern wird schriftlich eingeladen. Wenn die Zusammenarbeit zwischen Eltern, Betroffenen und Betreuern gut war, konnten durchgehend Fortschritte in der Behandlung erzielt werden.

Unter der in der Wohngruppe Trialog durchgeführten zweijährigen Intensivbetreuung lassen sich aufwändige Interventionen umsetzen. Die dadurch auch in schwierigen Fällen eingetretenen und wissenschaftlich evaluierten Erfolge (HEMMERLE 2008) zeigen, dass eine solche Intensivbetreuung auch bei anfangs unklarer Motivation sinnvoll ist. Voraussetzung für diese Erfolge war die enge Kooperation mit Familien, den Universitätskliniken für Psychiatrie und Psychotherapie für Kinder und Jugendliche sowie für Erwachsene, der Ruhrlandschule, der VHS Essen, den Essener Kontakten, der Suchthilfe direkt, den Jugendämtern und der Arbeitsagentur. Langfristig können durch die zunächst mit hohem finanziellem Aufwand verbundene Maßnahme Kosten gespart werden. Die Prof. Dr. Eggers-Stiftung setzt sich weiterhin dafür ein, dass fachgerechte Angebote einem breiten Kreis von Betroffenen zugänglich werden und evaluiert die Wirksamkeit dieser Maßnahmen. Nach den guten Erfahrungen mit der Wohngruppe Trialog konnte im Jahre 2007 das Wulf-Alexander Strauer-Haus in Düsseldorf als zweites Projekt eröffnet werden.

## Literatur


BENEDETTI, G. (1998): Psychotherapie als existentielle Herausforderung. Göttingen.

EGGERS, C.; RÖPCKE, B. (2004): Schizophrene Psychosen. In: EGGERS, C.; FEGERT, J. M.; RESCH, F.: Psychiatrie und Psychotherapie des Kindes- und Jugendalters. Berlin, 401–434.

HAHLWEG, K.; DÜRR, K.; DOSE, M.; MÜLLER, U. (2006): Familienbetreuung schizophrener Patienten. Göttingen.

HEMMERLE, M. J. (2008): Vergleich der Wirksamkeit einer zweijährigen Intensivbetreuung von Schizophrenen mit frühem Erkrankungsbeginn mit einem Treatment-as-usual. Inauguraldissertation an der Medizinischen Fakultät der Universität Duisburg-Essen; online verfügbar unter: http://duepublico.uni-duisburg-essen.de/servlets/DerivateServlet/Derivate-21587/Dissertation_Hemmerle.pdf.

KAROW, A.; PAJONK, F. G. (2006): Insight and quality of life in schizophrenia: recent findings and treatment implications. In: Curr Opin Psychiatry 19, 637–641.

KATSCHNIG, H.; KONIECZNA, H.; MICHELBACH, H.; SINT, P.P. (1989): Intimität und Distanz – ein familienorientiertes Wohnheim für schizophrene Patienten. In: KATSCHNIG, H. (Hg.): Die andere Seite der Schizophrenie – Patienten zu Hause. München.

LINCOLN, T. (2006): Kognitive Verhaltenstherapie der Schizophrenie. Göttingen.

MARSH, A.A.; FINGER, E.C.; MITCHELL, D.G.; REID, M.E.; SIMS, C.; KOSSON, D.S.; TOWBIN, K.E.; LEIBENLUFT, E.; PINE, D.S.; BLAIR, R.J. (2008): Reduced amygdala response to fearful expressions in children and adolescents with callous-unemotional traits and disruptive behavior disorders. In: Am J Psychiatry, 165 (6), 712–720.

MCFARLANE, W.R.; LUKENS, E.; LINK, B.; DUSHAY, R.; DEAKINS, S.A.; NEWMARK, M.; DUNNE, E.J.; HOREN, B.; MCLAUGHLIN-TORAN, J. (1995): Multiple-family groups and psychoeducation in the treatment of schizophrenia. In: Archives of General Psychiatry, 52 (8), 679–687.

RODER, V.; BRENNER, H.D.; KIENZLE, N.; HODEL, B. (2008): Integriertes Psychologisches Therapieprogramm für schizophrene Patienten (IPT). Weinheim.

RÖPCKE, B.; EGGERS, C. (2005): Early-onset schizophrenia. A 15-year follow-up. In: Eur Child Adolesc Psychiatry, 14, 341–350.

VAUTH, R.; STIEGLITZ, R.D. (2006): Chronisches Stimmenhören und persistierender Wahn. Göttingen.

VAUTH, R.; STIEGLITZ, R.D. (2008): Training Emotionaler Intelligenz bei schizophrenen Störungen. Ein Therapiemanual. Göttingen.

YOUNG, D.A.; FREYSLINGER, M.G. (1995): Scaffolded instruction and the remediation of Wisconsin Card Sorting Test deficits in chronic schizophrenia. In: Schizophr Res. 1995 Aug 15; 16 (3), 199–207.

***Prof. Dr. Christian Eggers**, Jahrgang 1938, Facharzt für Kinderheilkunde/Neuropädiatrie, seit 1979 Aufbau und Leitung der kinder- und jugendpsychiatrischen Abteilung der Rheinischen Kliniken in Essen. 1997 Gründung der Prof. Dr. Eggers-Stiftung zur nachstationären sozialpädagogischen und psychotherapeutischen Betreuung junger schizophrener Patienten.*

***Dr. Michael J. Hemmerle,*** *Jahrgang 1961, Dipl.-Psychologe, Psychologischer Psychotherapeut, Ausbildung zum und Tätigkeit als Telefonseelsorger in Nürnberg, Ausbildung in Verhaltenstherapie in Konstanz/Donaueschingen und an der Ruhr-Universität Bochum. Promotion zum Doktor der Naturwissenschaften in der Medizin an der Universität Essen. Tätigkeit in psychosomatischen, psychiatrischen und psychotherapeutischen Kliniken und ambulant in eigener Praxis. Therapeutischer Leiter der Wohngruppe Trialog für junge Menschen mit Schizophrenie-Spektrum-Störungen der Prof. Dr. Eggers-Stiftung in Essen. Dozent für Verhaltenstherapie bei Erwachsenen sowie Kindern und Jugendlichen.*

***Frank Kremer,*** *Jahrgang 1963, Dipl.-Sozialarbeiter, Einrichtungsleiter und Geschäftsführer der Prof. Dr. Eggers-Stiftung in Essen.*

*Prof. Dr. Eggers-Stiftung*
*Alexanderstr. 23*
*45130 Essen*
*Tel. 0201 8569-550*
*Fax 0201 8569-559*
*info@eggers-stiftung.de*
*www.eggers-stiftung.de*

# Kognitive Verhaltenstherapie bei Patienten mit Schizophrenie und Cannabiskonsum

*Thomas Schnell, Euphrosyne Gouzoulis-Mayfrank*

Die häufig vorherrschende alleinige Orientierung von Therapeuten auf relativ kurze psychiatrische Konsultationen bei schizophrenen Patienten erlaubt wenig Spielraum für eine inhaltliche Hinwendung zu den aus Patientensicht relevanten Themen aus ihrem Leben (McCabe et al. 2002). Ausführlichere psychotherapeutische Interventionen sind bei schizophrenen Patienten in der Regelversorgung eher selten und beschränken sich traditionell primär auf die Psychoedukation sowie auf übende Verfahren zur Kompensation defizitärer Funktionsbereiche wie beispielsweise das Training der kognitiven Leistungsfähigkeit oder das Training sozialer Kompetenzen. Anspruchsvollere kognitiv-behaviorale Interventionen, wie Methoden der kognitiven Umstrukturierung oder emotionsfokussierende Verfahren, erscheinen häufig nicht angebracht (vgl. Wiedemann und Klingberg 2003).

## Chancen der Psychotherapie bei Schizophrenie

Ein Grund für diese pessimistische psychotherapeutische Haltung schizophrenen Patienten gegenüber ist zum einen die traditionell bestehende Bewertung psychotischer Symptomatik als relativ zum Alltagserleben gesunder Menschen qualitativ andersartig. Die psychotische Symptomatik sei entsprechend psychotherapeutisch nicht zugänglich, was beispielsweise im traditionellen Kriterium für den Wahn, der sogenannten Unkorrigierbarkeit, deutlich wird. Die Betroffenen seien folglich nicht in der Lage, sich mittels alternativer Erfahrungen oder Einsichten von ihrem Erleben zu lösen, eine Sichtweise, die letztendlich durch die teils mangelnde Krankheitseinsicht vieler Betroffener gestützt wird. Weiterhin wird die Psychotherapie schizophrener Patienten aufgrund häufig bestehender kognitiver Defizite erschwert, welche immerhin bei etwa 70 Prozent der Patienten vorherrschen und als ein die akuten Krankheitsphasen überdauerndes Phänomen das stabilste Symptom der Erkrankung darstellen (HEINRICHS und ZAKZANIS 1998). Schließlich kursiert vielfach die Sorge, anspruchsvollere psychotherapeutische Interventionen könnten aufgrund ihres Stress auslösenden Potenzials von Patienten psychotisch verarbeitet werden oder die Belastung durch Psychotherapie könnte zu weiteren psychotischen Exazerbationen führen. Entsprechend erleben schizophren erkrankte Patienten vielfach therapeutische Kontakte, die sich auf die medikamentöse Einstellung beschränken, und die hinsichtlich der therapeutischen Beziehungsgestaltung wenig Initiative und Verantwortungsübernahme seitens des Patienten für sein Wohlbefinden fokussieren.

Dem gegenüber stehen Erkenntnisse, dass die Medikation nicht bei allen Patienten zu befriedigenden Ergebnissen führt (25–30 Prozent der Patienten leiden dauerhaft unter produktiver Symptomatik trotz Medikation). Zudem geht eine deutlichere therapeutische Hinwendung zu den Sorgen der Patienten (z. B. beängstigende Inhalte psychotischen Erlebens, subjektive Erklärungsmodelle des Patienten für seine veränderte Wahrnehmung der Welt, eine gestörte Kommunikation mit der sozialen Außenwelt, sozialer und beruflicher Abstieg, potenziell traumatisierende Erlebnisse, Stigmatisierung durch die Außenwelt aufgrund der Erkrankung) mit einer verbesserten Compliance der Patienten mit der Behandlung, höherer Behandlungs- und Lebenszufriedenheit, emotionaler Entlastung von den Folgen der Erkrankung und sogar mit einer Reduktion der symptomatischen Ausprägung einher (LITTLE et al. 2001).

Schließlich zeigt sich in den letzten Jahren ein Wandel in der Betrachtungsweise der psychotischen Symptomatik, welcher die Psychotherapie schizophren Erkrankter theoretisch integriert: So änderte sich beispielsweise die Betrachtung des Wahns als ein qualitativ dem normalen Erleben konträres Phänomen hin zu einer dimensionalen Sichtweise im Sinne einer fließenden Grenze zwischen normalen und wahnhaften Überzeugungen. Auf dieser Dimension könnte die Psychotherapie eingreifen, um direkt Symptom reduzierend zu wirken. Entsprechende Studien aus England zeigten schon in den 1990er-Jahren, dass kognitiv-behaviorale Therapiemanuale mit inhaltlichem Fokus auf Wahnsymptomatik und dem Stimmenhören bei Psychosepatienten durchaus moderat erfolgreich sein können und dass sich die Sorge einer mentalen Überlastung der Patienten nicht zu bestätigen scheint (Übersicht in Wiedemann und Klingberg 2003). Deutschsprachige Manuale zur Thematik wurden kürzlich von Vauth und Stieglitz (2007) und von Lincoln (2007) veröffentlicht.

## Prävalenz der Komorbidität

Innerhalb des Kollektivs schizophrener Patienten gibt es die weitverbreitete Subgruppe von Patienten mit zusätzlicher Suchtproblematik. Neueste Daten aus Deutschland ergaben eine durchschnittliche Prävalenz für die Doppeldiagnose Psychose und Sucht von 29,4 Prozent im stationären und ambulanten Setting zweier Kliniken in Köln bei 2 337 Patienten mit Erkrankungen aus dem schizophrenen Formenkreis (Schnell et al. 2010). Insbesondere der Cannabiskonsum scheint hierbei ein besonderes Problem darzustellen.

Betrachtet man die Altersgruppe der jüngeren Doppeldiagnose-Patienten (< 35 Lebensjahren), so steht der Cannabismissbrauch an erster Stelle (Duke et al. 2001; Löhrer et al. 2002). Dies steht in engem Zusammenhang mit der starken Verbreitung des Cannabiskonsums im Allgemeinen und insbesondere bei Erwachsenen und Jugendlichen: entsprechenden Daten aus Deutschland zufolge berichten ca. 25 Prozent der 18- bis 59-Jährigen und ca. 40 Prozent der 18- bis 20-Jährigen über eine mindestens einmalige Erfahrung mit Cannabis (Kraus et al. 2005). Die letztere Altersgruppe ist diejenige, in der zudem ein Häufigkeitsgipfel der Erstmanifestationen schizophrener Erkrankungen liegt. Des Weiteren zeigt sich eine starke Korrelation zwischen der Höhe des Cannabiskonsums in frühen Jahren und der Wahrscheinlichkeit einer späteren Entwicklung einer schizophrenen Störung (Andreasson et al. 1987).

## Behandlungserfolge bei Doppeldiagnose-Patienten

Die Relevanz der Thematik wird u. a. dadurch deutlich, dass Patienten mit der Diagnose einer Schizophrenie und komorbider Suchterkrankung weitaus schwerer zu behandeln sind als schizophrene Patienten ohne die Komorbidität mit Sucht: Sie verfügen über eine schlechtere Compliance (d. h. sie neigen dazu, ihre Medikation abzusetzen), ihre Prognose ist eindeutig ungünstiger, sie weisen häufigere psychotische Exazerbationen und Rehospitalisierungen auf, einen höheren Chronifizierungsgrad, schlechtere soziorehabilitative Langzeitergebnisse und häufigere Komplikationen wie aggressive Durchbrüche, Delinquenz, Suizidversuche und Suizide (vgl. DRAKE und MUESER 2000). Damit »verbrauchen« die Patienten viele Ressourcen mit dennoch schlechten Ergebnissen. Dies ist umso schwerwiegender, wenn man bedenkt, dass viele Doppeldiagnose-Patienten jung sind und trotz der insgesamt guten Fortschritte in der Schizophreniebehandlung nun zu der zunehmend großen Gruppe der »neuen Chronischen« bzw. »Drehtür-Psychiatrie-Fälle« avanciert sind.

## Kognitive Leistungen bei Psychose und Cannabiskonsum

Interessant sind in diesem Zusammenhang Befunde zur kognitiven Leistungsfähigkeit von Doppeldiagnose-Patienten, da sowohl die Strukturierung des Therapieplans als auch die Prognose der Erkrankung vom Ausmaß vorliegender kognitiver Defizite abhängig zu sein scheinen (BOWIE et al. 2005). Im Allgemeinen weisen Patienten mit Schizophrenie Einschränkungen in fast allen kognitiven Bereichen auf (HEINRICHS und ZAKZANIS 1998; DEAN 2005). Der Konsum von Cannabis wiederum führt bei ansonsten gesunden Konsumenten zu kognitiven Einschränkungen, die zeitlich die Akuteffekte der Substanz überdauern (POPE et al. 2001; FRIED et al. 2003). Es liegt nahe, additive negative Effekte auf die kognitive Leistungsfähigkeit bei gleichzeitigem Vorlie-

gen einer Schizophrenie und Cannabiskonsum anzunehmen. Die Datenlage zu dieser Thematik ist insgesamt dünn und inhomogen mit z. T. interessanten, aber eher unerwarteten Befunden: So wurden teilweise gleich gute und sogar bessere Leistungen der Doppeldiagnose-Patienten in bestimmten kognitiven Bereichen (z. B. motor skills, executive functions) im Vergleich zu Patienten ohne komorbiden Substanzkonsum gezeigt, und es scheint erstaunlicherweise gerade die Subgruppe Cannabis konsumierender Doppeldiagnose-Patienten zu sein, die in den wenigen verfügbaren Studien bessere Ergebnisse erzielen als die Patienten, bei denen »nur« eine Schizophrenie diagnostiziert wurde (vgl. Coulston et al. 2007; Jockers-Scherübl et al. 2007; Schnell et al. 2009).
In der Literatur finden sich verschiedene Interpretationen für diese Befunde:
Einerseits könnte es sein, dass schizophrene Patienten mit einem vor der Erkrankung höheren kognitiven Niveau eher in der Lage sind, die sozialen Kontakte aufzubauen und aufrechtzuerhalten, welche für die Beschaffung der Substanz nötig sind. Die nicht konsumierenden Patienten wären aufgrund ihrer funktionellen Einschränkungen eher nicht in der Lage, im Drogenmilieu zu partizipieren. Die zweite Hypothese vermutet, dass speziell der Cannabiskonsum aufgrund neuroprotektiver Eigenschaften von Cannabinoiden auf zellulärer Ebene einem eventuellen neurodegenerativen Prozess der psychotischen Grunderkrankung entgegenwirkt. Dadurch würden kognitive Defizite der schizophrenen Patienten eher vermindert (Jockers-Scherübl et al. 2007).
Eine weitere Interpretation geht von komplexen Interaktionseffekten zwischen Cannabiskonsum und der neurobiologischen Vulnerabilität für schizophrene Erkrankungen aus (Caspi et al. 2005). Dabei kann der Konsum von Cannabis als ein wichtiger Faktor in der Ätiologie schizophrener Erkrankungen angesehen werden. Einige Autoren schätzen entsprechend, dass der Konsum von Cannabis für etwa 10 Prozent der schizophrenen Erkrankungen verantwortlich sein könnte. Daraus lässt sich schließen, dass Doppeldiagnose-Patienten, deren Erstkonsum zeitlich vor dem Ausbruch der Psychose liegt, durchschnittlich eine relativ geringere Vulnerabilität für psychotische Erkrankungen aufweisen als nicht konsumierende Patienten, da einige von ihnen ohne den Konsum eventuell niemals schizophren erkrankt wären. Eine relativ geringere Vulnerabilität für Psychosen wäre schließlich mit einem generell höheren Funktionsniveau, inklusive einer besseren kognitiven Leistungsfä-

higkeit, assoziiert. Folglich hätte Cannabis also keine positiven Effekte auf die kognitive Leistungsfähigkeit von schizophrenen Patienten, sondern die besseren kognitiven Leistungen der Doppeldiagnose-Patienten würden eher deren besseres Ausgangsniveau bzw. die geringere neurobiologische Vulnerabilität für Psychosen widerspiegeln (vgl. SCHNELL et al. 2009).
Entsprechend der Annahme, dass Doppeldiagnose-Patienten durchschnittlich kognitiv leistungsstärker sind als Schizophrenie-Patienten, müssten gerade einige dieser Patienten besonders empfänglich für anspruchsvolle psychotherapeutische Interventionen sein und letztendlich sogar eine relativ zu Schizophrenie-Patienten bessere Prognose aufweisen, sofern es den Patienten gelänge, den Cannabiskonsum einzustellen.

## Psychotherapie bei Psychose und Sucht

Mittlerweile wurden für Doppeldiagnose-Patienten integrierte Behandlungskonzepte entwickelt, welche die Behandlung der psychotischen Erkrankung und der Konsumproblematik kombinieren. In einer Analyse mehrerer Therapiestudien fanden Drake und Kollegen (DRAKE et al. 1998) heraus, dass diejenigen Programme am effektivsten sind, die ihre Interventionen individuell auf das jeweilige Motivationsstadium der Patienten ausrichten. Dies konnte in diversen späteren Einzelstudien repliziert werden (BARROWCLOUGH et al. 2001; BAKER et al. 2006) und wurde in drei Metaanalysen bestätigt (DRAKE et al. 2004; BRUNETTE et al. 2004; GREEN et al. 2007). Ferner wird von diesen Konzepten die höchste Effektivität erwartet, wenn sie langfristig angelegt sind, abstinenzorientiert sind (Abstinenz als Ziel und nicht als Voraussetzung definieren), und wenn sie stützend fürsorgliche Interventionen der traditionellen psychiatrischen Krankenversorgung mit suchttherapeutischen Ansätzen kombinieren. Neben der Pharmakotherapie sind im Rahmen solcher Konzepte motivationale Strategien, psychoedukative Elemente und verhaltenstherapeutische Methoden enthalten (DRAKE et al. 2004; GREEN et al. 2007). Das Setting ist schwerpunktmäßig ambulant ausgerichtet, mit der Möglichkeit kurzfristiger stationärer Interventionen (DRAKE et al. 1998). Studien zur Effektivität von entsprechenden Behandlungsprogrammen aus dem deutschsprachigen Raum sind bislang nicht veröffentlicht worden, eine Evaluationsstudie ist an der LVR-Klinik in Köln unter der Leitung von Prof. Gouzoulis-Mayfrank aktuell in Planung.

Im Jahr 2003 wurde das erste deutschsprachige psychoedukative Training für Doppeldiagnose-Patienten (PTDD) veröffentlicht, welches zunächst auf einer Schwerpunktstation der Psychiatrischen Universitätsklinik Aachen entwickelt und etabliert worden war (Gouzoulis-Mayfrank 2003). In der Folgezeit wurde das Programm modifiziert und erweitert und mittels eines spezifischen verhaltenstherapeutisch orientierten Skills-Trainings ergänzt (KomPAkt und KomPASs, vgl. Gouzoulis-Mayfrank 2007). Seit dem Jahre 2008 existiert an der LVR-Klinik Köln ein integratives Therapiekonzept für Doppeldiagnose-Patienten, welches eine stationäre Behandlung auf einer entsprechenden Schwerpunktstation eng mit der Behandlung in der dortigen Institutsambulanz verknüpft. Der stationäre Aufenthalt wird bedarfsabhängig, aber möglichst kurz gehalten. Es folgt eine langfristig angelegte ambulante Behandlung in der Institutsambulanz der Klinik. Neben einer medikamentösen Behandlung durchlaufen die Patienten eine Motivationsgruppe, das psychoedukative KomPAkt-Training sowie das kognitiv behaviorale KomPASs-Training.

Letzteres wird im Folgenden inhaltlich dargestellt, anschließend werden erste praktische Erfahrungen mit der Intervention berichtet.

## KomPASs – ein Skills-Training für Doppeldiagnosepatienten

Mit dem Therapieprogramm KomPASs (Komorbidität Psychose und Abhängigkeit: Ein Skills-Training für Gruppen) sollen Doppeldiagnose-Patienten neue und funktionale Wege im Umgang mit beiden Störungsbildern aufgezeigt werden. Es handelt sich nicht um ein reines Suchttherapiekonzept für schizophren vulnerable Menschen, sondern es sollen gemeinsame problematische Aspekte bei den Störungen identifiziert und integriert behandelt werden. Das Training fokussiert nicht ausschließlich auf schizophrene Patienten mit komorbidem Cannabiskonsum, sondern es ist an schizophrene Patienten mit jeglicher substanzbezogenen Störung adressiert.

## Therapeutische Haltung und Beziehungsgestaltung

Bezüglich der therapeutischen Beziehungsgestaltung werden in Übereinstimmung mit den Prinzipien der »Motivierenden Gesprächsführung« Moralisieren und Argumentieren mit bzw. gegen den Patienten vermieden. Es wird nicht versucht, den Patienten von der »Falschheit« seiner Einschätzung zu überzeugen. Vielmehr wird versucht, aus vermeintlichen Gegensätzen ein Kontinuum herzuleiten, indem beispielsweise die kurzfristigen, von Patienten oft positiv erlebten Effekte des Substanzkonsums anerkannt werden, aber letztendlich die langfristig regelhaft negativen Konsequenzen des Konsums betont werden. Die Patienten sollen lernen, ihr Leben nach eher langfristigen Zielen auszurichten. Darüber hinaus sollte eine Orientierung an den Strategien der allgemeinen Beziehungsgestaltung im Sinne von Sachse (2006) erfolgen. Der Therapeut vermittelt dahingehend *Verständnis,* dass er nachvollziehen kann, was die Patienten denken und fühlen und warum sie in bestimmten Situationen ein bestimmtes Verhalten zeigen. Eine Ausnahme stellen selbstverständlich wahnhaft anmutende Denkinhalte von Patienten dar. Hier ist inhaltliches Verstehen durch den Therapeuten nicht angemessen. Stattdessen sollten die emotionalen Reaktionen (z. B. Angst) und die resultierenden Verhaltenskonsequenzen (z. B. Vermeidungsverhalten) des Patienten auf das psychotische Erleben nachvollzogen werden. Akute Positivsymptomatik der Patienten ist zwar ein Ausschlusskriterium für die Teilnahme am KomPASs-Training, allerdings sind wahnhafte Inhalte der Patienten wie eingangs beschrieben oft relativ therapieresistent, sodass im KomPASs-Training mit persistierender Positivsymptomatik zu rechnen ist.

Weiterhin sollte der Therapeut den Patienten *Akzeptanz* entgegenbringen. Dies bedeutet nicht, dass problematisches Verhalten der Patienten positiv bewertet werden sollte. Gemeint ist vielmehr eine nicht-wertende Grundhaltung der Therapeuten, um eine vertrauensvolle und angstfreie Atmosphäre innerhalb der Gruppe herzustellen. So trauen sich Patienten eher, auch negative Ereignisse, wie Konsumausrutscher oder gar Rückfälle, zu berichten. Wichtig ist hierbei zu betonen, dass ein Ausrutscher keinen Rückfall darstellt. Ausrutscher sollten vielmehr

als Ereignisse definiert werden, aus denen Neues gelernt werden kann, indem überlegt wird, wie ähnliche Situationen zukünftig funktionaler gemeistert werden können.
Als weitere Grundregeln der therapeutischen Beziehung sind die Aspekte *emotionale Wärme, Respekt und Loyalität* zu nennen. Hiermit ist gemeint, dass der Therapeut durch seine Sprache, Mimik, Gestik etc. eine Atmosphäre entwickelt, in der sich die Patienten sicher und angenommen fühlen. Dem Aspekt der Loyalität ist dahingehend Beachtung zu schenken, dass der Therapeut Außenseiter innerhalb der Gruppe möglichst integriert und wertschätzt. Dadurch kann erreicht werden, dass Patienten den Mut aufbringen, auch ungewöhnliche Ansichten zu benennen, welche die Gefahr einer Außenseiterposition mit sich bringen könnten.
Schließlich sollten sich die *Teilnehmer als Experten* hinsichtlich Substanzen bzw. Substanzwirkungen und psychotischen Erlebens ernst genommen fühlen und umgekehrt die Trainer als Experten hinsichtlich der Methoden zur Veränderung problematischen Verhaltens akzeptieren. Auf dieser Grundlage kann die therapeutische Beziehung im Sinne einer Allianz gestaltet werden. Dies kann auf folgende Art kommuniziert werden: »Sie sind Experten darin, wie es sich anfühlt, Drogen zu konsumieren, Suchtdruck zu spüren und wie man einen psychotischen Zustand wahrnimmt. Wir sind Experten darin, was die Wissenschaft dazu sagt und wie sich Menschen verändern können, wenn sie das möchten. Wenn wir mit diesem Wissen ein Expertenteam bilden, haben Sie gute Chancen, dieses Training erfolgreich zu absolvieren bzw. davon zu profitieren.«
Bei dieser insgesamt akzeptierenden Haltung des Therapeuten darf natürlich nicht übersehen werden, dass das Gruppenziel in der Veränderung von problematischem Verhalten liegt. Die genannten Aspekte der Beziehungsgestaltung bilden also lediglich einen atmosphärischen Rahmen, innerhalb dessen gemeinsam getragene Ziele bearbeitet werden. Für die praktische Gestaltung des KomPASs-Trainings bedeutet dies, dass zu Beginn insbesondere atmosphärische Aspekte fokussiert werden. Im weiteren Verlauf wird zunehmend veränderungsorientiert gearbeitet.
Schließlich sollte die Interaktion innerhalb der Gruppe gefördert werden, indem weitgehend *vermieden wird, Inhalte nach dem Schulprinzip frontal zu vermitteln*. So kann eine kooperative Arbeitsatmosphäre entstehen, in der die Patienten eigene Erfahrungen mit Substanzkonsum und psychotischem Erleben in den Lernprozess integrieren. Durch *sen-*

*sibles Herausarbeiten von Dissonanzen* zwischen aktuellem Verhalten und längerfristigen Wünschen und Zielen der Teilnehmer, kann zudem Einsicht und Motivation hinsichtlich einer Veränderung problematischen Verhaltens entwickelt werden. Um eine Verhärtung konträrer Fronten zwischen Patienten und Therapeuten zu verhindern, sollten sogenannte »Ja, aber ...«-Diskussionen vermieden werden. Das Beharren auf dem eigenen und vom Interaktionspartner abweichenden Standpunkt führt erfahrungsgemäß eher zu Reaktanz als zu einem Prozess, in dem sich Interaktionspartner inhaltlich einander annähern. Damit den Patienten im Rahmen des Trainings das *Erleben von Selbstwirksamkeit* ermöglicht wird, sollten selbst kleinste Erfolge wertschätzend registriert werden. So kann beispielsweise trotz eines erfolgten Konsum-Ausrutschers der Versuch gewürdigt werden, zuvor einige alternative Fertigkeiten ausprobiert zu haben.

## Inhalte

Inhaltlich unterteilt sich das Training in fünf Module mit unterschiedlichen thematischen Schwerpunkten: Ein kurzer psychoedukativer Themenblock vertieft und erweitert die Inhalte des psychoedukativen KomPAkt-Trainings. Im zweiten Modul werden die Patienten hinsichtlich individueller Gefahrensituationen, dysfunktionaler Gedankenmuster und kritischer affektiver Zustände in Bezug auf beide Störungen sensibilisiert. Schließlich werden sie dahingehend unterstützt, neue gesunde Aktivitäten aufzubauen und dysfunktionale kognitive Schemata zu modifizieren. Anschließend werden im dritten Modul Skills (Fertigkeiten) trainiert, welche in Stress- und speziell in Craving-Situationen zur Affektregulation eingesetzt werden können. Im vierten Themenblock werden allgemeine soziale Kompetenzen sowie Kompetenzen für einen funktionalen Umgang mit der psychotischen Erkrankung und dem Konsumproblem im sozialen Kontext trainiert. Schließlich erlernen die Patienten im fünften Modul konkrete Handlungsstrategien für sich anbahnende Krisensituationen sowie allgemeine präventive Maßnahmen in Bezug auf ihre Erkrankungen.
Entsprechend fokussiert das KomPASs-Training folgende Ziele:

- Erreichen eines Expertenstatus der Teilnehmer in Bezug auf die Störungen, d. h. Kenntnis über die Dynamik von Abhängigkeitsstörungen und Psychosen

- Identifikation und Modifikation kritischer Situationen, Gedanken und Emotionen in Bezug auf beide Störungen. Insbesondere die Gemeinsamkeiten beider Störungen sowie deren Interaktionen sollen verdeutlicht werden
- Aktivierung von gesunden Alternativhandlungen zum Drogenkonsum
- Entwicklung von Fertigkeiten, die Suchtdruck und Stress reduzieren können, um den Konsum einschränken bzw. aufgeben und um Stresssituationen funktional kompensieren zu können
- Aufbau von allgemeiner sozialer Kompetenz sowie konsumspezifischer sozialer Kompetenz
- Erkennen von Warnsignalen für Krisensituationen, die als Risiko hinsichtlich konsum- und psychosebezogener Rückfälle definiert werden können und Entwicklung von geeigneten Handlungsstrategien
- Etablierung eines Lebensstils, der präventiv hinsichtlich der Rückfallgefahr beider Störungsbilder wirkt

## Rahmenbedingungen

Hinsichtlich der formalen Struktur des Therapieprogramms wurden die Rahmenbedingungen realisiert, die von Fiedler (1999) für ein kognitiv-behaviorales Gruppentherapiemanual vorgeschlagen werden. Es wird das Konzept einer halboffenen Gruppe praktiziert. Entsprechend existiert ein relativ fester »Kundenstamm«, aber sobald ein Patient die Gruppe verlässt, kann dieser Platz zu Beginn des nachfolgenden Themenblocks neu besetzt werden. Der zeitliche Umfang des Programms beträgt 21 Sitzungen von jeweils 90 Minuten Dauer, die einmal wöchentlich stattfinden. Aufgrund der teils eingeschränkten Konzentrations- und Aufmerksamkeitsfähigkeit von Patienten mit schizophrenen Psychosen beträgt die inhaltliche Arbeit allerdings nicht mehr als 50 Minuten. Die Teilnahme an den letzten 15 Minuten ist freiwillig. Diese Zeit ist für Patienten reserviert, die Inhalte thematisieren möchten, welche im formalen Stundenrahmen keinen Platz gefunden haben. Die Inhalte können dabei von den im Programm vorgesehenen abweichen und z.B. unangenehme Nebenwirkungen durch die Medikation etc. betreffen. Insgesamt wird als zeitlicher Strukturrahmen folgendes Vorgehen mit guten Erfahrungen praktiziert:

Zu Beginn (ca. 15 Minuten) benennt jeder Teilnehmer kurz seine aktuelle Stimmungslage sowie eventuell aufgetretene Craving- oder Stresssituationen seit der letzten Therapiestunde und wie er damit umgegangen ist (ob erlernte oder neue Skills angewendet wurden). Fragen zur letzten Stunde können geklärt werden und das Thema der aktuellen Stunde wird vorgestellt. Anschließend wird das aktuelle Thema innerhalb der folgenden 50 Minuten bearbeitet. In weiteren fünf Minuten werden Hausaufgaben zur kommenden Stunde benannt und die Gruppe um Feedback zur aktuellen Stunde gebeten. Teilnehmer, die keinen weiteren Gesprächsbedarf äußern, können die Gruppe verlassen. Die anderen Teilnehmer erhalten die Gelegenheit, nach einer fünfminütigen Pause für weitere 15 Minuten am sogenannten »freien Thema« teilzunehmen (s. o.).

Diese vorgeschlagene zeitliche Struktur für die einzelnen Sitzungen ist lediglich als Orientierungsrahmen gedacht und nicht zwingend verbindlich. Je nach Vorwissen und Interesse der Teilnehmer können einzelne Aspekte selbstverständlich vertieft oder verkürzt behandelt werden. Auf der anderen Seite ist darauf zu achten, dass alle Inhalte des Trainings behandelt werden können. Von den Therapeuten ist also eine Gewichtung hinsichtlich eines angemessenen Verhältnisses zwischen den Polen Struktur und Flexibilität gefordert.

Die empfohlene Teilnehmerzahl für das KomPASs-Training beträgt fünf bis acht Patienten. Weiterhin raten wir dazu, den Gruppentherapeuten durch einen Kotherapeuten zu unterstützen.

## Teilnahmevoraussetzungen

Die Voraussetzungen seitens der Patienten für eine Teilnahme am KomPASs-Training sind relativ niederschwellig definiert: Die Patienten sollten möglichst ein wenig Grundwissen über Psychosen und Substanzwirkungen besitzen (z. B. durch erfolgte Teilnahme am psychoedukativen KomPAkt-Training); sie sollten zumindest ansatzweise Einsicht in die negativen Auswirkungen des Substanzkonsums auf den Verlauf psychotischer Erkrankungen zeigen, und sie sollten motiviert sein, den Drogenkonsum aufzugeben oder einzuschränken.

Einige im Programm vorgesehene Interventionen setzen ein relativ hohes kognitives Leistungsvermögen seitens der Patienten voraus. Dies ist insbesondere im zweiten Modul der Fall, betrifft aber auch andere inhaltliche Abschnitte. Beispielsweise werden einige Sachverhalte mittels Metaphern vermittelt, was bei Patienten mit sehr konkretistischem Denken zu

Missverständnissen führen kann. Allerdings zeigt sich in den klassischen psychoedukativen Gruppentherapien für schizophren erkrankte Patienten, in denen das Vulnerabilitäts-Stress-Bewältigungs-Modell seit langer Zeit mittels Metaphern vermittelt wird, dass die meisten Patienten letztendlich in der Lage sind, auf diesem Niveau abstrakt zu denken. Weiterhin werden Interventionen vorgeschlagen, welche ansonsten im Rahmen klassischer kognitiver Verhaltenstherapie Anwendung finden. So sollen Patienten beispielsweise Zusammenhänge zwischen dysfunktionalen kognitiven Schemata und spezifischem Problemverhalten erkennen lernen und zum Umdenken angeregt werden. Hier kann unter Bezugnahme auf die Manuale von VAUTH und STIEGLITZ sowie von LINCOLN (beide 2007) zur Therapie therapieresistenter Positivsymptomatik angenommen werden, dass zumindest einige der Doppeldiagnose-Patienten dazu in der Lage sind. Schließlich werden die Patienten mittels imaginativer Elemente und auch im Rollenspiel angeregt, emotionale Schemata zu aktivieren. Hier werden die Therapeuten zu sensiblem Vorgehen angehalten, indem sie die emotionalen Reaktionen der Patienten genau beobachten und im Falle einer sehr starken emotionalen Aktivierung der Patienten die Intervention abbrechen.

## Bisherige praktische Erfahrungen mit dem KomPASs-Training

Mittlerweile wird das KomPASs-Training an der LVR-Klinik in Köln seit ca. zwei Jahren durchgeführt. Es ist zwar noch nicht abschließend evaluiert, dennoch können die ersten praktischen Erfahrungen damit wie folgt zusammengefasst werden:
Etwa 20 Prozent der stationär behandelten Patienten der Schwerpunktstation für die Doppeldiagnose Psychose und Sucht nehmen das ambulante Gruppenangebot wahr. Insgesamt wird das KomPASs-Training relativ positiv angenommen, indem sich die Patienten dankbar hinsichtlich der Möglichkeit äußern, ein Angebot für die Diskussion relevanter Themen zu bekommen. Der hohe Gesprächsbedarf zeigt sich insbesondere durch eine regelmäßige lebhafte inhaltliche Beteiligung und Interaktion der Patienten. Weiterhin zeichnen sich die Grup-

pentermine durch eine ausgeprägte Offenheit der Patienten aus, indem Ausrutscher und Rückfälle angstfrei berichtet werden. Hier zeigt sich allerdings gleichzeitig ein inhaltliches Problem, indem Konsum-Ausrutscher beim Wechsel von der stationären Therapie in das ambulante Setting relativ häufig sind. Einerseits wird der gelebte nüchterne Alltag von vielen Patienten als »grau und langweilig« im Vergleich zum Drogenrausch beschrieben. Andererseits haben die bestehenden Freundeskreise, die häufig ausschließlich aus Drogenkonsumenten bestehen, im Setting der ambulanten Behandlung eine hohe Anziehungskraft. Hier zeigt sich wiederholt, dass es sinnvoll ist, wenn die Patienten ihre Freunde über die psychotische Erkrankung aufklären und sie quasi verpflichten, sie bei ihren rational getragenen Abstinenzwünschen zu unterstützen (im Sinne von »wenn ich euch nach Cannabis frage, gebt mir nichts ...«). Zudem ist es wichtig, den Alltag möglichst abwechslungsreich zu gestalten, um Langeweile zu verhindern. Gleichzeitig sollte nicht geleugnet werden, dass zum Substanzkonsum alternative Tätigkeiten diesen nicht zu 100 Prozent ersetzen können. Folglich ist das »Projekt Nüchternheit« mit Anstrengung verbunden und kurzfristig oft weniger »effektiv« (im Sinne einer Spannungsreduktion oder Vermeidung von Langeweile) als der Konsum von Drogen. Hier muss wiederholt auf den langfristigen Sinn der Abstinenz vor dem Hintergrund der psychotischen Erkrankung hingewiesen werden, um die Patienten »bei der Stange zu halten«. Eine negative Konsequenz des teils fortgesetzten Substanzkonsums ist die Schwierigkeit, Patienten über die geplante Zeit des KomPASs-Trainings konstant zu behandeln. Erneute psychotische Schübe führen teilweise zu wiederholten stationären Aufnahmen in die Klinik und verhindern eine Fortsetzung des KomPASs-Trainings. Dadurch ist die Teilnehmeranzahl der Gruppe relativ inkonstant. Dem begegnen wir dadurch, dass wir das Training nicht strikt manualtreu durchführen, sondern die möglichen Interventionen bedarfsabhängig nach dem Baukastenprinzip verwenden. Die Gruppe hat einen halb offenen Charakter, neue Teilnehmer können entsprechend zügig in die Gruppe integriert werden.
Hinsichtlich der Frage nach einer möglichen Überforderung der Teilnehmer durch das relativ hohe Niveau mancher Interventionen im KomPASs-Training, muss auf die ausgeprägt heterogen verteilte Leistungsfähigkeit innerhalb der Doppeldiagnose-Patienten verwiesen werden. Während manche Patienten für einige der Interventionen nicht zugäng-

lich sind, kann mit anderen Patienten erfolgreich auf hohem Niveau gearbeitet werden. Hier verbirgt sich die Gefahr, dass leistungsschwächere Patienten von den Inhalten der Gruppe latent überfordert sind, während andere Patienten diese Inhalte effektiv bearbeiten können. Letztgenannte, kognitiv sehr funktionsfähige Patienten scheinen sich entsprechend dem klinischen Eindruck nun tatsächlich primär innerhalb der Subgruppe jüngerer Doppeldiagnose-Patienten zu befinden. Dies stützt die Vulnerabilitäts-Hypothese und regt zu der Überlegung eines gesonderten Angebots für diese Patientengruppe an. Dadurch könnte mit einer hinsichtlich ihrer Funktionsfähigkeit homogenen Patientengruppe auf relativ hohem Niveau gearbeitet werden. Ferner würde der in heterogenen Gruppen zu beobachtenden Tendenz entgegengewirkt, dass gerade die leistungsstarken Patienten aufgrund eines Unterforderungsgefühls die Gruppe verlassen, obwohl gerade sie davon profitieren könnten, sofern die Inhalte ihrem Leistungsvermögen angepasst würden. Diese Überlegungen werden durch die klinische Beobachtung gestützt, dass es wiederum primär die jüngeren Psychose-Patienten mit Cannabiskonsum sind, welche das freiwillige Angebot des sogenannten »freien Themas« in den letzten 15 Minuten einer KomPASs-Stunde nutzen. Hier werden regelmäßig Themen auf einem Niveau diskutiert, welches im regulären Zeitabschnitt der Stunde viele Patienten überfordert hätte.

## Literatur


Andreasson, S.; Allebeck, P.; Engstrom, A.; Rydberg, U. (1987): Cannabis and schizophrenia. A longitudinal study of Swedish conscripts. In: Lancet 2, 1483–1486.

Baker, A.; Bucci, S.; Lewin, T. J.; Kay-Lambkin, F.; Constable, P. M.; Carr, V. J. (2006): Cognitive-behavioural therapy for substance use disorders in people with psychotic disorders: Randomised controlled trial. In: Br J Psychiatry 188, 439–448.

Barrowclough, C.; Haddock, G.; Tarrier, N.; Lewis, S. W.; Moring, J.; O'Brien, R. et al. (2001): Randomized controlled trial of motivational interviewing, cognitive behavior therapy, and family intervention for patients with comorbid schizophrenia and substance use disorders. In: Am J Psychiatry 158, 1706–1713.

Bowie, C.R.; Serper, M.R.; Riggio, S.; Harvey, P.D. (2005): Neurocognition, symptomatology, and functional skills in older alcohol-abusing schizophrenia patients. In: Schizophr Bull 31, 175–182.

Brunette, M.F.; Mueser, K.T.; Drake, R.E. (2004): A review of research on residential programs for people with severe mental illness and co-occurring substance use disorders. In: Drug Alcohol Rev 23, 471–481.

Caspi, A.; Moffitt, T.E.; Cannon, M.; McClay, J.; Murray, R.; Harrington, H. et al. (2005): Moderation of the effect of adolescent-onset cannabis use on adult psychosis by a functional polymorphism in the catechol-O-methyltransferase gene: longitudinal evidence of a gene X environment interaction. In: Biol Psychiatry 57, 1117–1127.

Coulston, C.M.; Perdices, M.; Tennant, C.C. (2007): The neuropsychological correlates of cannabis use in schizophrenia: lifetime abuse/dependence, frequency of use, and recency of use. In: Schizophr Res 96, 169–184.

Dean, K. (2005): Highlights of the issue. In: Br J Psychiatry 187, 21–29.

Drake, R.E.; Mercer-McFadden, C.; Mueser, K.T.; McHugo, G.J.; Bond, G.R. (1998): Review of integrated mental health and substance abuse treatment for patients with dual disorders. In: Schizophr Bull 24, 589–608.

Drake, R.E.; Mueser, K.T. (2000): Psychosocial approaches to dual diagnosis. In: Schizophr Bull 26, 105–118.

Drake, R.E.; Mueser, K.T.; Brunette, M.F.; McHugo, G.J. (2004): A review of treatments for people with severe mental illnesses and co-occurring substance use disorders. In: Psychiatr Rehabil J 27, 360–374.

Duke, P.J.; Pantelis, C.; McPhillips, M.A.; Barnes, T.R. (2001): Comorbid non-alcohol substance misuse among people with schizophrenia: epidemiological study in central London. In: Br J Psychiatry 179, 509–513.

Fiedler, P. (1999): Verhaltenstherapie in und mit Gruppen. Weinheim: Beltz.

Fried, P.; Watkinson, B.; James, D.; Gray, R. (2003): Current and former marijuana use: preliminary findings of a longitudinal study of effects on IQ in young adults. In: CMAJ 166 (7), 887–891.

GOUZOULIS-MAYFRANK, E. (2003): Komorbidität Psychose und Sucht. Von den Grundlagen zur Praxis. Darmstadt.

GOUZOULIS-MAYFRANK, E. (2007): Komorbidität Psychose und Sucht. Grundlagen und Praxis. 2. erweiterte Auflage, Darmstadt.

GREEN, A.I.; DRAKE, R.E.; BRUNETTE, M.F.; NOORDSY, D.L. (2007): Schizophrenia and co-occurring substance use disorder. In: Am J Psychiatry 164, 402–408.

HEINRICHS, R.W.; ZAKZANIS, K.K. (1998): Neurocognitive deficit in schizophrenia: A quantitative review of the evidence. In: Neuropsychology 12 (3), 426–445.

JOCKERS-SCHERÜBL, M.C.; WOLF, T.; RADZEI, N.; SCHLATTMANN, P.; RENTZSCH, J.; GOMEZ-CARRILLO DE CASTRO, A. et al. (2007): Cannabis induces different cognitive changes in schizophrenic patients and in healthy controls. In: Prog Neuropsychopharmacol Biol Psychiatry 31, 1054–1063.

KRAUS, L.; AUGUSTIN, R.; ORTH, B. (2005): Illegale Drogen, Einstiegsalter und Trends. Ergebnisse des Epidemiologischen Suchtsurvey 2003. In: Sucht 51: 19–28.

LINCOLN, T. (2007): Kognitive Verhaltenstherapie der Schizophrenie. Göttingen.

LITTLE, P.; EVERITT, H.; WILLIAMSON, I.; WARNER, G.; MOORE, M.; GOULD, C.; FERRIER, K.; PAYNE, S. (2001): Observational study of effect of patient centredness and positive approach on outcomes of general practice consultation: Conversation analytic study. In: British Medical Journal 323, 908–911.

LÖHRER, F.; TUCHTENHAGEN, F.R.; KUNERT, H.J.; HOFF, P. (2002): Zur Rehabilitationsbehandlung von psychotischen Substanzgebrauchern – Epidemiologie, Klinik und Prognose. In: Praxis Klinische Verhaltensmedizin und Rehabilitation 57, 71–78.

MCCABE, R.; HEATH, C.; BURNS, T.; PRIEBE, S. (2002): Engagement of patients with psychosis in the consultation: Conversation analytic study. In: British Medical Journal 325, 1148–1151.

POPE, H.G. jr.; GRUBER, A.J.; YURGELUN-TODD, D. (2001): Residual neuropsychologic effects of cannabis. In: Curr Psychiatry Res. 3, 507–512.

SACHSE, R. (2006): Therapeutische Beziehungsgestaltung. Göttingen.

SCHNELL, T.; KOETHE, D.; DAUMANN, J.; GOUZOULIS-MAYFRANK,

E. (2009): The role of cannabis in cognitive functioning of patients with schizophrenia. In: Psychopharmacology 205 (1), 45–52.

Schnell, T.; Neisius, K.; Daumann, J.; Gouzoulis-Mayfrank, E. (2010): Prävalenz der Komorbidität Psychose und Sucht. Klinisch-epidemiologische Ergebnisse aus verschiedenen Behandlungssettings in einer deutschen Großstadt. Nervenarzt Jan 16. [Epub ahead of print].

Vauth, R.; Stieglitz, R.D. (2007): Chronisches Stimmenhören und persistierender Wahn. Göttingen.

Wiedemann, G.; Klingberg, S. (2003): Psychotherapie produktiver Symptomatik bei Patienten mit schizophrener Psychose. In: Nervenarzt 74, 76–84.

***Dr. Dr. Dipl.-Psych. Thomas Schnell,*** *Jahrgang 1972, Psychologie-Studium in Heidelberg, Weiterbildung zum Psychologischen Psychotherapeuten mit Schwerpunkt Verhaltenstherapie, Anstellung an der LVR-Klinik Köln mit therapeutischem Schwerpunkt in einer Traumaambulanz und im Rahmen des Therapiekonzepts für Patienten mit Doppeldiagnose Psychose und Sucht.*

***Prof. Dr. Euphrosyne Gouzoulis-Mayfrank,*** *Jahrgang 1961, Medizinstudium und Promotion in Mainz, Facharztausbildung in Neurologie, Psychiatrie und Psychotherapie an den Universitätskliniken Freiburg und Aachen. 1999 Habilitation über die Modellpsychose – Neurobiologische Wirkungen von Halluzinogenen, Ecstasy und Amphetaminen beim Menschen. 2003 Ruf auf eine Professur für Experimentelle Psychiatrie an der Universität zu Köln verbunden mit der Position der Leitenden Oberärztin der Psychiatrischen Universitätsklinik. Seit 2008 Ärztliche Direktorin der LVR-Klinik Köln, Akademisches Lehrkrankenhaus der Universität zu Köln.*

*LVR-Klinik Köln*
*Wilhelm-Griesinger-Str. 23*
*51109 Köln*
*Tel. 0221 8993-0*
*Fax 0221 897-664*
*postad863@lvr.de*
*www.klinik-koeln.lvr.de*

# Motivational Interviewing bei Doppeldiagnose-Patienten

*Joachim Körkel*

Die Bezeichnung »Motivational Interviewing« (MI) bzw. »Motivierende Gesprächsführung« steht für einen Ansatz der Gesprächsführung, Beratung und Therapie, über den erstmals 1983 in der Literatur berichtet worden ist (MILLER 1983). Seine Begründer sind ein amerikanischer und ein britischer Psychologe, William R. (»Bill«) Miller und Stephen Rollnick. Die beiden Urheber definieren MI als »a goal-directed, client-centered counseling style for eliciting behavioral change by helping clients to explore and resolve ambivalence« (MILLER 2008) bzw. neuerdings weiter als »a collaborative, person-centered form of guiding to elicit and strengthen motivation for change« (MILLER und ROLLNICK 2009). Ziel von MI ist es, die im Gesprächspartner bereits vorhandene Eigenmotivation für eine Änderung freizusetzen (Ziel 1: »Der Schritt über den Rubikon«) und die aktivierte Motivation in Handeln zu überführen (Ziel 2: Festlegung von Ziel, Weg und Plan der Änderung; vgl. Abb. 1, S. 110).

Zunächst für die Arbeit mit Suchtpatienten entwickelt, hat sich der Einsatzbereich von MI inzwischen wesentlich erweitert und schließt ein breites Spektrum von Verhaltens- und Erlebensproblemen ein, u. a. psychiatrische Erkrankungen, Delinquenz, gesundheitsschädigende Verhaltensweisen etc. (vgl. ARKOWITZ et al. 2008; ROLLNICK et al. 2008; www.motivationalinterview.org). Das zentrale MI-Buch von MILLER und ROLLNICK (2002) ist bislang in 22 Sprachen übersetzt worden, MI-Trainings finden in 42 Sprachen statt. Es liegen ca. 800 Publikationen zu MI vor, wobei sich die Zahl etwa alle drei Jahre verdoppelt. Außergewöhnlich ist, dass sich der Ansatz des MI sowohl in der Forschung als auch in der Praxis großer und zunehmender Beliebtheit erfreut. Über 200 Randomized Controlled Trials (RCT) – davon zehn multizentrische Studien – und vier Metaanalysen sprechen für die Wirksamkeit des MI, gemessen an Kriterien wie Minderung des Problemverhaltens (z. B. des

Suchtmittelkonsums), Aufnahme einer Behandlung und Senkung der Abbruchquote (vgl. LUNDAHL et al. 2010; MILLER und ROSE 2009). Aufgrund seiner multiplen empirischen Wirksamkeitsnachweise befindet sich das MI seit April 2008 in der US-amerikanischen »National Registry of Evidence-based Programs and Practices« (NREPP) (MILLER 2008).

In Deutschland bildet MI den zentralen praktisch-übenden Bestandteil der »Fachkunde Suchtmedizinische Grundversorgung« (Bundesärztekammer 1999) und »Fachkunde Suchtpsychologie« (Deutsche Gesellschaft für Suchtpsychologie 2002). Darüber hinaus wird MI in vielen Anwendungsfeldern (Medizin, Psychologie, Soziale Arbeit, Pflegeberufe, Management etc.) immer mehr als basales Werkzeug für eine »geschmeidige«, Widerstand vermeidende Form der Gesprächsführung verstanden. Mit dazu beigetragen hat sicherlich, dass MI als erlernbar gilt – in 27 Studien wurde die Wirksamkeit von MI-Trainings überprüft (vgl. MADSEN et al. 2009) – und dass für das Erlernen ein praxisnahes achtstufiges Raster der anzueignenden Kompetenzen entwickelt worden ist (MILLER und MOYERS 2007). Weltweit wurden in internationalen Trainerworkshops (TNT: Training of Trainers) bislang über 1 600 Personen als MI-Ausbilder geschult.

In diesem Beitrag wird, nach einer Charakterisierung der wesentlichen Pfeiler des MI, auf die Spezifika seines Einsatzes bei Menschen, die neben der Suchterkrankung eine weitere psychiatrische Erkrankung aufweisen (Doppeldiagnose-Patienten) sowie auf seine Wirksamkeit bei dieser Patientengruppe eingegangen.

## Was ist Motivational Interviewing?

In den Ansatz des MI fließen die in Abbildung 1 dargestellten Komponenten ein (vgl. im Detail KÖRKEL 2008; KÖRKEL und VELTRUP 2003).

### Das Menschenbild und der »Geist« des MI

Wie jeder beraterische bzw. therapeutische Ansatz, so gründet auch MI in einem »Geist« (engl. spirit), der hinter der Anwendung der einzelnen Gesprächsprinzipien und -methoden steht. Nach MILLER und ROLL-

ABBILDUNG 1 **Komponenten des MI**

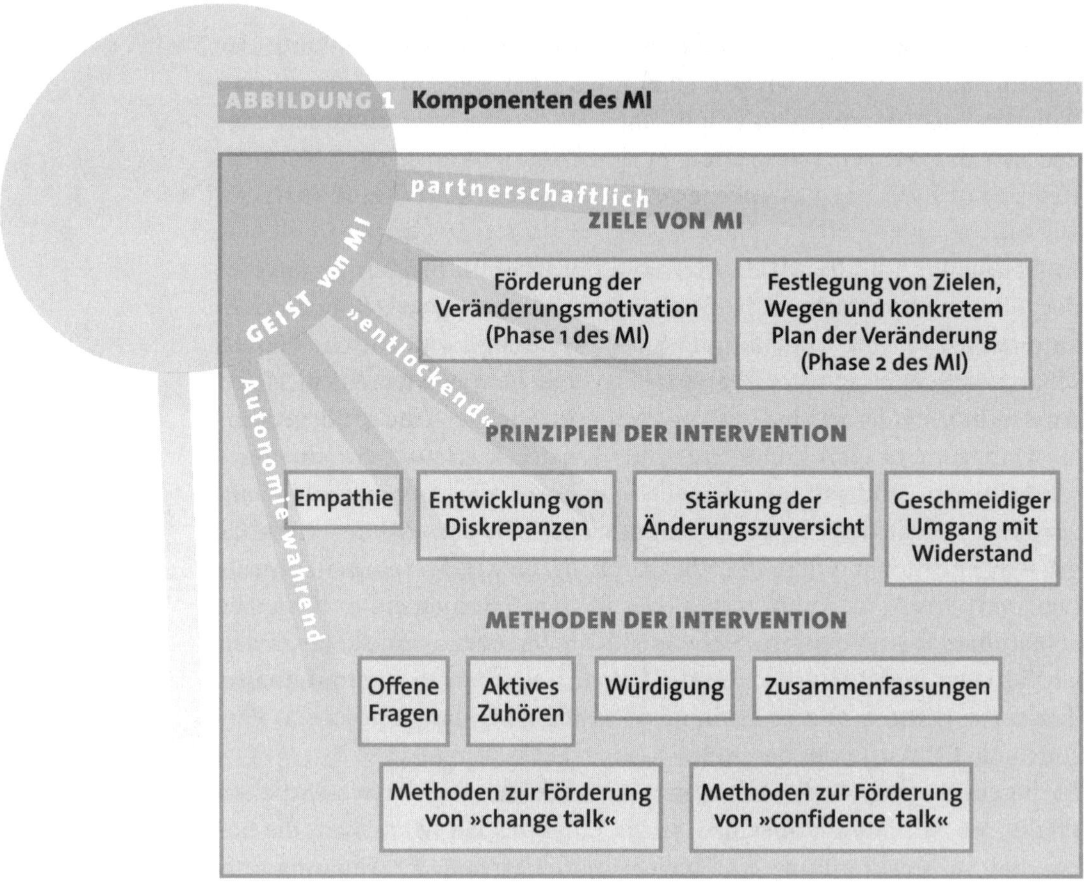


NICK (2002) machen diesen »spirit of MI« drei Komponenten aus: »collaboration«, »evocation« und »autonomy«.

- Mit »collaboration« wird eine partnerschaftliche, gleichberechtigte, nicht-bevormundende, dialogische Zusammenarbeit bezeichnet, in der sich die Gesprächspartner auf gleicher Augenhöhe (»inter-view«) begegnen und der Therapeut nicht in die Rolle des Experten (nach dem Motto: »Ich weiß, was für Sie gut ist!«) oder gar Richters verfällt.
- »Evocation« steht für eine Haltung, in der sich der Therapeut als Hebamme versteht, die dem Patienten hilft, das herauszufinden, was er selbst will bzw. was für ihn »das Beste« ist. Die Aktivierung dessen, »was er selbst will« (z. B. den Arbeitsplatz erhalten) wird als entscheidende Triebfeder für eine Verhaltensänderung angesehen. Diese »Hebammenfunktion« schließt nicht aus, dass der Therapeut eigene Vorstellungen ergänzend zu denen des Patienten als Basis für eine ausgewogene

Entscheidung (»informed choice«) einbringt, sofern der Patient diese Vorstellungen zu hören wünscht und der Therapeut sie nicht in einer Weise äußert, die die eigene Sichtweise zur »richtigen« deklariert.

- Die dritte Komponente des »spirit of MI«, die »autonomy«, nimmt in Millers und Rollnicks (2002) Ausführungen zur Ethik des MI die zentrale Rolle ein. Das Gebot der »Autonomie« besagt, dass dem Patienten ein Selbstbestimmungsrecht eingeräumt, in allen Phasen des Veränderungsprozesses seine Wahl- und Entscheidungsfreiheit respektiert und kein Druck auf ihn ausgeübt wird. Dies gilt a) bei der Entscheidung, ob er sein Verhalten überhaupt ändern möchte, b) worin im Falle eines Änderungsentschlusses das Ziel der Änderung besteht (z. B. Abstinenz oder reduzierter Konsum) und c) auf welchem Weg er dieses erreichen möchte (z. B. ohne weitere äußere Hilfen, durch Selbsthilfegruppenteilnahme, Beratungsgespräche etc.). Die Patientenautonomie ist zu wahren, wenn sie vorhanden und zu fördern, wenn sie eingeschränkt ist. Letzteres ist im Regelfall der Ausgangspunkt, an dem MI ansetzt: Man wägt mit dem Patienten alle wesentlichen Gründe für oder gegen eine Änderung (bzw. für oder gegen ein Ziel/eine Veränderungsmaßnahme) gegeneinander ab, sodass der Patient eine optimale Grundlage dafür erhält, sich für das zu entscheiden, was er für das Beste hält (z. B. den Konsum zu reduzieren oder abstinent zu leben, eine kontinuierliche psychiatrische Begleitung in Anspruch zu nehmen oder nicht etc.).

Summa summarum ist MI einem der Humanistischen Psychologie nahestehenden Menschenbild verpflichtet, in dem Respekt und Achtung für den Patienten, das Bestreben, seine Autonomie zu wahren sowie das Zutrauen, dass er für sich selbst richtige Entscheidungen zu treffen vermag, fundamental sind.

## Phasen der Gesprächsführung und Beratung

Für praktische Belange hat es sich als fruchtbar erwiesen, den MI-Prozess des Motivationsaufbaus in zwei Phasen zu unterteilen.
Phase 1 dient der Aktivierung der Änderungsmotivation des Patienten. Dazu werden zielgerichtet (»goal-directed«) die positiven und negativen Seiten des gegenwärtigen Verhaltens (z. B. des aktuellen Suchtmittelkonsums) und die Konsequenzen einer Änderung des Verhaltens erkundet,

und zwar so, wie sie sich für den Patienten subjektiv darstellen (»client-centered«). Die Änderungsmotivation erfährt einen Anstieg, wenn dem Patienten gewahr wird, wie sein derzeitiges (z. B. Konsum-)Verhalten mit wichtigen Lebenszielen und -werten (z. B. Erhalt von Arbeitsplatz, Führerschein, Partnerschaft oder Gesundheit, gute Erziehung der Kinder etc.) im Widerspruch steht und somit die »guten Gründe« für eine Veränderung an Gewicht zunehmen.

Phase 2 des MI wird mit einer Schlüsselfrage (»key question«) eingeleitet (z. B.: »Sie möchten Ihren Alkoholkonsum nicht mehr so fortsetzen wie bisher. Wie hätten Sie gerne, dass es weitergeht?«). In Phase 2 stellt sich die Aufgabe, mit dem Patienten die folgenden Aspekte des weiteren Veränderungsweges zu erarbeiten:

- Das Ziel der Änderung (»setting goals«; z. B. Abstinenz oder kontrollierter Konsum)
- Den Änderungsweg (»considering change options«; z. B. ambulante oder stationäre Therapie)
- Den konkreten Änderungsplan (»arriving at a plan«; z. B. Beginn am ... mit einem Paargespräch, dann ...)
- Die Verbindlichkeit des Plans für den Patienten (»eliciting commitment«; z. B. »Ich werde morgen die Entgiftung beginnen.«)

## Prinzipien des MI

Vier Prinzipien des MI stellen das Vermittlungsstück zwischen dem »Geist« und den Methoden des MI dar. Diese Prinzipien geben die Leitlinien für den Dialog mit dem Klienten vor (vgl. Miller und Rollnick 2002). Sie lauten:

- Höre dem Klienten respektvoll zu und versuche sein Verhalten aus dessen Perspektive zu verstehen (Empathie).
- Entwickle Diskrepanzen zwischen dem jetzigen Verhalten des Klienten und seinen persönlichen Werten bzw. Zielen.
- Vermeide alles, was beim Klienten Widerstand hervorrufen könnte und baue Widerstand ab, wenn er auftauchen sollte.
- Stärke die Zuversicht des Klienten, sein Verhalten ändern zu können.

## Methoden des MI

Die zuvor erläuterten Prinzipien werden über sieben Methoden (bzw. Gruppen von Methoden) in beobachtbares Handeln umgesetzt. Die ersten vier Methoden entsprechen dem Methodenrepertoire, das aus der Gesprächspsychotherapie und anderen Ansätzen bekannt ist und im MI mit dem Akronym OARS versehen wird: »open questions«, »affirmations«, »reflective listening«, »summaries«. Die Basismethoden sind also:

- Methode 1: Offene Fragen stellen (z. B. Therapeut: »Wie haben Sie bisher schwierige Phasen in Ihrem Leben gemeistert?«)
- Methode 2: Verhalten oder Äußerungen des Klienten würdigen (z. B. Therapeut: »Ich freue mich, wie offen Sie heute über diese sehr persönlichen Dinge gesprochen haben.«)
- Methode 3: Dem Klienten aktiv zuhören, d. h. seine Äußerungen widerspiegeln (z. B. Klient: »Ich kann die meisten Menschen unter den Tisch trinken.« Therapeut: »Sie sind stolz auf Ihre Trinkfestigkeit.«)
- Methode 4: Zentrale Aussagen des Patienten zusammenfassen

Im MI werden diese vier Methoden als grundlegend angesehen, um einen patientenbezogenen, fließenden Gesprächsverlauf zu ermöglichen. Da das Ziel von MI aber weitergehender Natur ist, nämlich Veränderungsmotivation freizusetzen, sind über die OARS-Methoden hinausgehend Praktiken wichtig, die den Patienten zum Fürsprecher der eigenen Änderung werden lassen (»change talk«) und das Zutrauen in ihm entfalten, eine Änderung auch zustande zu bringen (»confidence talk«):

- Methode 5: Dem Klienten veränderungsorientierte Aussagen (»change talk«) entlocken (z. B. Therapeut: »Nehmen Sie einmal an, Sie hätten sich irgendwann entschlossen, Ihre Medikamente regelmäßig einzunehmen: Was vermuten Sie, hätte Sie dazu bewogen?«)
- Methode 6: Die Änderungszuversicht des Klienten (»confidence talk«) stärken (z. B. Therapeut: »Sie sagten, dass die Zeit nach dem Klinikaufenthalt immer besonders schwierig für Sie ist. Wie haben Sie es nach dem letzten Aufenthalt über Wochen hinweg geschafft, kein Heroin mehr zu nehmen?«)

Sollte sich an irgendeiner Stelle des Gesprächsverlaufs Widerstand beim Patienten einstellen, ist es wichtig, dass der Therapeut dies rasch erkennt und auf das Repertoire der Methoden zum Umgang mit Widerstand zurückzugreifen vermag:

- Methode 7: Aufkommenden Widerstand abschwächen, d.h. »mit dem Widerstand gehen« (z.B. Klient: »Das Kiffen hat überhaupt nichts mit meiner Psychose zu tun – da können Sie mir sagen, was Sie wollen!« Therapeut: »Für Sie besteht kein Zweifel daran, dass das Kiffen und Ihre Psychose nicht zusammenhängen. Und Sie möchten nicht, dass ich Ihnen da etwas anderes unterstelle.«)

## Besonderheiten von Motivational Interviewing bei Doppeldiagnose-Patienten

Die Anwendung von MI bei Doppeldiagnose-Patienten wird vor allem für die Krankheitskombination Psychose und Sucht seit vielen Jahren erprobt und erforscht (vgl. Dual Diagnosis Motivational Interviewing von Martino et al. 2002). Einhellig wird in der Literatur die Sichtweise vertreten, dass sich MI sehr gut zur Anwendung bei Doppeldiagnose-Patienten eignet, weil gerade bei dieser, zum Teil durch viele erfolglose Behandlungen und Therapieabbrüche desillusionierten und misserfolgsorientierten Patientengruppe die Wiedergewinnung von Änderungsbereitschaft und -zuversicht vonnöten ist und der Ansatz des MI genau darauf abzielt. Von einigen Autoren wird die Meinung vertreten, dass in der Anwendung von MI bei Patienten mit dem Krankheitsbild Psychose und Sucht Modifikationen vonnöten sind (Carey et al. 2007; Graeber et al. 2003; Handmaker et al. 2002; Martino et al. 2002). Andere sehen entsprechende Modifikationen nur für einen Teil der Suchtmittelabhängigen mit Psychosen als erforderlich an (Allott und Earnshaw 2007). Im Übrigen gibt es kaum eine Diskussion über die Notwendigkeiten von Änderungen der MI-Umsetzung bei anderen Doppeldiagnose-Kombinationen als Sucht und Psychose.
Als Gründe für die Notwendigkeit einer MI-Adaption bei komorbiden Psychose- und Suchterkrankten werden die bei dieser Patientengruppe besonderen Probleme der Medikamenten-Non-Compliance, kognitiven Beeinträchtigungen, der psychotischen Positiv- und Negativsymptomik etc. genannt.
Folgende Modifikationen des gewöhnlich praktizierten MI werden bei einem Teil der Doppeldiagnose-Patienten (Sucht und Psychose) emp-

fohlen (vgl. Handmaker et al. 2002; Martino et al. 2002; Martino und Moyers 2008):

**Fokussierung mehrerer Zielbereiche**
Bei Doppeldiagnose-Patienten sollten nicht nur der Suchtmittelkonsum, sondern auch die psychotische Symptomatik und die funktionalen Bezüge zwischen beiden im Fokus der Intervention stehen (z. B. »Wie beeinflusst der Alkoholkonsum das Stimmenhören?«). Das heißt: Neben der Motivierung zur Veränderung des Suchtmittelkonsums ist es erforderlich, die Behandlungsmotivation auch im Bereich der anderen Erkrankung(en) zu verbessern. Das kann und wird vielfach heißen, Patienten zur Medikamenteneinnahme und Beteiligung an weiteren psychosebezogenen Behandlungsmaßnahmen zu motivieren. Dazu können – wie auch sonst im MI – offene Fragen beitragen, die die Einstellung zu solchen Behandlungen und zu Behandlungshindernissen erkunden helfen (z. B. »Wie zufrieden sind Sie mit Ihrer Medikation?« »Welche Wirkungen der Medikamente stellen Sie bei sich fest?« »Bei welchen Medikamenten fällt Ihnen die regelmäßige Einnahme leicht?«). Zusätzlich wird empfohlen, dass der Patient bei jedem besprochenen Problemverhalten eine Einschätzung der gegenwärtigen Änderungsbereitschaft auf einem »Readiness Ruler« vornimmt, um durch die grafische Zusammenschau aller Einschätzungen sichtbar zu machen, in welchen Bereichen welche Änderungsbereitschaft besteht (vgl. Handmaker et al. 2002).

**Berücksichtigung kognitiver Beeinträchtigungen**
Bei einem Teil der Doppeldiagnose-Patienten sind kognitive, auf eine Psychoseerkrankung, chronischen Alkoholkonsum etc. zurückführbare Beeinträchtigungen wie Konzentrations-, Aufmerksamkeits- oder Gedächtnisprobleme vorhanden. Die Beeinträchtigungen können sich im Gespräch so niederschlagen, dass der Patient immer wieder den Gesprächsfaden verliert, dass es ihm schwerfällt, Konsequenzen seines Verhaltens realistisch einzuschätzen oder das eigene Verhalten kritisch zu reflektieren. Für die MI-Umsetzung empfehlen Martino und Kollegen (Martino et al. 2002; Martino und Moyers 2008) deshalb, reichlich Fragen, aktives Zuhören und Zusammenfassungen einzusetzen, stets klare und anschauliche Formulierungen zu wählen, bei Bedarf Visualisierungen und einladende Materialien zu nutzen (z. B. bei Skalierungsfragen einen Zahlenstrahl) und ggf. eine kürzere Sitzungsdauer zu wählen oder innerhalb der Sitzungen kleinere Pausen zu machen.

Kognitive Beeinträchtigungen können für die Therapie zudem bedeuten, noch stärker als sonst einen »Guiding-Stil« (Rollnick et al. 2008) zu praktizieren, bei dem es darum geht, ein Thema (z. B. die negativen Seiten des Suchtmittelkonsums) wieder aufzugreifen bzw. ein Ziel (z. B. die regelmäßige Medikamenteneinnahme) wieder aufzunehmen, wenn der Patient während des Gesprächs »den Faden verliert«.

**Modifikation der MI-Methoden**

Martino und Kollegen (Martino et al. 2002; Martino und Moyers 2008) empfehlen, bei Doppeldiagnose-Patienten die angewandten MI-Methoden zu vereinfachen bzw. in einer bestimmten Weise umzusetzen. Dazu gehören:

- Einfache (statt komplexe) offene Fragen zu stellen, wie z. B. »Wie wirkt sich der Alkoholkonsum auf Ihr Denken aus?« (Statt: »Welche kurzfristigen und langfristigen Wirkungen hat der Alkoholkonsum auf Ihr Denken?«).
- Aktives Zuhören in Form einfacher, konkreter und anschaulicher Formulierungen umzusetzen; sehr oft aktiv zuzuhören und dabei auch Metaphern und Sinnbilder zu nutzen; den Fokus nicht zu lange auf negative und hochemotional besetzte Lebensereignisse zu richten; die Aussagen des Patienten logisch zu sortieren und für das Denken des Patienten Kohärenz schaffend widerzuspiegeln; dem Patienten ausreichend Zeit zu geben, auf widerspiegelnde Äußerungen einzugehen (vgl. Beispiele in Martino et al. 2002; Martino und Moyers 2008).
- Feedback zur Psychose- und der Suchtsymptomatik miteinander verbinden. Zu diesem Zweck können – wie in der Motivational Enhancement Therapy üblich – die Ergebnisse strukturierter Diagnoseverfahren herangezogen werden. Denkbar ist auch die Einbeziehung eines Zeitstrahls, auf dem einzelne Entwicklungsetappen der Psychose- und der Suchtentstehung inklusive der Behandlungsepisoden eingetragen und in ihrem Zusammenwirken betrachtet werden, sodass die Motivation, in beiden Bereichen Änderungen herbeizuführen, wächst.
- Nutzung der Entscheidungsmatrix (»decisional balance matrix«) nicht nur zur Abklärung der Vor- und Nachteile einer Änderung des Suchtmittelkonsums, sondern auch zur Auseinandersetzung mit der Ambivalenz, sich wegen einer zweiten psychiatrischen Erkrankung (z. B. Psychose) in Behandlung zu begeben bzw. die Behandlung (z. B. die Medikation) beizubehalten. Es wird also bei der Nutzung der Entschei-

dungsmatrix bei Doppeldiagnose-Patienten nicht nur ein weiterer Änderungsbereich – die zweite psychiatrische Erkrankung – einbezogen, sondern gleichzeitig das Vier-Felder- zu einem Zwei-Felderschema vereinfacht, d.h. das Pro und Kontra einer Nichtveränderung wird aus Vereinfachungsgründen nicht weiter verfolgt (vgl. Beispiel in MARTINO et al. 2002).

**Kenntnis der Grenzen von MI**

Bei allen psychischen Erkrankungen, bei denen es immer wieder zu Selbst- und/oder Fremdgefährdungen kommt (Psychosen, Depressionen etc.), ist es wichtig zu wissen, wann der permissive MI-Stil aufzugeben bzw. ergänzend aktiv handelnd einzugreifen ist. Das kann bedeuten, dass die Einleitung einer Krisenintervention oder stationären Unterbringung im Mittelpunkt des Therapeut-Patient-Kontaktes stehen kann, was im Übrigen ein Compliance stiftendes Vorgehen im Geiste und unter Nutzung der Gesprächsmethoden durchaus nicht ausschließt, sondern nahelegt. Selbstverständlich ergeben sich Grenzen von MI auch dann, wenn ein Patient aufgrund starker kognitiver Beeinträchtigungen zu einem dialogischen Gespräch gar nicht in der Lage ist.

## Wirksamkeit von Motivational Interviewing bei Doppeldiagnose-Patienten

Die Wirksamkeitsprüfung von Behandlungen bei Doppeldiagnose-Patienten steckt in den Anfängen. Auf eine lange und methodisch ausgereifte Forschungstradition mit eindeutigen Ergebnistrends kann nicht zurückgegriffen werden (vgl. TIET und MAUSBACH 2007). Zudem wird die Aussagefähigkeit der vorliegenden Studien vor allem durch geringe Stichprobengrößen, ein heterogenes Doppeldiagnose-Spektrum, hohe »Schwundraten« von Patienten während der Behandlung und in den Nacherhebungen, geringe Follow-up-Zeiträume und nur vage Beschreibungen der vorgenommenen Behandlungen erschwert (vgl. HORSFALL et al. 2009). Soweit die methodische Anlage der vorliegenden Studien überhaupt abgesicherte Folgerungen zulässt, lauten diese: Die wirksamen Psychosebehandlungen sind auch bei Psychosekranken mit zusätzlicher Suchtdiagnose wirksam; die wirksamen Suchtbehandlungen sind

auch bei Suchtkranken mit zusätzlicher Psychosediagnose wirksam; die Wirksamkeit integrierter (d. h. die Sucht und die zweite psychische Beeinträchtigung gemeinsam adressierender) Behandlungen ist unklar (vgl. TIET und MAUSBACH 2007). Besonders prekär sieht die Ergebnislage aus, weil »few interventions have shown meaningful improvement in both substance and psychiatric outcomes, regardless of the kind of comorbid diagnoses« (a. a. O.).
Aus dem Resümee von TIET und MAUSBACH (2007) lässt sich zumindest vermuten, dass MI auch bei Doppeldiagnose-Patienten effektiv sein kann (vgl. auch BARROWCLOUGH et al. 2006; LAKER 2007; TSUANG et al. 2006). Die Ergebnislage sieht allerdings nicht eindeutig aus. Einige Pilotstudien sprechen dafür, dass MI bei Doppeldiagnose-Patienten die Teilnahmehäufigkeit an klinikinternen Behandlungsmaßnahmen verbessert (MARTINO et al. 2000) und das Wahrnehmen ambulanter Behandlungskontakte nach stationärem Psychiatrieaufenthalt begünstigt (SWANSON et al. 1999). Letzteres können SANTA ANA et al. (2007) nicht bestätigen: Gruppen-MI als ergänzendes Behandlungselement während des stationären Psychiatrieaufenthalts hatte keinen Einfluss auf das Erreichen von Suchtmittelabstinenz nach der Entlassung und auch nicht auf die Teilnahme an Nachsorgeangeboten. GRAEBER et al. (2003) konnten belegen, dass MI den Alkoholkonsum schizophren Erkrankter senkt, BAKER et al. (2002) fanden keinen nennenswerten und nur kurzzeitigen Einfluss einer MI-Intervention auf den Substanzkonsum von Doppeldiagnose-Patienten. Nach STEINBERG et al. (2004) fördert MI bei schizophren Erkrankten die Aufnahme eines ambulanten Beratungskontaktes zur Behandlung der eigenen Nikotinabhängigkeit. Gemäß THYLSTRUP und JOHANSEN (2009) zeichnen sich bei der Kombination von MI, kognitiver Verhaltenstherapie und Einbeziehung des familiären Systems positive Wirkungen ab. Die bislang weitgehendsten Erkenntnisse verspricht die britische MIDAS Studie, eine kontrollierte Studie mit 327 Doppeldiagnose-Patienten und einer Follow-up-Zeit von zwei Jahren, in der die Wirksamkeit von MI und kognitiver Verhaltenstherapie bei Doppeldiagnose-Patienten untersucht worden ist (vgl. BARROWCLOUGH et al. 2009). Die Ergebnisse liegen allerdings noch nicht vor.
Die Datenbasis der bislang vorliegenden MI-Befunde bei Doppeldiagnose-Patienten ist somit noch schwach und die Ergebnisse fallen – wie gezeigt – nicht eindeutig aus, sodass Replikationen und Erweiterungen der genannten Befunde, vor allem in Form von randomisierten

kontrollierten Studien ausstehen (Martino 2007). Dabei wird es zukünftig auch erforderlich sein, die Wirksamkeit von MI für Diagnose-Subgruppen von Doppeldiagnose-Patienten zu belegen. Bislang besteht das meiste MI-Forschungsinteresse an der Doppeldiagnose-Kombination »Alkoholismus und Psychoseerkrankungen«. Die MI-Behandlungseffekte bei anderen Kombinationen (z. B. Angststörung und Drogenabhängigkeit; Cannabisabhängigkeit und Psychose usw.) sind weitgehend ungeklärt.

## Fazit

1. MI stellt gerade bei Doppeldiagnose-Patienten eine Basiskompetenz der Gesprächsführung, Beratung und Therapie dar, da MI genau auf die neuralgischen Behandlungsaspekte von Doppeldiagnose-Patienten zugeschnitten ist:
   - MI fördert ein Verständnis der Sinnhaftigkeit des Suchtmittelkonsums bei Doppeldiagnose-Patienten
   - MI erleichtert die Behandlungsmitwirkung (»Compliance«) des Patienten
   - MI minimiert ein »Verhaken« in Widerstände des Patienten
   - MI ermöglicht die Festlegung eines von Behandler und Patient gemeinsam getragenen Behandlungsplans
2. MI ist nicht als Allheilmittel zu verstehen, sondern sollte in einem integrierten Doppeldiagnose-Behandlungsansatz mit anderen Behandlungsverfahren kombiniert werden (z. B. medikamentöser Therapie, Fertigkeitentraining, familienbezogener Arbeit etc.).
3. Sinnvoll erscheint es, bei einem Teil der Doppeldiagnose-Patienten die MI-Umsetzung zu adaptieren, nicht nur im Suchtbereich, sondern auch im zweiten Erkrankungsbereich motivationsfördernd zu wirken und die einzusetzenden Methoden den kognitiven Beeinträchtigungen des einzelnen Patienten anzupassen.
4. Die Wirksamkeit von MI kann zumindest bei Subgruppen von Doppeldiagnose-Patienten vermutet werden, ist bislang aber unzureichend empirisch belegt.
5. Zur qualifizierten Anwendung von MI bei Doppeldiagnose-Patienten sollte ein hinreichendes Ausbildungs- und Erfahrungsfundament

sowohl im Hinblick auf die MI-Kompetenz als auch die Felderfahrung im Umgang mit den Patienten und deren Behandlung vorhanden sein.

## Literatur

Allott, R.; Earnshaw, P. (2007): One size fits all? Adapting MI for psychosis. In: MINT Bulletin, 13 (3), 30–31.

Arkowitz, H.; Westra, H. A.; Miller, W. R.; Rollnick, S. (Hg.) (2008): Motivational Interviewing in the treatment of psychological problems. New York.

Baker, A.; Lewin, T.; Reichler, H.; Clancy, R.; Carr, V.; Garrett, R.; Sly, K.; Devir, H.; Margarett, T. (2002): Evaluation of a motivational interview for substance use within psychiatric in-patient services. In: Addiction, 97, 1329–1337.

Barrowclough, C.; Haddock, G.; Fitzsimmons, M.; Johnson, R. (2006): Treatment development for psychosis and co-occurring substance misuse: A descriptive review. In: Journal of Mental Health, 15, 619–632.

Barrowclough, C.; Haddock, G.; Beardmore, R.; Conrod, P.; Craig, T.; Davies, L.; Dunn, G.; Lewis, S.; Moring, J.; Tarrier, N.; Wykes, T. (2009). Evaluating integrated MI and CBT for people with psychosis and substance misuse: Recruitment, retention and sample characteristics of the MIDAS trial. In: Addictive Behaviors, 34, 859–866.

Bundesärztekammer (1999): Curriculum »Suchtmedizinische Grundversorgung«. Köln.

Carey, K. B.; Leontieva, L.; Dimmock, J.; Maisto, S. A.; Batki, S. L. (2007): Adapting motivational interventions for comorbid schizophrenia and alcohol use disorders. In: Clinical Psychology: Science and Practice, 14, 39–57.

Deutsche Gesellschaft für Suchtpsychologie (2002): Fachkunde Suchtpsychologie. Köln.

Graeber, D. A.; Moyers, T. B.; Griffith, G.; Guajardo, E.; Tonigan, S. (2003): A pilot study comparing motivational interviewing and an educational intervention in patients with schizophrenia and alcohol use disorders. In: Community Mental Health, 39, 189–202.

Handmaker, N.; Packard, M.; Conforti, K. (2002): Motivational Interviewing in the treatment of dual disorders. In: Miller, W. R.; Rollnick, S. (Hg.): Motivational interviewing: Preparing people for change. 2nd ed., New York, 362–376.

Horsfall, J.; Cleary, M.; Hunt, G. E.; Walter, G. (2009): Psychosocial treatments for people with co-occurring severe mental illnesses and substance use disorders (dual diagnosis): A review of empirical evidence. In: Harvard Review of Psychiatry, 17, 24–34.

Körkel, J. (2008): Motivational Interviewing: Ethische Betrachtungen. In: Suchttherapie, 9, 181–184.

Körkel, J.; Veltrup, C. (2003): Motivational Interviewing: Eine Übersicht. In: Suchttherapie, 4, 115–124.

Laker, C. J. (2007): How reliable is the current evidence looking at the efficacy of harm reduction and motivational interviewing interventions in the treatment of patients with a dual diagnosis? In: Journal of Psychiatric and Mental Health Nursing, 14, 720–726.

Lundahl, B. W.; Kunz, C.; Brownell, C.; Tollefson, D.; Burke, B. L. (2010): A meta-analysis of motivational interviewing: Twenty-five years of empirical studies. In: Research on Social Work Practice, 20, 137–160.

Madson, M. B.; Loignon, A. C.; Lane, C. (2009): Training in motivational interviewing: A systematic review. In: Journal of Substance Abuse Treatment, 36, 101–109.

Martino, S.; Carroll, K. M.; O'Malley, S. S.; Rounsaville, B. J. (2000): Motivational interviewing with psychiatrically ill substance abusing patients. In: American Journal on Addictions, 9, 88–91.

Martino, S.; Carroll, K.; Kostas, D.; Perkins, J.; Rounsaville, B. (2002): Dual diagnosis motivational interviewing: A modification of motivational interviewing for substance-abusing patients with psychotic disorders. In: Journal of Substance Abuse Treatment, 23, 297–308.

Martino, S. (2007): Contemplating the use of motivational interviewing with patients who have schizophrenia and substance use disorders. In: Clinical Psychology: Science and Practice, 14 (1), 58–63.

Martino, S.; Moyers, T. B. (2008): Motivational interviewing with dually diagnosed patients. In: Arkowitz, H.; Westra, H. A.; Mil-

ler, W. R.; Rollnick, S. (Hg.): Motivational Interviewing in the treatment of psychological problems. New York, 277–303.
Miller, W. R. (1983): Motivational interviewing with problem drinkers. In: Behavioural Psychotherapy, 11, 147–172.
Miller, W. R. (2008): Motivational Interviewing. In: SAMHSA's National Registry of Evidence-based Programs and Practices, 2008. Online verfügbar: http://www.nrepp.samhsa.gov/programfulldetails.asp?PROGRAM_ID=183#ratings (04.10.2008).
Miller, W. R.; Rollnick, S. (2002): Motivational Interviewing. Preparing people for change. New York (Deutsche Ausgabe: Motivierende Gesprächsführung. Freiburg 2005).
Miller, W. R.; Moyers, T. B. (2007): Eight stages of learning motivational interviewing. In: Journal of Teaching in the Addictions, 5, 3–17.
Miller, W. R.; Rollnick, S. (2009): Ten things that motivational interviewing is not. In: Behavioural and Cognitive Psychotherapy, 37, 129–140.
Miller, W. R.; Rose, G. S. (2009): Toward a theory of motivational interviewing. In: American Psychologist, 64, 527–537.
Rollnick, S.; Miller, W. R.; Butler, C. C. (2008): Motivational Interviewing in health care: Helping patients change behavior (Applications of Motivational Interviewing). New York.
Santa Ana, E. J.; Wulfert, E.; Nietert, P. J. (2007): Efficacy of group motivational interviewing (GMI) for psychiatric inpatients with chemical dependence. In: Journal of Consulting and Clinical Psychology, 75, 816–822.
Steinberg, M. L.; Ziedonis, D. M.; Krejci, J. A.; Brandon, T. H. (2004): Motivational interviewing with personalized feedback: A brief intervention for motivating smokers with schizophrenia to seek treatment for tobacco dependence. In: Journal of Consulting and Clinical Psychology, 72, 723–728.
Swanson, A. J.; Pantalon, M. V.; Cohen, K. R. (1999): Motivational interviewing and treatment adherence among psychiatric and dually-diagnosed patients. In: Journal of Nervous and Mental Disease, 187, 630–635.
Thylstrup, B.; Johansen, K. S. (2009): Dual diagnosis and psychosocial interventions. Introduction and commentary. In: Nordic Journal of Psychiatry, 63, 202–208.

Tiet, Q. Q.; Mausbach, B. (2007): Treatments for patients with dual diagnosis: A review. In: Alcoholism: Clinical and Experimental Research, 31, 513–536.
Tsuang, J.; Fong, T.; Lesser, I. (2006): Psychosocial treatment of patients with schizophrenia and substance abuse disorders. In: Addictive Disorders & Their Treatment, 5, 53–66.

***Dr. Joachim Körkel**, Jahrgang 1954, Dipl.-Psychologe, nach vierjähriger Leitung der Psychotherapieabteilung einer Fachklinik für alkohol- und medikamentenabhängige Menschen seit 1988 Professor an der Ev. Fachhochschule für Sozialwesen in Nürnberg. Arbeitsschwerpunkte: Sucht (u. a. Rückfälle, Ethik und Sucht, Diagnostik, Soziale Unterstützung), Sozialmanagement.*

# Psychoedukation, Rückfallmanagement und Rückfallprophylaxe bei Schizophrenie und Sucht – das GOAL-Behandlungsprogramm

*Roberto D'Amelio, Bernd Behrendt und Thomas Wobrock*

Der Konsum von illegalen Drogen unter schizophren Erkrankten ist häufig: So findet sich bei etwa der Hälfte aller Patienten mit schizophrener Psychose ein komorbider Substanzmissbrauch bzw. eine -abhängigkeit (DIXON 1999). Bezüglich der Art der konsumierten Substanzen sind schizophren Erkrankte mit entsprechender Doppeldiagnose als »normale« Drogenkonsumenten einzustufen: Dies bedeutet, dass das Konsumverhalten überwiegend über die Verfügbarkeit einer Droge und Ressourcen zu deren Beschaffung gesteuert wird, wobei sich auch in dieser Patientengruppe ein zunehmender »Trend« zur Polytoxikomanie feststellen lässt (LAMMERTINK et al. 2001). Insgesamt weisen Patienten mit Schizophrenie und gleichzeitiger Substanzabhängigkeit eine schlechte Prognose auf, da bereits ein unregelmäßiger Konsum von psychotropen Substanzen mit unzureichender bzw. fehlender Medikamenten-Compliance, häufigen Behandlungsabbrüchen und somit auch mit schnellerem Auftreten eines Rückfalls korreliert (MODESTIN et al. 2001). Dabei scheint sich die erhöhte Rückfallrate bei diesen Doppeldiagnose-Patienten aus der Kombination von direktem Effekt der konsumierten Substanzen und der schlechteren Behandlungs- und Medikamenten-Compliance zu ergeben.
Die vielfältigen negativen Konsequenzen der Interaktion von schizophrener Psychose und Drogenkonsum machen es besonders notwendig, diese Patienten frühzeitig zu identifizieren und ihnen ein angemessenes, auf ihre spezifischen Bedürfnisse zugeschnittenes Behandlungsangebot zu unterbreiten.

# Grundlagen der integrativen Therapie von Patienten mit schizophrener Psychose und Substanzkonsum

In der Therapie von Patienten mit Doppeldiagnose wird derzeit ein integrativer Ansatz favorisiert, bei dem ein interdisziplinäres Behandlungsteam sowohl für die Therapie der schizophrenen Grunderkrankung als auch für die Behandlung des Substanzkonsums zuständig ist (MINKOFF 1989, GOUZOULIS-MAYFRANK 2003). Dabei sollten im Fokus einer für die Doppeldiagnose spezifischen Therapie nach erfolgter Entgiftung und nach Abklingen der Akutsymptomatik folgende Themen bearbeitet werden (BACHMANN et al. 2002):

**Maßnahmen zur Behandlung der schizophrenen Grunderkrankung:**

- **Förderung von Krankheitswissen und -einsicht, Behandlungs- und Medikamenten-Compliance, Management von Rezidiven**

**Maßnahmen zur Behandlung des Suchtmittelkonsums:**

- **Erkennen und Akzeptieren, dass ein Substanzmissbrauch oder eine -abhängigkeit vorliegt, Förderung von Abstinenzzuversicht bzw. -motivation, Rückfallprophylaxe und Rückfallmanagement, Entwicklung und Umsetzung von gesundheitsförderlichen Alternativen zum Substanzmissbrauch**

**Maßnahmen zur Behandlung der Doppeldiagnose:**

- **Wissen und Einsicht in Zusammenhänge und Interaktion zwischen Substanzkonsum und Verlauf der schizophrenen Psychose**

Da viele Patienten große Schwierigkeiten haben, sich von vornherein auf ein strikt abstinentes Therapieregime einzulassen, sollte die Abstinenz nicht als zwingende Voraussetzung zur Aufnahme einer Therapie, sondern eher als langfristiges Ziel angesehen werden (DRAKE et al. 2001).

Bislang sind nur wenige deutschsprachige Behandlungsmanuale zur integrativen Behandlung von Patienten mit der Doppeldiagnose Psychose und Suchtmittelkonsum publiziert worden (vgl. dazu GOUZOULIS-MAYFRANK 2003; D'AMELIO et al. 2006).

# GOAL: Ein Behandlungsprogramm für Doppeldiagnose-Patienten

GOAL ist die Abkürzung für »Gesund und Ohne Abhängigkeit Leben« und bezeichnet ein integratives Therapieprogramm für Doppeldiagnose-Patienten mit schizophrener Psychose und Drogenkonsum, das an der Klinik für Psychiatrie und Psychotherapie des Universitätsklinikums des Saarlandes entwickelt wurde. Hier ein Überblick über die Ziele des GOAL-Behandlungsprogramms:

**Information:** Der Patient soll über die kurz- und langfristigen Auswirkungen des Drogenkonsums, unter besonderer Berücksichtigung der schizophrenen Grunderkrankung, informiert werden.

**Rückfallprophylaxe und Rückfallmanagement:** Der Patient soll lernen, rückfallgefährdende Situationen zu identifizieren, diese nach Möglichkeit zu vermeiden oder sie mittels geeigneter Strategien zu bewältigen.

**Alternativen:** Beim Patienten sollen Einstellungen und Verhaltensweisen angestoßen werden, die alternativ zum Drogenkonsum sind und dazu dienen, Gesundheit und Lebenszufriedenheit herzustellen bzw. zu erhöhen.

**Behandlung:** Der Patient soll zu einer weiterführenden und kontinuierlichen Behandlung der Psychose und der Drogenproblematik motiviert werden.

**Abstinenz:** Beim Patienten soll die Abstinenzmotivation und -zuversicht gefestigt werden.

Inhaltlich besteht das GOAL-Behandlungsprogramm aus insgesamt fünf Therapiemodulen, aufgeteilt auf eine fünfwöchige Intensivphase mit vier aufeinander abgestimmten Therapiemodulen sowie eine sich daran anschließende Nachsorge-Phase (s. Tabelle 1).

Während der fünfwöchigen Intensiv-Phase durchläuft jeder Patient zunächst die vier Kern-Behandlungsmodule: GOAL-Psychoedukation, GOAL-Kreativ, GOAL-Praxis sowie GOAL-Sport. Während dieser Zeit findet die Behandlung in einer geschlossenen Gruppe statt, angeleitet und betreut von einem konstanten therapeutischen Team. Dies hat den Vorteil, dass sich in der verhältnismäßig kurzen und intensiven Zeit von »nur« fünf Wochen eine gute Gruppenkohäsion und therapeutische Allianz zwischen den Patienten und dem Behandlungsteam ausbilden kann. Nach Abschluss der fünfwöchigen Intensivphase des GOAL-Behand-

**TABELLE 1 Behandlungsmodule des GOAL-Behandlungsprogramms**

| Therapie-Modul | Umfang / Frequenz | Phase |
|---|---|---|
| GOAL-Psychoedukation | Insgesamt 10 Sitzungen; Frequenz 2x pro Woche; geschlossene Gruppe | 5-wöchige Intensivphase |
| GOAL-Praxis | Insgesamt 5 Sitzungen; Frequenz 1x pro Woche; geschlossene Gruppe | 5-wöchige Intensivphase |
| GOAL-Kreativ | Insgesamt 5 Sitzungen; Frequenz 1x pro Woche; geschlossene Gruppe | 5-wöchige Intensivphase |
| GOAL-Sport | Insgesamt 20 Sitzungen; Frequenz 4x pro Woche; geschlossene Gruppe | 5-wöchige Intensivphase |
| GOAL-Nachsorge | Fortlaufend; Frequenz 1x pro Woche, offene Gruppe | Im Anschluss an die 5-wöchige Intensivphase |

lungsprogramms, können die Patienten durch das gleiche Team auf der niedrigeren Intensitätsstufe einmal wöchentlich weiter betreut werden. Dieses fortlaufende Betreuungsangebot wird als GOAL-Nachsorge bezeichnet und findet im Rahmen einer offenen Gruppe statt. Die einzelnen GOAL-Behandlungsmodule verteilen sich wie folgt auf die Woche:

**TABELLE 2 Stundenplan des GOAL-Behandlungsprogramms**

| Montag | Dienstag | Donnerstag | Freitag |
|---|---|---|---|
| 14.00–15.30 GOAL-Psychoedukation | 14.00–15.30 GOAL-Kreativ | 14.00–15.30 GOAL-Psychoedukation | 14.00–15.30 GOAL-Praxis |
| 15.45–16.30 GOAL-Sport | 15.45–16.30 GOAL-Sport | 15.45–16.30 GOAL-Sport | 15.45–16.30 GOAL-Sport |
| Nach Abschluss des 5-wöchigen GOAL-Behandlungsprogramms | | 16.45–18.00 GOAL-Nachsorge | |

Um möglichst vielen Patienten eine angemessene Therapie ihrer Doppeldiagnose-Problematik anbieten zu können, gibt es verschiedene Zugangswege zum GOAL-Behandlungsprogramm:

**ABBILDUNG 1 Zugänge zum GOAL-Behandlungsprogramm**

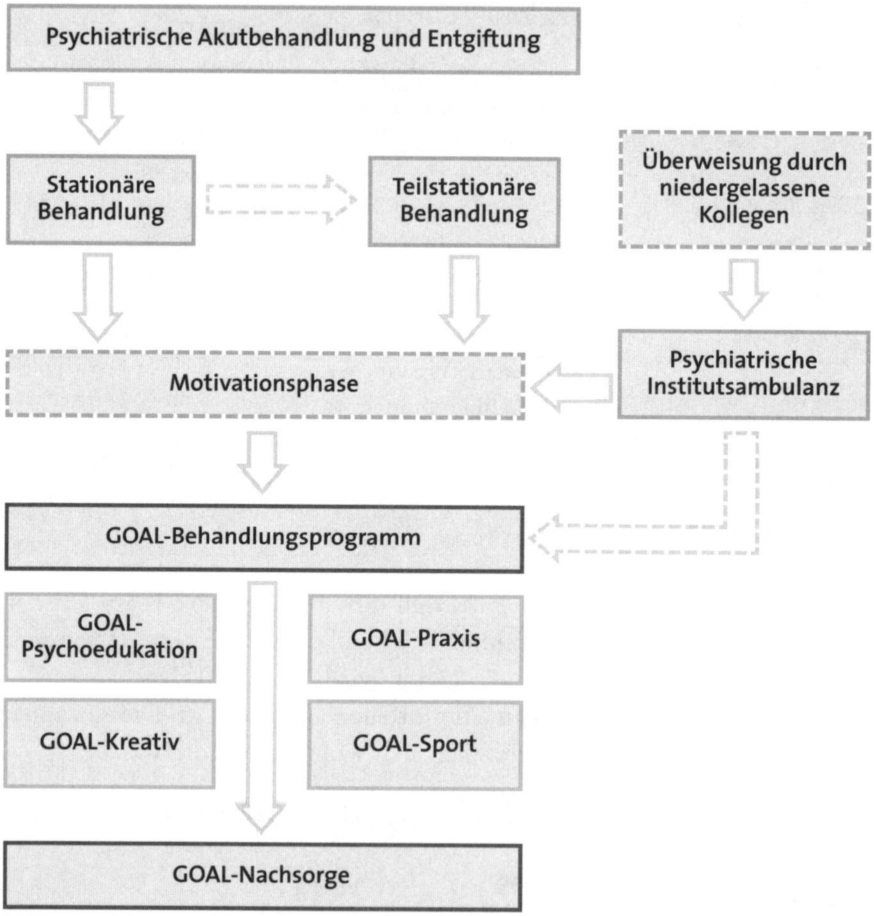


Wie aus der obigen Abbildung ersichtlich, ist das GOAL-Behandlungsprogramm settingübergreifend angelegt: Damit ist gemeint, dass Patienten aus einem stationären (z. B. offene psychiatrische Station), teilstationären (z. B. Tagesklinik) wie auch ambulanten Setting (mittels Anbindung an die Psychiatrische Institutsambulanz) am GOAL-Behandlungsprogramm teilnehmen können. Gerade für die stationären

Patienten kann die Aussicht auf Fortführung der Betreuung in einem teilambulanten bzw. ambulanten Setting, unter Beibehaltung der bekannten therapeutischen Ansprechpartner, eine wichtige Motivation zur Aufnahme bzw. Fortführung einer für Doppeldiagnosen spezifischen Behandlung darstellen. Neben diesem klinikinternen Zugangsweg ist das GOAL-Behandlungsprogramm auch für Betroffene mit Doppeldiagnosen offen, die bereits durch komplementäre Dienste (z. B. Tagesstätte für psychisch kranke Menschen, intensiv Betreutes und ambulant Betreutes Wohnen), psychiatrische Wohnheime oder durch niedergelassene Kollegen betreut werden. Hier möchte das GOAL-Behandlungsprogramm einen Beitrag zur Stabilisierung dieser Betroffenen in ihrer »natürlichen« Lebensumwelt leisten, um damit eine (erneute) Klinikeinweisung zu verhindern.

Alle Mitglieder des therapeutischen Teams des GOAL-Behandlungsprogramms treffen sich routinemäßig einmal pro Woche, um aktuelle Geschehnisse zu besprechen bzw. um diese kritisch zu reflektieren. Im Krisenfall wird, in Abweichung von dem oben skizzierten Vorgehen, eine sofortige Beratungsrunde einberufen, damit die aufgetretenen Ereignisse zeitnah besprochen und gelöst werden können.

Im Rahmen des GOAL-Behandlungsprogramms wird Abstinenz als langfristiges Ziel angesehen; dies bedeutet, dass zur Aufnahme in das GOAL-Behandlungsprogramm lediglich eine Abstinenzabsicht vorhanden sein muss. Die Aufgabe des Behandlungsteams ist es, den Patienten in seinem Abstinenzvorhaben zu unterstützen und mit ihm Bewältigungsstrategien und gesundheitsdienliche Alternativen zu erarbeiten. Kommt es dennoch zu einem Substanzgebrauch, wird dies mit dem Betroffenen im Rahmen eines Einzelgesprächs thematisiert und in Bezug auf folgende vier Dimensionen untersucht:

- Beweggrund (z. B. »Wie kam es dazu? Welches waren die internen bzw. externen Auslöser?«)
- Ablauf (z. B. »Wie hat sich das Ganze entwickelt? Was waren die Alarmzeichen?«)
- Rückfallmanagement (z. B. »Wo wäre ein Ausstieg möglich gewesen?«)
- Rückfallprophylaxe (z. B. »Welche Alarmsignale und Hochrisikosituationen zeigen Ihnen, dass Sie in Gefahr eines Rückfalls sind?«)

Damit sollen beim Patienten Einsichts- und Analysefertigkeiten geschult und Möglichkeiten zur Prävention weiterer Rückfälle bzw. zur Reduktion des Substanzkonsums geschaffen werden. In der folgenden Abbildung ist ein idealtypischer Verlauf vom »vollständigen Rückfall« zur »dauerhaften Abstinenz« dargestellt, wie er mit den Patienten besprochen wird:

**ABBILDUNG 1 Idealtypischer Verlauf vom vollständigen Rückfall zur dauerhaften Abstinenz**

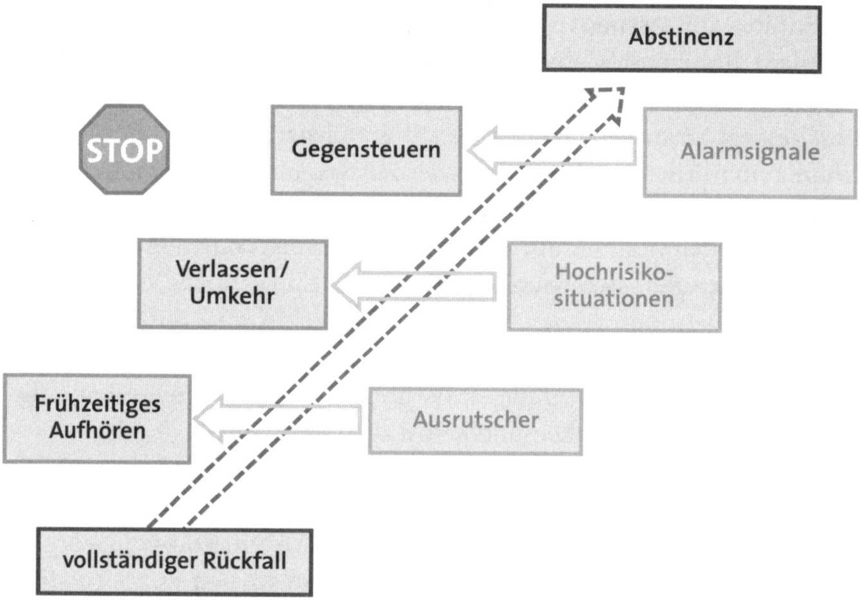


Falls im Laufe der fortlaufenden Therapie gravierende Compliance-Probleme auftreten, werden bevorzugt motivationale Strategien eingesetzt mit dem Ziel, den Patienten im GOAL-Behandlungsprogramm zu belassen. Allerdings wird bei Intoxikation ein »Time-out« (Nicht-Teilnahme an den verschiedenen Behandlungsmodulen im Gruppensetting) bis zum Abklingen der Drogenwirkung durchgeführt; gegebenenfalls muss auch bei Zunahme der psychotischen Symptomatik das GOAL-Behandlungsprogramm bis zur ausreichenden Stabilisierung des Patienten ausgesetzt werden. Durch die (räumliche und personelle) Ansiedelung des GOAL-Behandlungsprogramms am Universitätsklinikum des Saarlandes, kann bei einem Schub der schizophrenen Psychose bzw. im Falle einer unmittelbar behandlungsbedürftigen Intoxikation eine schnelle und adäquate akut-psychiatrische Versorgung des Betroffenen gewährleistet werden.

Selbstverständlich sollen im Rahmen einer integrativen Therapie auch die Angehörigen von Doppeldiagnose-Patienten angemessen informiert bzw. betreut werden. Zu diesem Zweck wird im Rahmen des GOAL-Behandlungsprogramms auch eine neun Sitzungen umfassende psychoedukative Intervention für Angehörige im Gruppensetting angeboten (GOAL-Angehörige), welche weiter unten näher erläutert wird.
In der Tabelle 3 findet sich eine kompakte Übersicht über das GOAL-Behandlungsprogramm.
Vor dem Durchlaufen des GOAL-Behandlungsprogramms nehmen die Patienten an der sogenannten »Warnsignalgruppe« teil, einem psychoedukativen Therapieprogramm zur Krankheitsbewältigung für Menschen mit Psychose-Erfahrung (s. dazu Behrendt 2004; Behrendt 2009 a, b).
In den folgenden Abschnitten sollen nun die einzelnen Behandlungsmodule des GOAL-Behandlungsprogramms ausführlich dargestellt werden.

# Die Behandlungsmodule des GOAL-Behandlungsprogramms

## GOAL-Psychoedukation

In dieser psychoedukativen Gruppe sollen zum einen relevante Informationen zu den Themen Doppeldiagnose und Drogenkonsum vermittelt werden. Darüber hinaus sollen die Patienten Fertigkeiten zur Vermeidung, Prävention und Begrenzung eines Rückfalls erarbeiten. In der Tabelle 4 sind überblicksartig die Themen und Inhalte der psychoedukativen Intervention dargestellt (s. S. 133).
Formal ist die GOAL-Gruppe als geschlossene Gruppe mit acht bis zehn Teilnehmern unter der Anleitung von zwei Therapeuten konzipiert. Die therapeutische Haltung ist dabei als unterstützend und nicht wertend zu charakterisieren, wobei auf einen interaktiven und von Diskussion geprägten Kommunikationsstil geachtet wird. Frontalunterricht bleibt auf die kurz gehaltenen Informationsblöcke beschränkt, die zumeist auf Folie bzw. Flipchart dargeboten und dem Patienten zur Vertiefung des Wissens als Handout mitgegeben werden. Aufbau und Inhalt dieser

**TABELLE 3 Überblick über die Behandlungsmodule des GOAL-Behandlungsprogramms**

| | |
|---|---|
| Indikation | Patienten mit der Doppeldiagnose schizophrene Psychose und Substanzkonsum |
| Ziele | Aufklärung über die negativen Interaktionen von Drogenkonsum und Verlauf der schizophrenen Psychose |
| | Vermittlung von Strategien und Fertigkeiten zum Rückfallmanagement und zur Rückfallprophylaxe bezüglich der Grunderkrankung und des Drogenkonsums |
| Dauer | 5 Wochen |
| Setting | Die Teilnahme ist settingübergreifend (ambulant, teilstationär oder stationär) möglich |
| | Behandlung erfolgt in verschiedenen indikativen Gruppen |
| | Möglichst geschlossene Gruppe(n) |
| Behandlungsmodule | GOAL-Psychoedukation |
| | GOAL-Kreativ |
| | GOAL-Praxis |
| | GOAL-Sport |
| | GOAL-Angehörigengruppe |
| Therapeutische Mitarbeiter | Psychologischer Psychotherapeut; Facharzt für Psychiatrie; Sozialarbeiter / Sozialpädagoge; Ergotherapeut; Sporttherapeut |
| Nachbetreuung für Patienten | Start nach Abschluss des 5-wöchigen GOAL-Behandlungsprogramms (GOAL-Nachsorge) |
| | Offene Gruppe |
| | Fortlaufender Modus |

**TABELLE 4 Inhalte der psychoedukativen GOAL-Gruppe**

| | | |
|---|---|---|
| 1 | *Was will ich hier erreichen?*<br><br>*Ankommen und sich kennenlernen* | Die Teilnehmer stellen sich untereinander vor und besprechen ihre individuellen Therapiemotivationen und Therapieziele. |
| 2 | *Ich (mit und besser) ohne Drogen*<br><br>*Wirkungen und Auswirkungen von Drogenkonsum* | Besprechung der individuellen Beweggründe für den Drogenkonsum. Des Weiteren können die Teilnehmer über ihre individuellen Erfahrungen mit Drogen und von den Auswirkungen des Substanzkonsums berichten.<br><br>Einführung des Konzepts von Substanzmissbrauch als »ungesunde Gewohnheit«, die wieder verlernt bzw. durch gesundheitsdienliche Alternativen ersetzt werden kann. |
| 3 | *Bin ich wirklich süchtig?*<br><br>*Kriterien für Missbrauch und Abhängigkeit von Drogen* | Besprechung der Merkmale von Substanz missbrauch bzw. -abhängigkeit; Identifikation von dysfunktionalen Einstellungen zum Thema »kontrollierter Konsum«. |
| 4 | *Doch eher »Anheizer«?*<br><br>*Fakten zu Drogenkonsum und Psychose* | Vermittlung relevanter Fakten zum Thema schizophrene Psychose und über den Zusammenhang von Drogenkonsum und (negativem) Verlauf der Psychose. |
| 5 | *Was bringt mich in große Gefahr?*<br><br>*Identifikation von Hochrisikosituationen und Alarmsignalen* | Analyse von Situationen, die rückfallgefährdend sind und Entwicklung von adäquaten Bewältigungsmaßnahmen. Identifikation von internen und externen Triggern für Drogenverlangen bzw. -konsum und Besprechung von Möglichkeiten zur Craving-Kontrolle. |

| | | |
|---|---|---|
| 6 | *Einmal schadet nicht?*<br><br>*Schadensbegrenzung bei erneutem Drogenkonsum* | Verdeutlichung des Unterschiede zwischen einem »Ausrutscher« und einem vollständigen Rückfall. Besprechung von Maßnahmen zur Begrenzung eines erneuten Substanzkonsums und zur schnellstmöglichen Wiederaufnahme der Behandlung. |
| 7 | *Zur schnellen Erinnerung der Krisenplan!*<br><br>*Erstellung einer persönlichen Notfallkarte und Benennung einer Vertrauensperson* | Auf der Notfallkarte, die als Erinnerungshilfe dient, werden – kurz und prägnant – die individuellen Maßnahmen zur Begrenzung bzw. Bewältigung von rückfallgefährdenden Momenten notiert.<br><br>Der Patient kann eine Person in seinem persönlichen Umfeld benennen. Diese soll keine Drogen konsumieren und sein Vertrauen genießen, sodass er relevante Themen mit ihr besprechen kann. Im Krisenfall (bezüglich der Psychose oder des Drogenkonsums) soll sie den Patienten dazu bewegen bzw. darin unterstützen, schnellstmöglich therapeutische Hilfe in Anspruch zu nehmen. |
| 8 | *Was ich stattdessen tun kann!*<br><br>*Gesundheitsförderliche Aktivitäten, Hobbys und Vorlieben* | Es werden gesundheitsdienliche Aktivitäten und Erlebnisse (im Sinne von positiven Verstärkern) besprochen, die als Alternativen zum Drogengebrauch bei dysphorischen Gefühlszuständen dienlich sind. |
| 9 | *Wirklich? Kurs halten!*<br><br>*Abstinenz lohnt sich* | Mittels Erfahrungsaustausch und anhand einer Plus-Minus-Liste werden Nachteile des Drogenkonsums und Vorteile für ein dauerhaftes Leben ohne Drogen erarbeitet. |
| 10 | *Beste Wünsche für mein Leben*<br><br>*Ausklang und sich verabschieden* | Die Teilnehmer haben abschließend die Möglichkeit, sich von den anderen zu verabschieden und diesen (und sich selbst) ihre »besten Wünsche« für eine drogenfreie Zukunft auszusprechen. |

psychoedukativen Gruppe, inklusive umfangreicher Materialien (Formulare, Folien, Handouts), sind als Therapiemanual veröffentlicht worden (D'AMELIO et al. 2006).

## GOAL-Praxis

In diesem Behandlungsmodul werden im Rollenspiel Fertigkeiten, Strategien und Verhaltensweisen geübt (lösungsorientierte »skills«), die zur Rückfallprävention bzw. Schadensbegrenzung bei erneutem Substanzmissbrauch und zur Gestaltung von sozialen Kontakten in den Bereichen therapeutisches Arbeitsbündnis und private Kontakte dienlich sind. In den einzelnen Sitzungen von GOAL-Praxis werden folgende problematische »Standardsituationen« »in Szene gesetzt« und therapeutisch bearbeitet:

**Stunde 1:** Angebotene Drogen ablehnen
**Stunde 2:** Dem Therapeuten eine Abstinenzverletzung mitteilen
**Stunde 3:** Neuen Bekannten mitteilen, dass man Drogen genommen hat und nun »clean« bleiben möchte
**Stunde 4:** Mit dem Arzt Wirkung und Nebenwirkungen der Medikation kritisch besprechen, mit dem Ziel, diese zu optimieren
**Stunde 5:** Lob und Kritik äußern und entgegennehmen

Wie aus der obigen Übersicht ersichtlich, werden die Patienten in GOAL-Praxis dosiert und kontrolliert an emotional schwierige Themen herangeführt unter der Maxime, dass nicht Probleme »inszeniert«, sondern Lösungen gefunden und im Rollenspiel erprobt werden sollen. Damit kann der Patient sein Repertoire an Copingstrategien und seine Möglichkeiten zur Gestaltung von sozialen Beziehungen erweitern. Die Funktion des Gruppenleiters liegt in der Ausarbeitung einer spielbaren Situation mit konkreten Handlungsanweisungen auf der Basis der Erfahrungen und Vorschläge der Teilnehmer. Da positive Erlebnisse die Wahrscheinlichkeit erhöhen, dass die entsprechenden »skills« ins reale Leben transferiert werden, wird darauf geachtet, dass der Patient eine Übung erfolgreich beendet. Selbstverständlich werden die Inhalte von GOAL-Praxis flexibel gehandhabt und an die Bedürfnisse oder aktuellen Vorschläge der Teilnehmer angepasst.

## GOAL-Kreativ

Das Modul GOAL-Kreativ bearbeitet die Themen Drogenkonsum und dessen Auswirkung auf den Verlauf der schizophrenen Psychose mit kreativen, gestalterischen und künstlerischen Mitteln. Diese Annäherung an die Thematik kann insbesondere für diejenigen Patienten hilfreich sein, die Schwierigkeiten haben, ihre Gedanken, Emotionen und Verhaltensweisen sprachlich zum Ausdruck zu bringen. Die einzelnen Sitzungen haben folgende thematische Schwerpunkte:
**Stunde 1:** »Alles ver-rückt hier – mein Erleben (in) der Psychose.«
**Stunde 2:** »Ich mit und ohne Drogen.«
**Stunde 3:** »Alles, was mir gefährlich werden kann.«
**Stunde 4:** »Warum es mir wert ist, clean zu bleiben.«
**Stunde 5:** »So möchte ich gerne einmal leben – heute baue ich mein eigenes Haus.«
Bei der Bearbeitung der einzelnen Themen wird darauf geachtet, dass den Patienten genügend künstlerischer »Freiraum« in der Wahl der Materialien und in der Gestaltung des jeweiligen Themas eingeräumt wird. Die selbstbestimmte künstlerische Aufarbeitung relevanter Themen stärkt die Selbstwirksamkeitsüberzeugung, da es den Teilnehmern unter anderem ihr kreatives Potenzial und ihre Fertigkeiten in der Ausführung und Umsetzung einer Idee vor Augen führt. Ebenfalls wirkt es sich positiv auf das Selbstbewusstsein aus, dass die Teilnehmer ihr Werk vor der Gruppe präsentieren und dafür Anerkennung erfahren können. Auf diese Weise wird eine passive »Konsumentenrolle« aufgegeben und sie werden selbst(-bestimmt) aktiv. Der Ergotherapeut nimmt in GOAL-Kreativ hauptsächlich die Funktion eines Beraters, mit ausgewiesener Kompetenz für den Einsatz von Materialien und Verarbeitungstechniken, ein. Ein weiterer Schwerpunkt seiner Arbeit liegt in der Förderung eines vertrauensvollen Gruppenklimas.

## GOAL-Sport

In dieser Gruppe soll mittels sportlicher Betätigung eine Steigerung der körperlichen Leistungsfähigkeit (Ausdauer und Kraft), der sensomotorischen Koordination und der physischen und psychischen »Durchhaltefähigkeit« erreicht werden. Da die meisten Patienten oft nur sehr eingeschränkt belastbar sind, werden Intensität und Umfang der jeweiligen

Übungen dieser reduzierten physischen Leistungsfähigkeit angepasst. Um auch Teilnehmern mit kognitiven Einschränkungen eine problemlose Teilnahme an GOAL-Sport zu ermöglichen, wird darauf geachtet, dass die Übungen einfach gehalten, wiederkehrend und damit auch leichter zu erinnern sind. Aus diesem Grund folgen die insgesamt 20 Sitzungen GOAL-Sport einem immer wiederkehrenden Ablauf:

- 10 Minuten »Aufwärmen« (Dehnen und Bewegung)
- 20 Minuten auf Kraftausdauer fokussiertes Training mit Kurzhantel und Thera-Band
- 15 Minuten Ausklang (Dehnen)

Durch diese »Standardisierung« der einzelnen Sitzungen kann der Patient auch anhand der Parameter: Anzahl der Wiederholungen, Grad der Ermüdung, Gewicht der Kurzhantel oder (Widerstands-)Stärke des Thera-Bandes leicht überprüfen, ob und in welchem Umfang er seine Leistungsfähigkeit bereits gesteigert hat. Dabei wird selbstverständlich darauf geachtet, dass die Patienten während des Trainings gesundheitsdienliche Belastungsintensitäten und Übungsabläufe einhalten. Da Patienten vor Aufnahme in das GOAL-Behandlungsprogramm bereits selektiv an dieser Gruppenaktivität teilnehmen können, eignet sich GOAL-Sport auch zur Überbrückung der Wartezeit bis zum Beginn eines neuen fünfwöchigen Behandlungszyklus. Darüber hinaus können auch ehemalige Teilnehmer, die im Rahmen von GOAL-Nachsorge weiter betreut werden, dieses Sportangebot nutzen.

## GOAL-Nachsorge

GOAL-Nachsorge möchte einen Beitrag zu einer nachhaltigen und kontinuierlichen Rückfallprophylaxe leisten und richtet sich an Patienten, bei denen eine Weiterführung der Betreuung über die fünfwöchige intensive Behandlungsphase wünschenswert, gewollt und möglich ist. Die folgende Übersicht zeigt den standardisierten Ablauf der GOAL-Nachsorgesitzungen:

- Begrüßung der Teilnehmer und Vorstellung von neuen Mitgliedern der GOAL-Nachsorgegruppe
- Blitzlicht mit Fokus auf das momentane Befinden
- Analyse von potenziell rückfallgefährdenden Erlebnissen (Situationen und Zustände) seit dem letzten Treffen

- Lösungsorientierte Bearbeitung der geschilderten Erlebnisse (Auswahl) im Dialog
- Schilderung von gesundheitsdienlichen »drogenfreien« Aktivitäten und Erlebnissen seit dem letzten Treffen
- Planung weiterer gesundheitsdienlicher Aktivitäten bis zum nächsten Treffen (Hausaufgabe: »Was könnten Sie noch tun, damit es Ihnen [wieder bzw. weiter] gut geht bzw. Sie gesund bleiben?«)
- Verabschiedung der Teilnehmer

GOAL-Nachsorge ist nur ein Baustein unter vielfältigen Aktivitäten zur Rückfallprophylaxe und zum Rückfallmanagement und wird deshalb nach Möglichkeit durch weitere Betreuungs- und Behandlungsangebote (z. B. Spezialambulanz, Einzelbetreuung durch den Facharzt für Psychiatrie oder durch Psychologische Psychotherapeuten) und Maßnahmen zur Stabilisierung des Patienten (z. B. tagesstrukturierende und arbeitsbezogene Beschäftigung) ergänzt.

## GOAL-Angehörige

Selbstverständlich ist auch die Betreuung der Angehörigen fester Bestandteil des GOAL-Behandlungsprogramms. Insgesamt umfasst die GOAL-Angehörigengruppe neun Sitzungen, die inhaltlich, wie in Tabelle 5 dargestellt, aufgebaut sind.
Die Betreuung im Rahmen der GOAL-Angehörigengruppe folgt dem Grundsatz, dass Angehörige von schizophren Erkrankten selbst psychosozial stark belastet sind und demnach auch Unterstützung brauchen (Pitschel-Walz 2004). Dabei sind die Anzahl der stationären Aufnahmen, das zeitliche Ausmaß der Betreuung, zukunftsgerichte Ängste und Sorgen bezüglich der Prognose des erkrankten Familienmitglieds und das Ausmaß bzw. die erlebte Qualität der professionellen Unterstützung als Einflussfaktoren für das Ausmaß der subjektiven Belastung der Angehörigen anzusehen (Krautgartner et al. 2005). Als Alarmsignal für uns Professionelle sollte der Sachverhalt angesehen werden, dass bei etwa einem Drittel der chronisch erkrankten schizophrenen Patienten keine Angehörige mehr ausfindig gemacht werden können oder diese den Kontakt zu ihrem erkrankten Familienmitglied ablehnen, weil sie nicht ausreichend unterstützt und/oder in ihrer Belastbarkeit überstrapaziert wurden (Bäuml 2004). Dies wirkt sich auch negativ auf das

**TABELLE 5 Überblick über die Inhalte der einzelnen Sitzungen der GOAL-Angehörigengruppe**

| | | |
|---|---|---|
| 1 | Begrüßung und Einführung | Vorstellung der Gruppenleiter und Teilnehmer; Klärung der Erwartungen und Wünsche; Darstellung des Organisatorischen (Zeitplan, generelles Vorgehen) |
| 2 | Grundlegendes zur Psychose | Darstellung des Psychose- und Schizophreniebegriffs; Klärung der Ätiologie von Psychosen (Umwelt und Vererbung) und des Verlaufs der Erkrankung; Erläuterung der medikamentösen und psychosozialen Behandlungsmöglichkeiten einer Psychose |
| 3 | Grundlegendes zu Sucht und Suchtmittel | Darstellen der Kriterien für den Missbrauch und die Abhängigkeit von Suchtmitteln; Erläuterung der psychotropen und somatischen Wirkung und Auswirkung von verschiedenen Suchtstoffen |
| 4 | Fakten zur Interaktion von Drogenkonsum und Psychose | Darstellung der negativen Auswirkung von Drogenkonsum auf den Verlauf der Psychose |
| 5 | Sinnvolle Maßnahmen bei Rezidiven der Psychose und Rückfall bezüglich des Suchtmittelkonsums | Klärung der Rolle der Angehörigen und Erläuterung von sinnvollen »Notfallmaßnahmen« bzw. eines Krisenplans bei psychotischen und drogenbedingten Rückfällen; Darstellen der Funktion einer Vertrauensperson |
| 6 | Auch mal an sich denken und sich etwas GUTES tun | Was können die Angehörigen zu ihrer eigenen Gesundheitserhaltung bzw. Stabilität beitragen? Funktionaler Umgang mit Schuld- und Schamgefühlen |
| 7 | Weiterführende Hilfen und Behandlungsmöglichkeiten | Es werden regionale Hilfsangebote und Unterstützungsmöglichkeiten für Patienten und deren Angehörige dargestellt |
| 8 | Klärung offener Fragen und Abschluss | Besprechung offengebliebener Fragen; Hinweis auf weiterführende Literatur; Rückmelderunde |
| 9 | Nachtreffen | Die Angehörigen berichten über Vorkommnisse und ihre Befindlichkeit seit dem Abschluss der Gruppe |

therapeutische »Outcome« des Patienten aus, weil dadurch oftmals ein soziales bzw. familiäres Umfeld fehlt, welches konstruktiven »Behandlungsdruck« erzeugt oder den Patienten auf andere Weise darin unterstützen könnte, den Substanzkonsum zu reduzieren bzw. langfristig einzustellen (MODESTIN et al. 2001). Aus diesem Grund werden Angehörige im Rahmen des GOAL-Behandlungsprogramms als wertvolle »Kotherapeuten« angesehen, die einen wichtigen Beitrag zur langfristigen Stabilisierung ihres erkrankten Familienmitglieds leisten können. Allerdings ist hier einschränkend anzumerken, dass es bislang noch keine empirischen Belege dafür gibt, ob die Einbeziehung von Angehörigen sich auch tatsächlich positiv auf die Rückfallhäufigkeit von Patienten mit der Doppeldiagnose schizophrene Psychose und Drogenkonsum auswirkt. Allerdings gilt die rezidivprophylaktische Wirkung von Interventionen, bei denen die Angehörigen von Patienten mit schizophrener Psychose in die Behandlung mit einbezogen werden, inzwischen als belegt: So gehen z. B. PITSCHEL-WALZ et al. 2001 in ihrer Metaanalyse von einer Reduzierung der psychotischen Rezidivrate um durchschnittlich 20 Prozent aus. Diese positive Auswirkung von Angehörigenarbeit lässt sich vermutlich auch auf Patienten mit entsprechender Doppeldiagnose übertragen.

## Ausblick

Patienten mit der Doppeldiagnose schizophrene Psychose und Drogenkonsum stellen eine wissenschaftliche, therapeutische und gesundheitspolitische Herausforderung dar. Diese Herausforderung gilt es in den nächsten Jahren adäquat zu bewältigen. Zentrales Anliegen wird es dabei sein, Interventionen auf die spezifischen Bedürfnisse dieser Patientengruppe zu adaptieren und bestehende Therapieprogramme zu optimieren. In der internationalen Literatur gibt es bereits genügend Hinweise, dass integrative Therapieprogramme für Doppeldiagnose-Patienten durchaus zu guten Erfolgen führen. Voraussetzung dafür ist, dass sie niederschwellig und langfristig angelegt sind und bestimmte Kernkomponenten beinhalten. Ein weiteres Ziel wird in der Vernetzung von stationären und ambulanten Versorgungseinheiten liegen, um Patienten mit Doppeldiagnose umfassend, kontinuierlich und synergetisch zu versorgen. Aufgrund der kurzen »Laufzeit« des GOAL-Behandlungsprogramms in der hier dargestellten Form (vgl. dazu D'AMELIO et al. 2005, 2006), kann die Effektivität des hier vorgestellten Ansatzes bislang nicht hinreichend durch entsprechend wissenschaftlich relevante Daten belegt werden. Insofern kann an dieser Stelle nur anekdotisch über Rückmeldungen der Teilnehmer (N = 10, männlich, Durchschnittsalter 27,5 LJ) berichtet werden, die sich ausschließlich positiv über die intensive Betreuung und die gute Gruppenkohäsion im Rahmen des GOAL-Behandlungsprogramms geäußert haben. Nach der heutigen Datenlage kann gesagt werden, dass integrative Therapieprogramme in der Behandlung von Patienten mit Doppeldiagnose erfolgreich sind, wenn sie langfristig und niederschwellig angelegt sind (BRUNETTE et al. 2001). Die erreichten Behandlungseffekte liegen vorwiegend in der Verbesserung von Medikamenten-Compliance, der Reduktion des Drogenkonsums, der Verringerung von neuen schizophrenen Schüben, der Verbesserung des kognitiven und sozialen Funktionsniveaus und der Zunahme an Lebensqualität (DRAKE und MUESER 2000; DRAKE et al. 2001). Da sich der Therapieerfolg durch die Einbindung relevanter Bezugspersonen in die Behandlung noch weiter steigern ließe, sollte auch eine Familienintervention mit Fokus auf Schaffung von größerer Akzeptanz für die Doppeldiagnose-Problematik bei den Angehörigen zum festen Bestandteil einer integrativen Therapie von Patienten mit Doppeldiagnose werden (MUESER und FOX 2002).

## Literatur

BACHMANN, K. M.; MOGGI, F.; WITTIG, R.; DONATI, R.; BRODBECK, J.; HIRSBRUNNER, H. P. (2002): Doppeldiagnose-Patienten. In: BÖKER, W.; BRENNER, H. D. (Hg.): Behandlung schizophrener Psychosen. Stuttgart.

BÄUML, J. (2004): Angehörigenarbeit warum? In: BEHRENDT, B.: Psychoedukative Gruppen für Angehörige schizophren oder schizoaffektiv Erkrankter – Manual für Gruppenleiter. Tübingen, 25–32.

BEHRENDT, B. (2004): Psychoedukative Gruppen für Angehörige schizophren oder schizoaffektiv Erkrankter – Manual für Gruppenleiter. Tübingen.

BEHRENDT, B. (2009 a): Meine persönlichen Warnsignale. Ein psychoeduaktives Therapieprogramm zur Krankheitsbewältigung für Menschen mit Psychoseerfahrung – Manual für Gruppenleiter. Tübingen.

BEHRENDT, B. (2009 b): Meine persönlichen Warnsignale. Ein psychoeduaktives Therapieprogramm zur Krankheitsbewältigung für Menschen mit Psychoseerfahrung – Arbeitsbuch für Gruppenteilnehmer. Tübingen.

BRUNETTE, M.; DRAKE, R. E.; HARTNETT, T. (2001): A comparison of a long-term and short-term residential treatment programs for dual diagnosis patients. In: Psychiatric Services, 50, 75–80.

D'AMELIO, R.; WOBROCK, T.; KLEIN, T.; BEHRENDT, B.; FALKAI, P.; OEST, M. (2005): GOAL – Gesund Ohne Abhängigkeit Leben. Ein integrativer Ansatz zur Behandlung von Patienten mit einer Psychose aus dem schizophrenen Formenkreis und komorbidem Substanzkonsum. In: BEHRENDT, B.; SCHAUB, A. (Hg.): Handbuch Psychoedukation & Selbstmanagement. Verhaltenstherapeutische Ansätze für die klinische Praxis. Tübingen, 79–109.

D'AMELIO, R.; BEHRENDT, B.; WOBROCK, T. (2006): Psychoedukation Schizophrenie und Sucht. Manual zur Leitung von Patienten- und Angehörigengruppen. München.

DIXON, L.; HAAS, G.; WEIDEN, P. J.; SWEENEY, J.; FRANCES, A. J. (1991): Drug abuse in schizophrenic patients: Clinical correlates and reasons for use. In: American Journal of Psychiatry 14, 224–230.

DIXON, L. (1999): Dual Diagnosis of substance abuse in schizophrenia: prevalence and impact on outcomes. In: Schizophrenia Research, 35 (Suppl.), 93–100.

DRAKE, R. E.; MUESER, K. T. (2000): Psychosocial approaches to dual diagnosis. In: Schizophrenia Bulletin, 26, 105–118.

DRAKE, R. E.; GOLDMANN, H. H.; LEFF, H. S.; LEHMANN, F.; DIXON, L.; MUESER, K. T.; TORREY, W. C. (2001): Implementing evidence-based practices in routine mental health service settings. In: Psychiatric Services, 52, 179–182.

GOUZOULIS-MAYFRANK, E. (2003): Komorbidität Psychose und Sucht. Von den Grundlagen zur Praxis. Darmstadt.

KRAUTGARTNER, M.; UNGER, A.; FRIEDRICH, F.; STELZIG-SCHÖNER, R.; RITTMANNSBERGER, H.; SIMHAND, C.; GRILL, W.; DOBY, D.;

WANCAT, J. (2005): Risiken für Depressivität bei den Angehörigen Schizophrenie-Kranker. In: Neuropsychiatrie, 19 (4), 148–154.

LAMBERT, M.; HAASEN, C.; MASS, R.; KRAUSZ, M. (1997): Consumption patterns and motivation for use of addictive drugs in schizophrenic patients. In: Psychiatrische Praxis 24 (4), 185–189.

LAMMERTINK, M.; LÖHRER, F.; KAISER, R.; HAMBRECHT, M.; PUKROP, R. (2001): Differences in substance abuse patterns: multiple drug abuse alone versus schizophrenia with multiple drug abuse. In: Acta Psychiatrica Scandinavia, 104, 361–366.

LEVY, M. (1993): Psychotherapy with dual diagnosis patients: working with denial. In: Journal of Substance Abuse Treatment, 10, 499–504.

MINKOFF, K. (1989): An integrated treatment model for dual diagnosis of psychosis and addiction. In: Hospital & Community Psychiatry, 40, 1031–1036.

MODESTIN, J.; GLADEN, C.J.; CHRISTEN, S. (2001): A comparative study on schizophrenic patients with dual diagnosis. In: Journal of Addiction Disturbances, 20 (4), 41–51.

MUESER, K.T.; FOX, L. (2002): A family intervention program for dual disorders. In: Community Mental Health Journal, 38, 253–270.

PITSCHEL-WALZ, G. (2004): Die Belastung der Angehörigen von schizophren Erkrankten und der Beitrag der Professionellen zu ihrer Entlastung. In: BEHRENDT, B.: Psychoedukative Gruppen für Angehörige schizophren oder schizoaffektiv Erkrankter – Manual für Gruppenleiter. Tübingen.

PITSCHEL-WALZ, G.; LEUCHT, S.; BÄUML, J.; KISSLING, W.; ENGEL, R.R. (2001): The effect of family interventions on relapse and rehospitalization in schizophrenia – a meta-analysis. In: Schizophrenia Bulletin 27, 73–92.

***Roberto D'Amelio,** Jahrgang 1963, Dipl.-Psychologe, Psychologischer Psychotherapeut und verhaltenstherapeutischer Supervisor am Neurozentrum des Universitätsklinikums des Saarlandes in Homburg/Saar.*

***Dr. Bernd Behrendt,** Jahrgang 1951, Diplom-Psychologe und Psychologischer Psychotherapeut, Klinischer Psychologe am Universitätsklinikum des Saarlandes in der Klinik für Psychiatrie und Psy-*

*chotherapie in Homburg/Saar. Forschungsschwerpunkte sind Psychoedukation, Rezidivprophylaxe schizophrener Erkrankungen, kognitive Verhaltenstherapie bei Psychosen, Angehörigenarbeit.*

**Priv.-Doz. Dr. med. Thomas Wobrock,** *Jahrgang 1965, Facharzt für Psychiatrie, Psychotherapie, Facharzt für Neurologie, seit 2007 Oberarzt der Abteilung für Psychiatrie und Psychotherapie der Universitätsmedizin Göttingen. 2009 Habilitation für das Fach Psychiatrie und Psychotherapie an der Georg-August-Universität Göttingen. Forschungsschwerpunkte sind Schizophrenie, komorbider Substanzmissbrauch bei Psychosen, Hirnstimulationsverfahren in der Psychiatrie, Leitlinienentwicklung, Psychoedukation.*

*Klinik für Psychiatrie und Psychotherapie*
*Universitätsklinikum des Saarlandes*
*Kirrberger Str. 1*
*66421 Homburg/Saar*
*Tel. 06841 1624202*
*Fax 06841 1624270*
*sekretariat.psychiatrie@uks.eu*
*www.uniklinikum-saarland.de*

# Psychische Erkrankung, Sucht und Sexualität

## Über den Umgang mit Beziehungen von Menschen mit Komorbidität

*Wolfgang Krüger*

Obwohl unstrittig ist, dass psychosexuelle Störungen im Kontext von psychotischen wie von Suchterkrankungen eine wesentliche Rolle spielen, ist das Thema sowohl in der Betreuungspraxis als auch in der Fachöffentlichkeit noch häufig tabuisiert. Im folgenden Beitrag wird die Frage diskutiert, wie wir angemessen mit diesem zentralen Lebensbereich umgehen können. Welche Widerstände gibt es bei uns als Betreuende und Behandelnde? Wie wirken sich andererseits Sexualität und sexuelle Beziehungen auf Krankheit, Gesundheit und Lebenszufriedenheit aus? Müssen Beziehungen zwischen Menschen mit Süchten rückfallfördernd sein oder liegen in ihnen auch Entwicklungsmöglichkeiten? Der Beitrag stützt sich auf 19 Jahre eigener Erfahrung in der Betreuung von Menschen mit Komorbidität als Leiter des soziotherapeutischen Wohn- und Betreuungsverbundes Faßbacher Hof. Zur Aufnahme kamen in dieser Zeit ca. 200 durchweg chronisch kranke Klienten, die in der Regel mehrjährig betreut wurden.

## Psychosexuelle Störungen als regelmäßiges Phänomen bei Komorbidität

Als ich im Sommer 2008 für unser Team eine Klausurtagung zum Thema Komorbidität und Sexualität vorbereitete, musste ich feststellen, dass ich unter den zahlreichen Veröffentlichungen über Menschen mit Doppeldiagnose im deutschsprachigen Raum keine fand, die sich speziell mit Beziehungen und Sexualität befasste. Terra incognita?

Veröffentlichungen aus den letzten Jahren gibt es eher vereinzelt über psychisch Kranke. So z. B. das hervorragende, aus Betroffenensicht verfasste Buch von Helene und Hubert BEITLER über Psychose, Partnerschaft und Familie (2008) oder die Studie über »Lebensqualität und Beziehungen«, auf der Basis einer ausführlichen empirischen Untersuchung der Fachhochschule Frankfurt (KRAUSE-GIRTH und OPPENHEIMER 2004).
Die jüngeren Veröffentlichungen von SCHÄFER und KRAUSZ (2006) über »Trauma und Sucht« ermöglichen einen Zugang zu einem wichtigen, bei Suchtpatienten äußerst häufigen Phänomen: dem Zusammenhang zwischen Traumatisierungen – etwa durch sexuellen Missbrauch und Gewalterfahrungen –, späterer Sucht und psychiatrischer Komorbidität. Allerdings bildet dieses aktuell stark beachtete Thema nur einen Teil der Konstellationen in der großen Gruppe von Menschen mit Doppeldiagnosen ab. Weniger Aufmerksamkeit in der Fachdiskussion erfahren in den letzten Jahren die fast »kulturtypischen«, häufig nur schwer vom Bereich des »Normalen« abgrenzbaren, pathogenen Beziehungskonstellationen, die exemplarisch in der Freudschen These des Ödipuskomplexes beschrieben sind. Die Verletzungen liegen hier weit unterhalb der Schwelle sexuellen Missbrauchs. »Traumatisch« wirken eher unbewusste Rollenzuschreibungen: Die Überschreitung von Inzestgrenzen erfolgt oft eher symbolisch denn real.

→ **Beispiele** Herr E. hatte seine Mutter, die seine einzige enge Bezugsperson war, bis zu ihrem Tod gepflegt. Danach gleitet er rasch in einen chronischen Alkoholismus ab. Innerhalb des soziotherapeutischen Wohnheimes kann er sich in acht Jahren so weit stabilisieren, dass er nach einer Vielzahl von Rückfällen abstinent lebt. Aber seine Persönlichkeitsstruktur bleibt unverändert durch eine sehr weitgehende Vermeidung von Nähe geprägt. Auch mit großem zeitlichen Abstand scheint eine emotionale Trennung von der Mutter nicht geleistet; den Wunsch nach einer Beziehung zu einer Frau äußert Herr E. selten und wenn, dann distanziert und ohne reale Versuche einer Beziehungsaufnahme. Im Alter von 52 Jahren zieht Herr E., begleitet von einer Vielzahl von Ängsten, erstmals in seinem Leben in eine eigene Wohnung im Rahmen des ambulant Betreuten Wohnens. In den folgenden neun Jahren bis zu seinem Tod lebt er hier abstinent, aber – abgesehen von einer platonischen Freundschaft zu einer Frau – zurückgezogen.
Herr O. leidet an einer chronischen schizophrenen Psychose, die das

erste Mal gegen Ende der Pubertät akut in Erscheinung trat sowie an einem Alkoholmissbrauch. Im Rahmen der ärztlichen Sprechstunde klagt Herr O. eines Tages darüber, dass er unter Erektionsstörungen leide. Gegen das Ergebnis einer urologischen Untersuchung, nach der er körperlich völlig gesund ist, wehrt er sich vehement. Er beschreibt es als sein großes Problem, noch nie einen sexuellen Kontakt zu einer Frau gehabt zu haben. Da Herr O. trotz neuroleptischer Medikation häufig von einer Vielzahl von Gedanken ungefiltert überflutet wird, ist es praktisch nicht möglich, mit ihm Zusammenhänge zu reflektieren. Zu den unverbunden dargebotenen Hinweisen gehört immer wieder, dass er, solange er sich erinnern könne, eine männliche Bezugsperson vermisst habe, da sein Vater, als Herr O. vier Jahre alt war, unheilbar erkrankte. Die Beziehung zu seiner mittlerweile hochbetagten Mutter ist hochambivalent. So berichtet er schamerfüllt, dass diese ihn als über 40-jährigen Mann bei seinen Besuchen zu Hause noch bade, andererseits ist sie die einzige konstante Bezugsperson. Innerhalb der Einrichtung inszeniert Herr O. eine Vielzahl von Konflikten, durch die er zuverlässig immer wieder in eine Außenseiterrolle gerät. Er imponiert durch pubertär anmutende Verhaltensweisen, so wenn er z.B. auf einem Aushang im Gruppenraum, auf dem Vorschläge zur Freizeitgestaltung gesammelt werden, anonym vermerkt: »Ficken, lecken, blasen«. Zwei Mal unternimmt er hilflos wirkende Kontaktversuche zu Mitbewohnerinnen. Hierbei wählt er unbewusst Frauen, bei denen sein Anliegen scheitern muss. Mit mittlerweile über 50 Jahren ist Herrn O. der Schritt zu einer genitalen Sexualbeziehung noch nicht gelungen, er muss sich aber zugleich mit seinem beginnenden Alterungsprozess auseinandersetzen. ×

## Sexuelle Inhalte bei psychotischer Symptomatik

Ebenfalls nicht selten ist zu beobachten, wie sich in akuten psychotischen Symptomen sexuelle Impulse und Ängste ausdrücken, die der Betroffene ansonsten mehr oder weniger stabil abwehrt.

→ **Beispiele** Bei dem substituierten Herrn W. sind eine Psychose des schizophrenen Formenkreises sowie eine Polytoxikomanie diagnostiziert.

Er leidet unter der Vorstellung, es kämen unkontrolliert Worte sexuellen Inhalts aus seinem Mund (z. B. »Ficken, ficken, ficken ...«), die jeder andere, z. B. beim Busfahren, hören könne. Er gibt an, einmal eine Freundin gehabt zu haben, die ihn sexuell »überfordert« habe. Während des Aufenthaltes bei uns versucht eine Mitbewohnerin einen sexuellen Kontakt zu ihm zu knüpfen. Er schildert, Frau X. lege sich zu ihm ins Bett und fange an zu »fummeln«. Außerdem behaupte sie, seine Symptome (die Stimmen) würden schon verschwinden, wenn er Sex mit ihr habe. Angst und Irritation sind so groß, dass Herr W. von uns fordert, die Annährungsversuche zu unterbinden.
Frau R. leidet unter einer Psychose des schizophrenen Formenkreises und einer substituierten Heroinabhängigkeit. Gegenüber männlichen Mitarbeitern fällt rasch ein stark sexualisiertes Verhalten auf. Nach einem Versuch, ihre Medikamente kontrolliert zu reduzieren, entwickelt sie eine akute Psychose. Die Stimmen beziehen sich fast nur auf sexuelle Inhalte, fordern sie u. a. dazu auf, mit ihrem Vater Geschlechtsverkehr zu haben. Immer wieder weist sie verzweifelt darauf hin: »Ich will das doch nicht.« Nach Abklingen der akuten Phase, beginnt sie mit ihrem Bezugsbetreuer über eine Reihe von sexuellen Traumatisierungen zu sprechen, deren Verarbeitung ihr aufgrund ihres streng religiösen Hintergrundes zusätzlich schwerzufallen scheint. ✖

Solche durchaus häufigen Symptome führen zu folgenden Überlegungen: Die wichtigsten aktuellen Modelle zur Erklärung der Schizophrenie, wie etwa die Vulnerabilitäts-Stress-Hypothese, beschreiben zu Recht eine unspezifisch erhöhte Vulnerabilität schizophren Erkrankter. Dies schließt nicht aus, in Behandlung und Betreuung die spezifischen Inhalte psychotischer Symptome als einen Ausdruck zentraler Persönlichkeitsprobleme zu betrachten. Die häufig sexuellen Inhalte von Wahn und Halluzination können dabei auch einen psychotischen Verarbeitungsversuch darstellen.

## Substanzgebrauch und Sexualität

Das Bedürfnis nach Beeinflussung des psychischen Erlebens durch Zuführung psychotroper Substanzen ist offenbar eine anthropologische Konstante der Kulturentwicklung. Die Beeinflussung des Erlebens von Innen- und Außenwelt sollte dabei als vielschichtiger Prozess betrachtet werden, dem keine einheitlichen Bedürfnislagen zugrunde liegen. Bezogen auf unseren Teilaspekt der Sexualität müssen zwei Wirkungsweisen unterschieden werden:

1. Unmittelbare Wirkungen auf das Sexualverhalten (z. B. die anfangs euphorisierende und enthemmende Wirkung des Alkohols oder die das sexuelle Verlangen und Erleben steigernde Wirkung des Kokains und verwandter Substanzen).
2. Mittelbare Wirkungen, bei denen der Betroffene sein Gefühlserleben zwischen den Polen »Steigerung des Lusterlebens« und »Vermeiden von Unlusterleben« modifiziert.

Auch Letzteres wird von Betroffenen erstaunlich häufig in sexuellen Termini ausgedrückt:

→ **Beispiel** In einer Hausversammlung wird der Cannabiskonsum einer polytoxikomanen Klientin besprochen. Frau S. versichert zunächst pflichtgemäß, sie werde nie wieder konsumieren, berichtet dann auf Nachfrage, was sie an ihrem Cannabiskonsum positiv erlebt: Ihre Stimmung sei in den letzten Wochen sehr schlecht gewesen; als sie geraucht habe, habe sie »das erste Mal seit Langem wieder lachen können«. Am liebsten hätte sie Kokain genommen, das sie mir mit den Worten anpreist: »Wolfgang, das musst du auch mal probieren, es ist besser als ein Orgasmus.« Frau S. ist durchaus bewusst, dass sie mit einem Kokainkonsum eine akute Psychose hervorrufen könnte. Dies erscheint ihr aber durchaus verlockend im Vergleich zu ihrer gegenwärtig dysphorischen Stimmung. ×

Auf das Phänomen, dass eine (partiell) positiv erlebte Psychose, Drogenrausch und Sexualrausch ähnlich und miteinander verknüpft erlebt werden können, hat als Erster Erich Wulff (1992) hingewiesen. Im Vergleich hierzu dürften eher dämpfend wirkende Substanzen überwiegend dem Gegenpol »Vermeidung von Unlusterleben« zuzuordnen sein.

Neben der substanzbezogenen Wirkung spielt vor allem in psychodynamischen Sichtweisen auch die Einnahmeform eine Rolle, kurz gesagt die Frage: entsprechen unterschiedliche Formen von Sucht unterschiedlichen »Fixierungspunkten«? So wurde lange Zeit eine überwiegend orale Einnahme in Zusammenhang gebracht mit einer partiellen Regression auf eine orale Entwicklungsstufe, während ein intravenöser Konsum eher mit einer anal-sadistischen Entwicklungsstufe assoziiert sein sollte. Hiergegen spricht eine Reihe von empirisch beobachtbaren Faktoren. So die Tatsache, dass bei vielen Menschen die affektive Wirkung der Substanz im Zentrum ihrer Erwartungen steht; ferner die zunehmend hohe Anzahl von Menschen mit Mischformen oralen und intravenösen Konsums (Rost 1990).
Dennoch scheint es mir unterschiedliche Schwerpunktbildungen in der Form des Konsums zu geben, die mit unterschiedlichen Persönlichkeitsstrukturen korrelieren.

→ **Beispiele** Herr A. ist minderbegabt und chronisch alkoholabhängig. Die Aufnahme in unsere Einrichtung ist für ihn auch der Versuch, sich von seiner Mutter abzulösen. In der Einrichtung nimmt er eine längere Zeit eine stabile sexuelle Beziehung zu einer Mitbewohnerin auf. Dennoch dominieren bei ihm weiter fast ausschließlich orale Befriedigungsformen wie Trinken, exzessives Rauchen und exzessives Essen. Die Aufforderung seines Arztes, wegen einer Diabetes Diät zu halten, quittiert er verzweifelt mit dem Satz: »Das ist das Letzte, was ich habe, dann bringe ich mich um.« Nahezu identisch reagiert er Jahre später, als ihm empfohlen wird, aufgrund einer arteriellen Verschlusserkrankung mit dem Rauchen aufzuhören, da ansonsten ein Bein amputiert werden müsse.
Andererseits: Bei Frau B. wurden im Lauf ihrer Erkrankung unterschiedliche Diagnosen gestellt (Borderline-Störung, schizophrene Psychose). Es liegt eine Bulimie vor, aufgrund derer sie schon gefährlich abmagerte. Frau B. ist abhängig von Opiaten, Benzodiazepinen und Alkohol und ihr Konsum hat regelmäßig stark autodestruktive Ausmaße. Frau B. ging lange Zeit der Prostitution nach; ihre privaten Beziehungen zu Männern schienen häufig eine ausgeprägt masochistische Komponente gehabt zu haben. Als sie in der Einrichtung eine intime Beziehung zu einem drogenabhängigen Mann knüpft, in der wiederum Sexualität und Aggression eng verbunden sind, kommt es zu einem gemeinsamen Heroinrückfall. Frau B. zeigt sich glaubhaft schockiert über ihren neu-

en intravenösen Heroinkonsum und sagt spontan: »Du kannst dir das nicht vorstellen. Wenn ich in seine Augen schaue, brauche ich diesen Schuss, das ist wie ein Trieb.« Noch im Gespräch assoziiere ich spontan »Schuss« mit »Penetration«. ✖

Selbstverständlich kann hiergegen unwiderlegbar eingewendet werden, dass es sich hier um die Fantasie des Autors handeln könne. Unabhängig davon sind beide Klienten deutlich unterschiedlich strukturiert. Bei Herrn A. sind – vereinfacht gesprochen – trotz genitaler Erfahrung fast nur orale Fixierungspunkte zu beobachten. Demgegenüber treten bei Frau B. neben oralen Komponenten eine Vielzahl von Symptomen auf, die auf eine mit starken autodestruktiven Impulsen vermischte genitale Sexualität verweisen.
Bekanntlich hat Freud seine theoretischen Hypothesen selbst recht wenig schematisiert und nach neuen Beobachtungen immer wieder modifiziert. Daher sind auch die Begriffe »Fixierung« und »Regression« nicht absolut gefasst, sondern beziehen sich immer auf bestimmte Aspekte der Persönlichkeit. Letztlich beruht hierauf auch Freuds berühmte Theorie der »Partialtriebe«, nach der auch in der erwachsenen Persönlichkeit prägenitale Befriedigungsformen, mehr oder weniger gut integriert, erhalten bleiben. Ein Nebeneinander-Bestehen von verschiedenen Formen der Befriedigung von Lust erschiene in dieser Sicht nicht ungewöhnlich und könnte hilfreich sein bei einer Hypothesenbildung zu der Frage, welche spezifischen Befriedigungsformen sich bei suchtkranken Menschen im Einzelfall mischen.

## Über Widerstände der Betreuenden und Behandelnden

In krassem Kontrast zur großen Bedeutung psychosexueller Faktoren steht die theoretische und praktische »Abstinenz« in weiten Teilen des Hilfesystems. Innerhalb des psychiatrischen Hilfesystems entsteht in Ansätzen ein eher fördernder und stützender, zugleich geschlechtssensibler, Ansatz. Weit davon entfernt scheinen mir bis heute erhebliche Teile des Suchthilfesystems zu sein. Sowohl im klinischen als auch im soziotherapeutischen Bereich existieren zahlreiche Einrichtungen, in denen es während der Behandlung und Betreuung ein »Beziehungsverbot« gibt. Realiter handelt es sich hier meist um eine Regel zur Beruhigung des Personals. Wenn die grundlegende Freudsche Annahme vom Triebcharakter von Sexualität stimmt, sind Verbote realiter zum Scheitern verurteilt: Man kann sie aussprechen, aber sexuelle Impulse werden dann trotzdem, in mehr oder weniger reifen oder regressiven Formen, subkulturell befriedigt.

Ich will dies an der Entwicklung unserer eigenen Einrichtung skizzieren. Als ich 1991 die Leitung des Faßbacher Hofs übernahm, hatte sich die Einrichtung schon der innovativen Aufgabe gestellt, Doppeldiagnose-Patienten zu betreuen; andererseits war sie noch eine reine Männereinrichtung und in dieser Hinsicht antiquiert. Die Folge dieses Zustandes war keineswegs eine Abwesenheit von Sexualität. Stattdessen finanzierten Sozialämter »Bockscheine« für unter Sexualabstinenz leidende Bewohner, und der Konsum von teils gewalttätiger Pornografie hatte überproportionale Ausmaße. Auch waren zahlreiche Fälle homoerotischer Prostitution bekannt, an denen keineswegs nur bewusst homosexuell lebende Menschen beteiligt waren.

Trotz dieser, auch aus anderen eingeschlechtlichen Zwangsgemeinschaften bekannten Phänomene, stieß meine Initiative zur Aufnahme von Frauen zunächst auf nicht wenige Widerstände innerhalb des damaligen Teams: Führen sexuelle Beziehungen zu einer »Destabilisierung« der Bewohner? Kommt es zu einer »unkontrollierbaren« Rückfälligkeit? Trauen wir uns zu, Klienten in sexuellen Beziehungen zu begleiten? Was ist mit Verhütung, Schwangerschaften und eventuellen Kindern?

Viele der Befürchtungen konnten erst durch die reale Erfahrung der Umgestaltung entkräftet werden. Etwa ein Jahr danach war es zu ersten, überwiegend nicht destabilisierenden Beziehungen gekommen. Bei nicht wenigen Bewohnern zeigten sich eher Hemmungen als ungezügelte Exzesse. Auswirkungen auf die Rückfallhäufigkeit waren weder im Positiven noch im Negativen zu erkennen. Andererseits stellte das Team ein verändertes, weniger aggressives, durchgängig entspannteres Klima fest.

In der Folgezeit gab es in unserem Team eine prinzipiell wohlwollende Grundhaltung gegenüber intimen Beziehungen zwischen Klienten. Gerade deshalb wurde nun sichtbar, wie schwierig eine über ein reines »Tolerieren« hinausgehende Betreuungsarbeit ist. Im Rahmen der erwähnten Teamklausur ergab sich hierzu eine Reihe von interessanten Erkenntnissen.

## Die kognitive Ebene: Geringe Kenntnisse

Bernhard STRAUSS (2004) hat auf den exorbitant geringen Ausbildungsstand praktischer Ärzte auf dem Gebiet sexueller Störungen hingewiesen. Nicht anders scheint es bei Teams im soziotherapeutischen Bereich zu sein. In einer anonymen Umfrage ließ ich im Jahre 2008 unsere Mitarbeiter ihre Kenntnisse selbst einschätzen. Die Fragen reichten von der Diagnostik sexueller Störungen nach ICD-10 bis zum Zusammenhang zwischen psychischen Störungen und Sexualität. Auf einer Skala von 1 bis 4 ordneten die Mitarbeiter ihre Kenntnisse überwiegend unter 1 und 2 (keine oder wenige Kenntnisse) ein; einzige Ausnahme war das Thema »sexueller Missbrauch«. Selbstverständlich setzen sich die Defizite der einschlägigen Ausbildung in Unsicherheit in der Praxis fort. So gaben nicht wenige Teammitglieder an: Ich weiß nicht, was ich bei einem Klienten auslöse und wie ich seine Probleme auffangen kann, wenn ich ihn ermutige, offen über das Thema Sexualität zu reden.

## Die subjektive Ebene: Emotionale Blockaden

Darüber hinaus zeigte sich eine Reihe von subjektiven Blockaden, die die Betreuungsarbeit erschweren.
**Offenes Gespräch über Sexualität:** Auch bei »gesunden« Menschen ist die offene sprachliche Kommunikation über sexuelle Bedürfnisse keineswegs selbstverständlicher Bestandteil jeder intimen Beziehung. Daher fällt es auch schwer, dies in professionellen Beziehungen anders zu praktizieren.
**Respekt vor der Intimsphäre:** Wir beanspruchen für uns eine Intimsphäre, die sich der Öffentlichkeit entzieht. Wird dies gegenüber Klienten verletzt, wenn sie mit mir über sexuelle Dinge sprechen und ich dies in ein Team (und damit in eine »Öffentlichkeit«) einbringe? Kann ich dann Offenheit erwarten oder herstellen?
**Angst vor Übertragungen und Gegenübertragungen:** Was denkt und fühlt der Klient bzw. die Klientin, für die ich eventuell ein »erotisches Objekt« bin, bei einer Kommunikation über Sexualität? Wo liegt die Grenze zu Fehldeutungen des Klienten oder (unbewussten) Verführungen durch mich als Betreuer?

## Die sprachliche Ebene

Es existieren viele Sexualsprachen, z. B. eine distanziert medizinische Sprache, eine »infantilisierende« Sprache, eine sehr direkte »Vulgärsprache« (BUDDENBERG 2004). Was geschieht, wenn ich die von vielen Klienten verwendete »Vulgärsprache« übernehme? Wird dies als Grenzüberschreitung erlebt? Erreiche ich andererseits die Realität des Klienten, wenn ich ausschließlich eine distanzierte Fachsprache verwende? Wir befinden uns also in einem schwierigen Balanceakt, einen sprachlichen Zugang zu finden, ohne die Distanz übermäßig zu reduzieren.

## Die Beziehungskonstellation

Betreuungsbeziehungen werden hochintuitiv strukturiert. Die Betroffenen spüren sensibel, was die Betreuungsperson gerne bespricht, wo sie aktiv nachfragt, wo nicht. Nicht selten stellt der Klient seine zaghaften Gesprächsversuche ein, wenn er erahnt, seinem Gegenüber könnte das Thema unangenehm sein. Nicht weniger problematisch ist auch das umgekehrte Phänomen des übermäßigen Interesses des Betreuers. Kann es die Grenze des Klienten verletzen oder – vor allem bei Menschen mit generalisiert sexualisiertem Verhalten – als Verführungsversuch interpretiert werden?

## Autoerotik und Beziehungen

Als wir auf der Teamklausur reflektierten, welche Phänomene wir bei unseren Bewohnern kennen, stellten wir fest, dass nicht wenige uns in ihrem sexuellen Erleben weitgehend unbekannt sind. Kontakt mit dem Thema erhalten wir meist erst bei Beziehungen oder bei sexuellen Übertragungsphänomenen, also dann, wenn sexuelle Impulse nach außen gelebt werden. Daneben gibt es eine große Gruppe von Bewohnern, die keine nach außen gerichtete Sexualaktivität zeigt, wahrscheinlich überwiegend autoerotische Betätigungsformen hat, und vermutlich auch die größten Hemmungen aufweist. Ihre Bedürfnisse und Probleme bleiben uns häufig unbekannt.

# Der subjektive Erwartungshorizont

Im Frühjahr 2009 führten wir unter unseren Klienten anonym eine »Zufriedenheitsbefragung« durch, die bewusst darauf ausgerichtet war, Faktoren von Lebenszufriedenheit ausschließlich aus Nutzersicht zu ermitteln. Ebenfalls anonym wurde dies mit den Einschätzungen der Bezugsbetreuer verglichen. Zu der Frage: »Welcher Lebensbereich ist für deine Zufriedenheit besonders wichtig?«, ergab sich im Bereich des ambulant Betreuten Wohnens folgende Rangfolge (Auszüge):

**TABELLE 1 Zufriedenheitsbefragung**

| Nutzer: | Mitarbeiter: |
|---|---|
| 1. Körperliche Gesundheit und Wohlfühlen | 1. Psychische Stabilität |
| 2. Psychische Stabilität | 2. Körperliche Gesundheit und Wohlfühlen |
| 3. Partnerschaft | 3. Angemessener Umgang mit Suchtmitteln |
| 6. Angemessener Umgang mit Suchtmitteln | 7. Partnerschaft |

Die Teammitglieder hatten also die Bedeutung von Partnerschaften viel zu gering eingeschätzt, den Faktor des angemessenen Substanzkonsums hingegen deutlich zu hoch. Wie lässt sich dies erklären? Offenbar folgten unsere Teammitglieder in ihren Einschätzungen einem störungsbezogenen Denken, während die Rangfolge unserer Klienten sich nicht wesentlich von der einer hypothetischen Normalpopulation unterschied. Der Substanzkonsum erscheint bei ihnen nicht als Selbstzweck, sondern funktional: Er bildet einen sekundären Faktor, der so reguliert werden muss, dass er die Realisierung übergeordneter Glücksansprüche nicht oder möglichst wenig behindert. Dies zeigt sich vor allem dann, wenn es zu Konflikten innerhalb der subjektiven Bedürfnishierarchie kommt.

→ **Beispiel** Dem substituierten Herrn T. gelingt es in der stationären Einrichtung, mehrere Jahre frei von Beikonsum zu bleiben. Nachdem er in eine eigene Wohnung gezogen ist, lernt er eine ebenfalls substituierte Freundin kennen, die regelmäßig Cannabis und Alkohol konsumiert. Als Herr T. noch dazu einen Teil seiner neuroleptischen Medikation absetzt, gerät er in eine psychotische Krise und begibt sich in stationäre Behandlung. Dort wird ihm wegen der möglicherweise psychosefördernden Wirkung des Cannabiskonsums nahegelegt, seine »Drogenkontakte« abzubrechen. Herr T. kommentiert dies wie folgt: Er habe einige Monate nach seinem Auszug versucht, jeden Kontakt zur Szene zu vermeiden. Er sei dann total vereinsamt und habe das Gefühl gehabt, deshalb psychotisch zu werden. Außerdem habe er sich seit Langem nichts mehr gewünscht als eine Freundin und sei auch jetzt nicht dazu bereit, sie aufzugeben. Allerdings nehme er sich vor, in Zukunft weniger Cannabis oder Alkohol zu konsumieren und seine neuroleptische Medikation regelmäßig einzunehmen. Wie auch andere Betroffene nimmt er so eine recht bewusste Risikoabwägung zwischen dem subjektiven Wunsch nach persönlichem Glück und Gefahren vor. ✖

Verstärkt wird das hier beschriebene Dilemma durch eingeschränkte Möglichkeiten der Partnerwahl. Zweifellos gibt es Menschen mit Psychose- und Suchterfahrung, die Beziehungen mit nicht erkrankten Partnern haben. Oft handelt es sich hierbei um Menschen, bei denen die Psychose zwischen akuten Phasen gut remittiert. Anders ist es in der Gruppe der chronisch Kranken, die schon lange fast ausschließlich in psychiatrischen Subkulturen und Suchtsubkulturen leben. So haben wir unter den bisher ca. 200 Bewohnern des Faßbacher Hofs in keinem (!) Fall von einer längerfristig stabilen Beziehung zu einem »nicht diagnostizierten« Menschen erfahren; allerdings in vielen Fällen von Beziehungen zwischen Erkrankten. So scheitern die Wünsche der Betroffenen nach »normalen« oder »cleanen« Beziehungen genauso häufig, wie die idealtypische Alternative »abstinente Beziehung« oder »Beziehungsabstinenz«.

## Beziehungen bei Menschen mit chronischer Psychose und Sucht

Die Frage, ob es eine für Psychosen typische Sexualität gibt, kann meines Erachtens mit einem klaren »Nein« beantwortet werden. Das Sexualverhalten (und sexuelle Störungen) im engeren Sinne scheinen sich nicht wesentlich von dem nicht Erkrankter zu unterscheiden. Spezifika scheint es eher in der Frage zu geben, wie Beziehungen strukturiert werden.

Neben Menschen, die nie eine genitale Sexualbeziehung knüpfen können, findet sich bei Psychosekranken eine recht hohe Zahl von Betroffenen mit auffällig geringen Hemmungen und stark ausgeprägtem Sexualleben (MENTZOS 2002). Auch können Psychosekranke ein höheres sexuelles Aktivitätsniveau haben als manche Menschen mit eher »neurotisch« geprägten Strukturen. Dies legt die Hypothese nahe, dass das sexuelle Verhalten nicht nur durch die Krankheit selbst determiniert, sondern auch von einer Reihe psychosozialer Faktoren abhängig ist. Sehr auffällig ist, dass die geringste Beziehungs- und Sexualkompetenz sich häufig bei den Klienten zeigt, die nach einer frühen Ersterkrankung direkt aus der Primärfamilie in unsere Einrichtung kommen. Demgegenüber scheinen Klienten mit Psychose-Sucht-Komorbidität, die eine Zeit lang innerhalb der Drogenszene lebten, fast durchgängig ein weit aktiveres Sexual- und Beziehungsverhalten zu haben. Die Peer-Groups jugendlicher und erwachsener Drogenabhängiger stellen auch eine außer- oder nachfamiliäre Sozialisationsinstanz dar, in der Platz für probeweises Sexual- und Beziehungshandeln ist. Dies erleichtert es ihnen, sich zumindest partiell aus der Triade »Mutter, Vater, Kind« zu lösen und eigene Erfahrungswelten zu erschließen.
Eine weitere Gruppe bilden Menschen, bei denen schizophrene Psychosen spät, häufig nach einer Lebenskrise durch Trennung von einem langjährigen Partner, diagnostiziert werden. Dass hier die Ersterkrankung durch günstige Lebensumstände »verzögert« wurde, kann eine relativ höhere Sozial-, Beziehungs- und Sexualkompetenz zur Folge haben.

## Beziehungsskizzen

Neben den beschriebenen Negativerwartungen einer wechselseitigen Destabilisierung könnte auch eine Positiverwartung formuliert werden: Beziehungen und sexuelles Erleben könnten »Nachreifungsprozesse« fördern, eine »heilende« Wirkung haben und zu einer »Gesundung« beitragen. Jedoch haben sich beide Erwartungen auch nach vielen Jahren »teilnehmender Beobachtung« nicht bestätigt: Es ist uns kein Fall bekannt, in dem sich die Aufnahme sexueller Paarbeziehungen wesentlich auf die Kernsymptomatik der Psychose ausgewirkt hat; diese scheint mit dem Beziehungsgeschehen häufig nur schwach verbunden. Andererseits können nicht wenige Partner in einer Beziehung aus der Störung resultierende Defizite recht gut kompensieren und es zeigen sich positive Veränderungen im subjektiven Empfinden der Betroffenen.

→ **Beispiel Frau M. und Herr F.:** Frau M. hat schon eine ca. 20-jährige Krankheitsgeschichte, als sie in die Einrichtung aufgenommen wird. Vermutlich waren bei ihr schon während der Pubertät, verstärkt durch Drogenexperimente mit Cannabis und Halluzinogenen, »Frühsymptome« zu beobachten. Ein Jahr lang konsumierte Frau M. – vermutlich als Selbstbehandlung – intravenös Heroin. Eine produktive Symptomatik trat erstmals auf, als sie während einer Haftstrafe ihren Heroinkonsum beendete. In der Folge bildete sich trotz einer Vielzahl von Behandlungen die akute Symptomatik nie wieder zurück. Im Substanzkonsum tritt ein exzessiver Alkoholmissbrauch in den Mittelpunkt.
In der Einrichtung ergibt sich das Bild einer äußerst schweren Ich-Störung. Frau M. halluziniert die Stimmen einer Vielzahl unterschiedlicher Personen und produziert wechselnde, weitgehend unsystematisch wirkende Wahnideen. Zu einer der konstant auftretenden psychotischen Erlebnisweisen gehört Frau M.s Überzeugung, dass »alle sie sehen können«. Die halluzinierten Erlebnisse sind für sie Realität. Zugleich nimmt sie an, dass die von ihr halluzinierten Personen auch die Gedanken ihrer Kontaktpersonen erkennen und diese beeinflussen. Weitgehend entgrenzt berichtet sie über eine Vielzahl von Metamorphosen und nimmt unterschiedliche Identitäten an. Viel Energie fließt in den oft verzweifelt wirkenden Versuch, den Realitätsgehalt der verschiedenen Wahnwahrnehmungen und -gedanken bestätigt zu bekommen (»Wenigstens du musst mir glauben«).
Die regelmäßigen (insgesamt ca. 700) Einzelgespräche gestalten sich wie eine Aneinanderreihung von Gedanken und Gedankensplittern ohne erkennbaren inneren Zusammenhang. Vor allem aufgrund dieser Vielgestaltigkeit und Inkohärenz habe ich rasch den Eindruck, Frau M.s Wahninhalte für mich nicht »verstehbar« machen zu können. Eher liefert mir mein eigenes Empfinden Anhaltspunkte dafür, wie sich die Klientin fühlen mag: Schon nach kurzen Gesprächen erfasst mich oft ein Gefühl der Haltlosigkeit und Verwirrtheit, meine Gedanken scheinen ziellos in meinem Kopf zu vagabundieren, gelegentlich habe ich den Eindruck zu spüren, wie sich »Verrücktheit« anfühlt.

Innerhalb dieses halluzinatorischen Kosmos gibt es eine konstante Figur, eine Person namens E., die sie sieht, deren Stimme sie hört, die sie beeinflusst und in jeder Hinsicht Macht über sie zu haben scheint. Mir erschließt sich nur allmählich, dass es sich um eine Realperson handelt, mit der sie kurz vor ihrer manifesten Erkrankung eine gescheiterte Liebesbeziehung hatte.

Der Beziehung zu mir scheint Frau M. nach einiger Zeit eine außerordentlich große Bedeutung zuzuschreiben. Wie ein Blitz aus heiterem Himmel inszeniert Frau M. immer wieder »Zwischenfälle«, bei denen ihre sexuellen Wünsche mir gegenüber deutlich werden. Zum Beispiel erscheint sie eines Tages, während ich in einer Gruppe von Mitarbeitern stehe, und sagt scheinbar unvermittelt: »Du musst nicht glauben, dass ich mit dir Sex will. Das behauptet nur der E.« (ihre Stimme).

Frau M. projiziert ihre sexuellen Wünsche mir gegenüber auf äußere Objekte, in der Halluzination treten sie ihr als fremd gegenüber. Dabei habe ich selbst nie das Gefühl, dass sich eine kohärente Übertragungsbeziehung entwickelt, eher fühle ich mich als Objekt und Projektionsfläche fragmentierter, nur schwach verbundener Triebimpulse. In der Betreuung verzichte ich bewusst auf eine aktive Besprechung ihrer sexuellen Wünsche mir gegenüber. Dass die Wünsche nur in psychotisch abgespaltener Form auftreten, sehe ich als Selbstschutz, dessen »Bearbeitung« nur zu einer weiteren Verschlechterung ihres Zustandes führen würde.

Nach ca. drei Jahren knüpft Frau M. eine Beziehung zu Herrn F. Bei diesem handelt es sich um einen jungen Mann mit einer katatonen Schizophrenie und einem Alkohol- und Cannabismissbrauch. Nach seiner Aufnahme im Alter von Mitte 20, lebt er lange Zeit wie von der Außenwelt abgetrennt, ein Zustand, der nur selten durch aggressive Ausbrüche unterbrochen wird, während derer ein starkes paranoides Erleben deutlich wird. Durchgängig ist eine extreme Antriebsschwäche zu verzeichnen. Ich selbst bin zunächst eher erstaunt, dass Herr F. überhaupt auf das Werben von Frau M. eingehen kann. In der Folgezeit halten Frau M. und Herr F. ihre Beziehung mehrere Jahre aufrecht.

Ich selbst frage Frau M. nie aktiv nach ihrem sexuellen Kontakt. Einerseits weil ich fürchte, sie könne dies angesichts ihrer projizierten Triebwünsche als sexuelles Interesse meinerseits betrachten, andererseits weil ich es als gesunden Aspekt betrachte, dass Frau M. ansatzweise einen abgegrenzten intimen Lebensbereich zu definieren scheint. Daher übernimmt auch eine Mitarbeiterin die Klärung der Verhütungsfragen mit Frau M. ×

Aus dem beobachtbaren Verhalten ergibt sich über die Jahre hinweg folgendes Bild der Beziehung: Augenfällig ist, dass beide viel Zeit miteinander verbringen, zärtlich miteinander umgehen und sich selbst als Paar darstellen. Von großer Bedeutung scheint zu sein, dass ihre Symptome (vielleicht besser: ihre persönlichen Eigenschaften) gut zueinander passen. So lobt Frau M. die »ruhige Art« ihres Freundes, die ihr gut tue, da sie selbst unter »Reizüberflutungen« leide. Andererseits scheint die Beziehung Herrn F. deutlich zu beleben. Er zeigt im Kontakt mehr Gefühle, wirkt offener und scheint seine Absperrung gegenüber der Außenwelt ansatzweise zu lockern.
Als Konfliktpunkt erweist sich, dass Herr F. sich vor allem dann überfordert fühlt, wenn Frau M. ihn mit ihren massiven Wahnideen überflutet, welche unverändert erhalten bleiben. Herr F. will in solchen Zeiten mehr Abstand halten, mehr Zeit alleine verbringen, ohne allerdings die Beziehung selbst zu beenden. Massive Konflikte entstehen mehrmals, wenn Frau M. Herrn F. in ihre Wahngedanken einschließt, z. B. wenn sie ihn als andere Person anspricht und dabei aggressiv beschimpft. Versuche von klärenden Paargesprächen scheitern in der akuten Situation regelmäßig; allerdings kann Herr F. im Nachhinein erkennen, dass es sich um eine Wahnbildung handelt, die nicht ihm persönlich gilt.
Überraschend wirkt schließlich das Ende der Beziehung. Als Herr F. in die nahe gelegene Außenwohngruppe zieht, hört sie, ohne intensive Kontaktversuche oder Trennungsschmerz, einfach auf. Hierfür bieten sich folgende Hypothesen an: Beide haben nie eine stabile »Objektbeziehung« aufgebaut. Eine Unterscheidung zwischen »Ich« und »Du« setzt eine ansatzweise kohärente Ich-Struktur voraus, was insbesondere bei Frau M. nicht gelungen ist. Die Partner befriedigen aneinander eher fragmentierte, nur schwach miteinander verbundene Triebimpulse und Kontaktbedürfnisse. Emotionen bleiben in der Beziehung abgespalten, um von ihnen nicht überflutet zu werden. Die Beziehung tangiert so den gesamten »emotionalen Haushalt« nur begrenzt.
Dies kann auch positiv bewertet werden: Offenbar haben beide Partner ausreichende Selbstschutzmechanismen, um sowohl in der Beziehung als auch in ihrer Auflösung ihr jeweiliges Stabilisierungsniveau aufrechtzuerhalten.

→ **Beispiel Frau S. und Herr L.:** Bei Frau S. sind eine schizoaffektive Psychose und eine Abhängigkeit von Opiaten (substituiert), Alkohol und Benzodiazepinen sowie ein Missbrauch zahlreicher weiterer Substanzen (Cannabis, Kokain und Amphetamine) bekannt. Schon lange leidet sie unter schweren Schlafstörungen und Angstträumen, in denen sie traumatisierende Kindheitserlebnisse von elterlicher Gewalt wieder erlebt. Frau S. war ein Mal verheiratet und hat auch hier gravierende Verletzungen erlitten. Die akute psychotische Symptomatik, vor allem mit negativ kommentierenden Stimmen, trat erstmals vor mehreren Jahren während eines Gefängnisaufenthaltes auf. In der Einrichtung schwankt ihre affektive Verfassung zwischen Dysphorien und Antriebsschwäche einerseits und hypomanischen Zuständen andererseits. In eher maniformen Zuständen präsentiert sie ungehemmt öffentlich eine Vielzahl von sexuellen Impulsen.

Anfangs hat Frau S. nur wenige Konsumfälle, meist mit Cannabis. Nach etwa zwei Jahren beginnt sie einen massiven und lang andauernden Benzodiazepinkonsum zu entwickeln, den sie nicht mehr unterbrechen kann. Als wir sie danach befragen, ob diese Rückfälligkeit damit zu tun haben könne, dass es ihr psychisch schlechter gehe, gibt sie spontan an, das genaue Gegenteil sei der Fall: Sie habe sich früher häufig deprimiert und antriebsarm gefühlt, jetzt gehe es ihr eigentlich »sehr gut«. Erst an dieser Stelle wird uns deutlich, dass sie zuletzt eher maniforme Verhaltensweisen zeigte und vor diesem Hintergrund einen Wechsel zu eher dämpfenden Substanzen vollzogen haben könnte. Wir schließen mit Frau S. eine Vereinbarung, in der sie sich – als Voraussetzung für den weiteren Aufenthalt – zu einer »Verbesserung ihres Konsumverhaltens« verpflichtet. Zusätzlich wird ein stimmungsstabilisierendes Medikament angesetzt. Es folgt eine längere Phase, in der sie rückfallfrei bleibt. Sie knüpft in dieser Zeit die recht stabile Beziehung zu Herrn L., beide ziehen fast zeitgleich in unsere Außenwohngruppe.

Herr L. ist ebenfalls langjährig heroinabhängig und substituiert. Im Unterschied zu Frau S. ist bei ihm durchgängig eine ausgeprägte Antriebsschwäche zu beobachten. Außerdem zeigt sich ein deutlich paranoides Erleben. So fühlt er sich beim Busfahren häufig von fremden Menschen bedroht und reagiert in solchen Situationen gelegentlich fremdaggressiv. Herr L. nimmt die Einrichtung und die hier lebenden Personen rasch von seinem paranoiden Erleben aus, sobald er sich akzeptiert fühlt. Bei Wegen außerhalb des Hauses eskalieren seine paranoiden Reaktionen

allerdings so weit, dass er sich bewaffnet. Eine deutliche Besserung stellt sich ein, als Herr L. auf ein Neuroleptikum eingestellt wird.
In der Beziehung beider scheint die Erwartung einer wechselseitigen Symptomreduzierung stark ausgeprägt. Herr L. hat weniger Ängste, wenn Frau S. ihn bei seinen Wegen außerhalb des Hauses begleitet. Andererseits verbringt Frau S. nur wenige Nächte in ihrem eigenen Zimmer, da, wenn sie nachts alleine sei, ihre Angstzustände und Angstträume wieder aufträten. Obwohl beide so zeitweise fast unzertrennlich wirken, betonen sie regelmäßig, sie hätten »keine Beziehung«.
Die Konstellation ändert sich auch hier, als Herr L. in eine eigene Wohnung zieht. Herr L. bleibt recht stabil, während Frau S. in eine massive Krise gerät. Zwar hält sie den Kontakt aufrecht, dennoch scheint ihr vor allem der angstreduzierende Faktor zu fehlen. Hierauf reagiert sie mit verstärktem Stimmenhören, starken depressiven Zuständen und lebensbedrohlichen Rückfällen mit Mischintoxikationen, was eine erneute vorübergehende stationäre Behandlung erforderlich macht. ×

Folgende Aspekte an diesem Beispiel sind lehrreich: Es scheint auch hier keine stabile Objektbindung stattzufinden. Insbesondere bei Frau S. zeigt sich, dass sie ein Objekt nicht symbolisieren und verinnerlichen kann. So kann sie den angstreduzierenden Effekt der Beziehung schon bei physischer Abwesenheit des Partners kaum aufrechterhalten; die Beziehung gerät schon durch eine räumliche Trennung in eine schwere Krise. Aber: Die Beziehung selbst wirkt nicht rückfallfördernd; vielmehr tritt die Rückfalldynamik erst dann auf, wenn die mit der Beziehung verbundenen psychischen Kompensationseffekte entfallen.

→ **Beispiel Frau B. und Herr K.:** Bei Frau B. sind eine schizophrene Psychose und ein Alkoholmissbrauch diagnostiziert. Sie hatte vor Längerem eine intime Beziehung von geringer Dauer, scheint ansonsten im Gesamtbild ihrer Persönlichkeit eher retardiert, unselbstständig und abhängig. Noch im Alter von Ende Dreißig muss sie täglich mit ihrer als übermächtig erlebten Mutter telefonieren, »um sich nicht schlecht zu fühlen«. Ihr ausgesprochen niedriges Selbstbewusstsein zeigt sich auch darin, dass sie in den Einzelgesprächen mehrere Wochen benötigt, bis sie mich überhaupt direkt anschauen kann. Im Mittelpunkt der psychotischen Symptomatik stehen entwertende und negativ kommentierende Gedanken ihres eigenen Verhaltens, die als »Stimmen« laut werden. Auf einen weiteren Alkoholkonsum verzichtet sie, weil dies in der Ein-

richtung »verboten« ist. Nach dem Umzug in eine eigene Wohnung entscheidet Frau B. sich dazu, nicht abstinent leben zu wollen, aber ihren Alkoholkonsum künftig mäßiger zu gestalten, was ihr – bei psychischer Stabilität – auch jahrelang gelingt.
Schon kurz nach ihrem Umzug knüpft sie eine Beziehung zu dem im gleichen Haus wohnenden Herrn K., der weitgehend dem Bild eines reinen Alkoholikers zu gleichen scheint. Er wurde insgesamt vier Mal in den Faßbacher Hof aufgenommen und lebte in der stationären Einrichtung immer abstinent. Nach seinem ersten Aufenthalt gelang ihm dies auch während einer ca. eineinhalb Jahre dauernden Paarbeziehung. Nach dem zweiten Aufenthalt im Wohnheim blieb er innerhalb einer betreuten Wohngemeinschaft stabil, zeigte sich aber schon bei der geringsten Verfügbarkeit von Alkohol hochgradig irritiert. Herr K. ist davon überzeugt, dass schon der geringste Konsum zwangsläufig zu massiver Rückfälligkeit führen müsse. Der dritte und vierte Aufenthalt mündeten jeweils darin, dass Herr K. versuchte, alleine in eine eigene Wohnung zu ziehen. Beides führte in kürzester Zeit (ein Mal schon vor dem Auspacken der Koffer) zu so massiven Alkoholvergiftungen, dass er auf internistischen Intensivstationen behandelt werden musste.
Als ich von der Beziehung zwischen Herrn K. und Frau B. erfahre, bin ich tief besorgt. Zwar kann ich mir einen selbst kontrollierten Alkoholkonsum von Frau B. gut vorstellen, solange sie psychisch stabil ist, aber wie würde hierauf der extrem abstinenzorientierte und zugleich zu extremen Rückfällen neigende Herr K. reagieren? Ehrlich verblüfft bin ich, als mir die Bezugsbetreuer berichten, Herr K. trage nun gelegentlich bei Einkäufen die Weinflaschen von Frau B., trinke aber selbst nie. Die Beziehung ist mittlerweile seit mehreren Jahren stabil, ohne dass Herr K. rückfällig wird. ×

Welche Hypothesen bieten sich an? Das Verhalten von Herrn K. scheint weniger als angenommen durch eine Eigenwirkung der Substanz, als vielmehr durch Persönlichkeitsfaktoren bestimmt. Herr K. bietet das Bild einer »abhängigen Persönlichkeit«, der es gelingt, Abstinenz zu halten, wenn er in einer Beziehung lebt oder hierfür ein Substitut, etwa die Einrichtung, hat. Andererseits führt das Alleinsein vermutlich zu archaischen Verlassenheitsängsten, rascher psychischer Dekompensation und massiver Rückfälligkeit.

## Schlussthesen

- Offensichtlich treten bei Menschen mit Komorbidität regelmäßig Störungen der psychosexuellen Entwicklung auf, die als Teilbedingung und Begleiterscheinung der Erkrankung interpretiert werden können.
- Dies spiegelt sich im häufig sexuellen Inhalt von Symptomen wider, der in der Regel als Problemlösungsversuch betrachtet werden sollte. Darüber hinaus bestehen vielfältige Korrelationen zwischen Substanzkonsum, Sexualität und psychosexueller Entwicklung.
- Es gibt keine spezifische Sexualität Psychosekranker, allerdings eine Reihe von Besonderheiten in der Strukturierung von Beziehungen. Die Herstellung einer stabilen Objektbeziehung gelingt häufig nicht. Andererseits zeigen sich regelmäßig sinnvolle Muster in der Ergänzung jeweiliger Stärken und Schwächen. Die Betroffenen verfügen – stärker als angenommen – über gut entwickelte Selbstschutzmechanismen, die sie vor gegenseitigen Destabilisierungen schützen.
- Eine Beziehung wirkt nicht per se rückfallfördernd. Eine Rückfalldynamik tritt häufig eher mit dem Wegfall der kompensatorischen Effekte der Beziehung in Erscheinung.
- Sexuelle Aktivität und Paarbeziehungen verändern meist nicht den Kernbereich der psychotischen Symptomatik, tragen aber deutlich zu einem höheren subjektiven Wohlbefinden bei. Wir sollten dies zum entscheidenden Gradmesser unserer eigenen Haltung machen.
- Voraussetzung hierfür ist vor allem eine permanente Reflexion unserer eigenen Blockaden und Widerstände.

## Literatur

Beitler, H. u. H. (2008): Zusammen wachsen – Psychose, Partnerschaft und Familie. Bonn.

Buddenberg, C. (2004): Praktische Probleme bei der Diagnostik sexueller Störungen. In: Strauss, B. (Hg.): Psychotherapie der Sexualstörungen. 2. Aufl. Stuttgart, 24 ff.

Freud, S. (1977): Drei Abhandlungen zur Sexualtheorie. Frankfurt, 69 ff.

Krause-Girth, C.; Oppenheimer, C. (Hg.) (2004): Lebensqualität und Beziehungen. Geschlechtersensible Betreuung psychisch Kranker. Bonn.

Mentzos, S. (2002): Psychose und Sexualität. In: Matejek, N.; Müller, T. (Hg.): Sexualität und Psychose. Göttingen, 32 ff.

Rost, W.-D. (1990): Psychoanalyse des Alkoholismus. Stuttgart, 33 ff.

Schäfer, I.; Krausz, M. (Hg.) (2006): Trauma und Sucht. Konzepte, Diagnostik, Behandlung. Stuttgart.

Strauss, B. (2004): Psychotherapie der Sexualstörungen – Versorgungs- und Weiterbildungsbedarf. In: Ders. (Hg.): Psychotherapie der Sexualstörungen. 2. Aufl. Stuttgart.

Wulff, E. (1992): Auslösung maniformer Psychosen als suchtanaloges Verhalten. In: Schwoon, D.; Krausz, M. (Hg.): Psychose und Sucht. Krankheitsmodelle, Verbreitung, therapeutische Ansätze. Freiburg, 41 ff.

***Wolfgang Krüger**, Jahrgang 1955, Dipl.-Sozialarbeiter und seit 1991 Leiter des soziotherapeutischen Wohn- und Betreuungsverbundes Faßbacher Hof in Leverkusen.*

*ASB Faßbacher Hof gGmbH*
*Wohn- und Betreuungsverbund*
*für Menschen mit psychischer Erkrankung und Sucht*
*Neuenhausgasse 15*
*51375 Leverkusen*
*Tel. 0214 53026*
*Fax 0214 53027*
*fassbacherhof@asb-bergisch-land.de*
*www.fassbacher-hof.de*

# Ambivalenz – ein Phänomen im Umgang mit Doppeldiagnose-Patienten

*Gregor Könemann*

In diesem Artikel soll ein Phänomen beschrieben werden, das im Umgang mit Doppeldiagnose-Patienten häufig den Verlauf der therapeutischen Kontakte prägt. Dabei ist ausdrücklich nicht nur die Ambivalenz unserer Klienten gemeint, sondern ebenso die der »Profis«.
Folgende Aspekte der Ambivalenz oder des »Pendelns« werden in subjektiver Auswahl näher beleuchtet:

- Das Pendeln zwischen den Versorgungssystemen
- Das Pendeln zwischen Abstinenzmotivation und Konsumfaszination
- Das Pendeln zwischen Struktur (»Regeln«) und Akzeptanz der eingeschränkten Möglichkeiten der Betroffenen in den Behandlerteams
- Das Pendeln zwischen Überoptimismus (»Rehabilitationsdruck«) und therapeutischem Nihilismus
- Das Pendeln zwischen »Adhärenz« und »Freiheit«

Der Begriff der Ambivalenz, der sich aus den lateinischen Worten »ambo« (= beide) und »valere« (= gelten, schätzen) zusammensetzt, ist fremd und vertraut zugleich. Neben der alltagssprachlichen Bedeutung des Sich-nicht-entscheiden-Könnens – je nach der (inneren) Bedeutung der Entscheidung durchaus mit Gefühlen der quälenden Zerrissenheit verbunden – steht der psychiatrische Fachterminus, der neben anderen von Eugen Bleuler als ein zentrales psychiatrisches Symptom benannt worden ist (BLEULER 1983). Bleuler beschrieb in seinem Lehrbuch die Ambivalenz einerseits als ein unverbundenes Nebeneinander gegensätzlicher Gefühle und Handlungswünsche im Rahmen der Schizophrenie, andererseits als sich ausschließende und abgewehrte Wünsche als wesentliche Ursache neurotischer Krankheitsausprägungen.
In der Geschichte der Tiefenpsychologie hat die Bedeutung des Begriffs Ambivalenz verschiedene Abwandlungen erfahren, die hier nicht nachgezeichnet werden sollen. In der psychoanalytischen Tradition sind die prägenden Charakteristika des Begriffs der innere Konflikt und die

Unbewusstheit. In diesem Artikel wird der Begriff Ambivalenz jedoch nicht in der psychoanalytischen Definition benutzt und daher wird im Folgenden mehr vom Bild des Pendel(n)s gesprochen.

Dennoch beschreiben die tiefenpsychologischen »Eigenschaften« der Ambivalenz wichtige Aspekte des Artikelthemas: Die Pendelbewegungen unserer Klienten sind aufseiten der Betroffenen Ausdruck gegensätzlicher und (scheinbar) unvereinbarer Wünsche und somit eines »Konflikts«. In den Behandlerteams wird dieser Konflikt häufig stellvertretend zwischen den Teammitgliedern ausgefochten. Klienten mit Psychose und Sucht bewegen sich zwischen zwei Behandlungssphären, die früher nur wenige Schnittpunkte aufwiesen: der Allgemeinpsychiatrie und der Suchtmedizin. Der Klient musste sich entscheiden, welcher der Sphären er sich zuordnete oder wurde von extern in eine der Sphären hineingeschoben. Die Herangehensweisen der Behandler aus den beiden Sphären waren sehr gegensätzlich. Auf der einen Seite stand die fürsorglich agierende Allgemeinpsychiatrie, auf der anderen die konfrontativ arbeitende Suchtmedizin.

Auch wenn die Gegensätze inzwischen überbrückbar erscheinen: In manchen Teams finden die traditionellen Herangehensweisen der Allgemeinpsychiatrie und der Suchtmedizin auch heute noch streitbare Vertreter mit der Folge unklarer kommunikativer Signale in Richtung der Klienten, die zu einem Behandlungsabbruch führen können. Die zugrunde liegenden Konflikte sind zwar nicht im analytischen Sinne unbewusst. Je nach den ausdrücklichen oder vom Klienten fantasierten »Ausschlusskriterien« des gerade in Anspruch genommenen Hilfesystems, können bestimmte Themen jedoch geradezu mit einem Tabu belegt sein – auch innerhalb der Behandlerteams. Unsere Klienten spüren das sehr gut und »schonen« ihre Behandler, indem sie die Tabus beachten und uns nur die Teile ihrer Anamnese berichten, mit denen sie Gehör finden können.

Ziel dieses Artikels ist die Ermutigung zum »Tabubruch«. Der Lohn des Mutes ist die Rückmeldung der Klienten, sich in ihrer Zerrissenheit wahrgenommen und verstanden zu fühlen. Als »Nebenwirkung« winken aufseiten der Behandler eine höhere Arbeitszufriedenheit und eine geringere Gefahr von Burn-out-Syndromen.

# Das Pendeln zwischen den Behandlersystemen

Die Deutsche Fachgesellschaft Psychose und Sucht hat sich aus dem Arbeitskreis Psychose und Sucht entwickelt, der 1990 in der damaligen Fachabteilung Bad Rehburg durch Michael von der Haar ins Leben gerufen wurde. Dort war 1989 auf Initiative des Arbeitskreises Sozialpsychiatrie der Landeshauptstadt Hannover eine der bundesweit ersten Spezialstationen für Doppeldiagnose-Patienten gegründet worden. Anlass dazu war die Erkenntnis, dass Menschen, die gleichzeitig eine Erkrankung aus den Bereichen Psychose und Substanzabhängigkeit aufwiesen, in der Regel von dem Phänomen der Ausstoßung betroffen waren: Die Aufnahme in die Allgemeinpsychiatrie war nur möglich, wenn die psychotischen Erscheinungen augenfällig überwogen und keine sichtbare Intoxikation vorlag. Der Substanzkonsum wurde in seinen Ursachen und Auswirkungen dann »übersehen« oder der Klient wurde an »die Sucht« verwiesen. Dort war eine Aufnahme stark intoxikierter Klienten mit dem vorgebrachten Ziel Abstinenz selbstverständlich möglich. Die baldige Entlassung erfolgte aber nach den »Rückfällen« mit Alkohol oder Drogen oder weil die psychotischen Symptome exazerbierten. Die Klienten stellten sich auf die Behandler ein und berichteten in den Aufnahmegesprächen nur das, was die Teams hören wollten. Seinerzeit glaubten noch viele Allgemeinpsychiater und Suchtmediziner, der Substanzkonsum sei bei Schizophrenen ein eher seltenes Phänomen. Forschungsarbeiten mit guter Methodik zur Prävalenz der Doppeldiagnose lagen nicht vor bzw. hatten noch keine Beachtung gefunden.
Die zwischenzeitlichen Erkenntnisse zur Häufigkeit der Doppeldiagnose bei vielen psychischen Erkrankungen – neben der Schizophrenie sind vor allem manisch-depressive Erkrankungen, Angsterkrankungen und einige Formen der Persönlichkeitsstörungen betroffen – sollten erwarten lassen, dass diese Pendelbewegung mittlerweile zum Stillstand gekommen sei. Das ist leider nicht der Fall. Obwohl sich viele Anbieter therapeutischer Leistungen dem Thema Doppeldiagnose geöffnet und dafür Konzepte entwickelt oder übernommen haben, nimmt immer noch die Mehrzahl der psychiatrischen Einrichtungen jenseits der Akutbehandlung keine Klienten mit einer Suchtdiagnose auf, oder es gibt keine Konzepte für den Umgang damit. Umgekehrt fehlt in den Einrich-

tungen der Suchthilfe überwiegend das Know-how für die Behandlung von Psychosen. Das heißt nicht, dass sich die Betroffenen nicht in diesen Einrichtungen finden ließen. Es sind die scheinbar schwierigen Patienten, die auch gern als »Systemsprenger« tituliert werden.

In besonderem Maße sind die Einrichtungen für medizinische Rehabilitation psychisch kranker Menschen betroffen. Hier wird die Situation dadurch verkompliziert, dass die Behandlungen auch durch die Kostenträger ausgesprochen hochschwellig angelegt sind. Die wenigen spezialisierten Einrichtungen haben Wartezeiten von einem halben Jahr und länger.

In der Einleitung sind die unterschiedlichen Sphären der Allgemeinpsychiatrie und Suchtmedizin skizziert worden. Hier schwinden in den letzten Jahren glücklicherweise die Gegensätze deutlich: Mit dem Vormarsch der nicht-konfrontativen Behandlungskonzepte wie dem Motivational Interviewing (vgl. Miller und Rollnick 2009) oder dem CRA-Ansatz (vgl. Meyers und Smith 2009) in der Suchtmedizin und der vermehrten Offenheit für Therapieziele unterhalb der Schwelle der »Total-Abstinenz für alle Zeit« werden die Behandlungsstile des Suchthilfesystems zunehmend kompatibel für Doppeldiagnose-Patienten. Umgekehrt sind viele Allgemeinpsychiater für das Thema sensibilisiert worden und stellen sich auf die Problematik ein. Dennoch herrscht weiterhin keine Einigkeit bezüglich der Behandlungskonzepte und es wird die Meinung vertreten, eine Suchtbehandlung sei erst nach Remission der Psychose sinnvoll. Und umgekehrt könne, solange ein Klient nicht abstinent sei, die Psychose nicht wirkungsvoll behandelt werden. Integrierte Behandlungsansätze sind keineswegs die Regel.

Wie sieht der Ausstieg aus diesem Pendelsystem aus? Der entscheidende Schritt ist die gezielte Frage vonseiten der Behandler. Wovon ich nichts weiß, dafür kann ich auch keine Hilfestellung anbieten. Dabei ist auf der »Suchtseite« der wichtigere Aspekt in der Regel nicht die Frage, ob der Klient konsumiert, sondern wofür. Was erreicht der Klient subjektiv mit dem Suchtmittel? Einige Aspekte dazu werden im nächsten Abschnitt beschrieben.

Manchem mag die umfassende Erhebung einer Suchtanamnese einschließlich der Konsummotive im zunehmend gehetzten Alltag als nicht realistisch erscheinen. Aber mithilfe entsprechend offen formulierter Fragenbögen werden die entscheidenden Punkte deutlich und einer gezielten Thematisierung zugänglich.

## Das Pendeln zwischen Abstinenzmotivation und Konsumfaszination

Bereits 1991 beschrieben Wissenschaftler (Noordsy et al. 1991) in einer Studie an schizophren Erkrankten die subjektiven Effekte des Alkoholkonsums auf allgemeine Symptome und Kernsymptome der Schizophrenie. Nachfolgend entwickelte sich die noch andauernde Diskussion über die Selbstbehandlungshypothese des Substanzkonsums bei Schizophrenen. Im Kern sagen die Ergebnisse Noordsys aus, dass durch Alkoholkonsum auch schwerwiegende psychische Symptome in einem hohen Prozentsatz gelindert werden. Analoge Untersuchungen wurden für andere Suchtstoffe, insbesondere Cannabis, angestellt. Auch wenn wir Behandler es schon immer geahnt hatten: Diese kurzfristigen Effekte werden, wie zwischenzeitlich vielfältig beschrieben (z. B. Swoffort et al. 2000), durch langfristig schlechtere Verläufe mit chronifizierter Symptomatik erkauft.

Auf der anderen Seite hat der Konsum ja auch für Menschen ohne Psychosen aufgrund der Rauschwirkungen eine hohe Anziehungskraft. Wer auf den Drogenentzugsstationen seinen Klienten gut zuhört, braucht schon eine gefestigte Persönlichkeit, um nicht selbst in Versuchung zu kommen, die Amphetamin- oder Kokainwirkungen erfahren zu wollen.

Eine zweifelhafte Rolle beginnen zudem einige Beiträge zur Diskussion über Neuro-Enhancement zu spielen. Und vielen wird auch die Diskussion über LSD und andere psychoaktive Substanzen als »therapeutisches Agens« geläufig sein. Noch 2009 forderte eine ärztlich-psychotherapeutische »Behandlung« mit einem Drogencocktail ein Todesopfer in Berlin und brachte etliche Teilnehmer in stationäre Behandlung. Die These von der Schädlichkeit des Drogenkonsums ist also keineswegs von allen relevanten gesellschaftlichen Gruppen akzeptiert worden. Und der zunehmend häufige Einsatz von Methylphenidat, Modafinil oder Antidepressiva durch psychisch »gesunde« Menschen fordert eine neue und breite Diskussion über die chemische Manipulierbarkeit der Gehirntätigkeit, aber auch über gesellschaftliche Leistungsansprüche heraus.

Für viele Klienten mit Doppeldiagnose stellte das Drogenmilieu das bislang einzig akzeptierende Umfeld dar – mit entsprechender Sogwirkung.

Sozialer Abstieg, Verlust des familiären Rückhalts, Wohnungslosigkeit und Kriminalität sind immer noch Folgen psychischer Erkrankungen, wobei Klienten mit Psychose und Suchterkrankung in besonderem Maße betroffen sind. Wenn sich unser Klient jetzt – vernünftigerweise und auf unseren Rat hin – für ein abstinentes Leben entscheiden möchte, verabschiedet er sich gleichzeitig von den wenigen Menschen, die ihn bislang so akzeptiert hatten, wie er war. Ein Ersatz dafür ist damit noch lange nicht in Sicht. Die Wiederannäherung an die Familie ist für die Betroffenen zwar sicherlich meist lohnend, bedeutet aber zunächst das Überwinden eines tiefen und langjährig gewachsenen Misstrauens auf der Gegenseite: Bekommt mein Sohn, mein Bruder oder Ex-Partner jetzt doch noch die Kurve? Oder muss ich wieder mal mein Portemonnaie wegschließen und mich auf eine weitere Enttäuschung vorbereiten? Will ich mich auf dieses Risiko überhaupt einlassen?
Das genaue Hinhören hilft aber nicht nur hinsichtlich des Substanzkonsums weiter. Die Inhalte des psychotischen Erlebens lassen jenseits aller Erkenntnisse der biologischen Psychiatrie nicht nur einen Einblick in das Wertesystem, die Fantasien und Ängste der Betroffenen zu, sie können mir auch als Wegweiser dienen, um – im Sinne des bekannten Vulnerabilitäts-Stress-Modells – die persönlichen Erfahrungen und Stressoren zu identifizieren, die für die Auslösung der Erkrankung von Bedeutung sind.
Was machen wir nun mit dieser Erkenntnis? Der erste Schritt ist das Anerkennen und Schätzen des Gewesenen. Nur wenn ich als Behandler weiß und im Kontakt mit dem Klienten deutlich machen kann, dass der Substanzkonsum unmittelbar viele positive Aspekte hat und sich die negativen Folgen in der Regel erst viel später demaskieren; nur wenn ich die bisherigen Entscheidungen der Klienten als sinnhaft und als Lösungsversuche für eine vielschichtige Problematik erlebe und benenne; nur wenn ich berücksichtige, dass auch ein abstinentes Leben seine gelegentlichen »Kicks« und eine Grundzufriedenheit braucht, kann ich mich mit den Klienten auf Augenhöhe in einen Suchprozess begeben, in dem die durch die Suchtmittelabstinenz gerissenen Lücken sinnvoll und hoffentlich unschädlich anders gefüllt werden können. Dann fällt es dem Behandlungsteam auch leichter, den gelegentlichen Konsum unserer Klienten nicht als Scheitern der Behandlung oder gar Ablehnung unserer gut gemeinten Hilfe zu erleben.

## Das Pendeln zwischen Struktur und Akzeptanz

Weiter oben klang mittelbar schon an, was die besonderen Stärken der Allgemeinpsychiatrie und der Suchtmedizin ausmacht: Während allgemeinpsychiatrisch geprägte und ausgebildete Teams besonders gut in der Lage sind, psychotische Krisen mit ihren möglichen selbst- und fremdaggressiven Impulsen abzufangen, den vor psychotischen Ängsten fliehenden Klienten zu halten und ein sicheres Umfeld und Beziehungsangebot zu machen, zeichnen sich die suchtmedizinisch ausgebildeten Teams besonders durch die Klarheit der Kommunikation, Verlässlichkeit von Absprachen und Hilfe durch Orientierung an von außen bereitgestellter Struktur aus. Damit sind im Umkehrschluss aber auch die Achillesfersen der beiden Fachdisziplinen beschrieben.

Ein Großteil unserer Klienten kommt zu einem Zeitpunkt mit den Hilfesystemen in Kontakt, der auch ohne psychiatrische Erkrankungen schon schwer zu bewältigende Aufgaben bietet: der Adoleszenz. Mit dem Begriff ist hier weniger ein biologisches Alter als eine Entwicklungsaufgabe gemeint. Das Auftreten der ersten psychotischen Episode – typischerweise am Übergang zum Erwachsenenleben – hatte in aller Regel schon einen mehrjährigen Vorlauf mit Symptomen von Antriebslosigkeit, affektiver Verflachung, Vernachlässigung früherer Interessen und Leistungsknick. Dieses prodromale Syndrom der Schizophrenie gleicht den Folgen eines exzessiven Cannabiskonsums so sehr, dass sich Generationen von forschenden Psychiatern darüber gestritten haben, ob es eine cannabisinduzierte Schizophrenie gibt oder nicht. So verwundert es nicht, dass nicht nur die Frühphasen einer Schizophrenie, sondern in gleicher Weise früh beginnende Suchtkarrieren die Betroffenen an der Entwicklungsaufgabe der Adoleszenz scheitern lassen. In der Folge haben es die behandelnden Teams teilweise mit »pubertierenden« 20- bis 25-Jährigen zu tun. Mehr noch: Insofern sich die Hinweise auf die Rolle frühkindlicher Traumata auch bei den Psychose- und Doppeldiagnose-Erkrankten weiter erhärten (vgl. Schäfer 2009; Krausz und Schäfer 2006), sind damit auch Verhaltensweisen der Klienten verständlich geworden, die aus noch deutlich früheren Lebensphasen zu stammen scheinen.

Während sich nun die einen Teams schwer damit tun, elementare Regeln eines geordneten Zusammenlebens in den Einrichtungen auch mit Konsequenzen für Übertretungen durchzusetzen und hinsichtlich des Substanzkonsums eher eine »Laissez-faire«-Haltung vertreten, überhöhen andere Teams den Wert der »Struktur« und drohen dabei die individuelle Not aus dem Blick zu verlieren, die sich in der Regelübertretung oder dem Konsum ausdrücken kann. Die Folge sind »disziplinarische Entlassungen« der Klienten.

Für Klienten, die sowohl mit einer psychotischen Erkrankung als auch mit einer stofflichen Sucht zu kämpfen haben, sind die zuweilen extremen Pendelpositionen eines Teams an den Polen von Akzeptanz und Struktur ein Hindernis für ihre Stabilisierung. Denn infolge der oft frühzeitig gestörten Lebensentwicklung konnten viele Erfahrungen einer »normalen« Jugendzeit nicht gemacht und Konflikte mit den Eltern und anderen Autoritäten nicht auf angemessene Weise ausgetragen werden. Die partnerschaftliche Rolle konnte noch nicht adäquat erprobt werden oder es bestehen sogar noch Zweifel über die eigene sexuelle Orientierung. In der Konsequenz brauchen die Teams, die sich mit Doppeldiagnose-Klienten beschäftigen, nicht nur das Beste aus beiden Welten der Allgemeinpsychiatrie und der Suchtmedizin, sondern auch jugendpsychiatrisches Wissen.

Das Wissen allein reicht allerdings nicht, wenn unsere Klienten aufgrund ihrer schlechten Erfahrungen unsere Verlässlichkeit testen oder aber manchmal durch die aktuellen äußeren Anforderungen einfach überfordert sind, was mit Substanzkonsum und erneuten Schüben psychotischer Symptome beantwortet wird. Dann ist für die Behandlerteams die Gefahr, sich emotional mit ihren Klienten zu verstricken, besonders groß. Zu den Erfahrungen aus Allgemeinpsychiatrie, Suchtmedizin und Kinder- und Jugendpsychiatrie müssen daher offen und reflektiert geführte Teambesprechungen wie auch regelmäßige Super- und Intervisionen treten.

## Das Pendeln zwischen Über-Optimismus und therapeutischem Nihilismus

Viele Forschungsarbeiten haben sich mit der Frage beschäftigt, wie das gemeinsame Auftreten von Psychose und Sucht die Symptomatik und den Verlauf der Erkrankungen beeinflusst. Dabei ist meines Erachtens bis heute kein klares Bild entstanden.
Einerseits wiesen Studien auf eine höhere Symptombelastung seitens der Psychose hin, wenn gleichzeitig auch eine Suchterkrankung besteht. Auf die Behandlung mit klassischen Neuroleptika sollten die Klienten mit einer höheren Rate bzw. stärkeren Ausprägung von Nebenwirkungen reagieren; der Anteil behandlungsresistenter Symptome sollte erhöht sein. Andererseits zeigten Klienten mit Doppeldiagnose weniger kognitive Einschränkungen als »rein« schizophren Erkrankte. Ebenso zeigten sie höhere Leistungen in Messskalen, die soziale Skills untersuchten und ihre psychotischen Phasen verliefen kürzer. All diese Befunde scheinen von den Erfahrungen des klinischen Alltags weit entfernt. Hier dominieren stattdessen die Erkenntnisse, dass

- nur wenige Betroffene nach dem ersten psychotischen Schub in ein »normales« Leben zurückkehren;
- die Erkrankungen sehr häufig einen chronischen Verlauf nehmen;
- die in der Mehrzahl jungen männlichen Klienten mehrere Anläufe benötigen, um wieder Fuß zu fassen;
- wir einige Klienten über viele Jahre hinweg immer wieder bei uns sehen.

Überhaupt scheinen die Patientenkollektive der Forschungsarbeiten nur wenig mit den Klienten zu tun zu haben, die in einer Sektorversorgungsklinik aufgenommen werden: Eher selten lassen sich in der Anamnese intakte Elternhäuser, geregelte Bildungswege, geschützte kindliche Entwicklungen finden. Viel häufiger hören wir von vielfachen Vorbehandlungen in anderen psychiatrischen Einrichtungen, die teilweise weit über das Bundesgebiet verstreut liegen, von einer generationenübergreifenden Familiengeschichte von Suchterkrankungen, Heimkarrieren sowie körperlichen und psychischen Übergriffen. Die Persönlichkeitsentwicklung der jungen Erwachsenen wurde dann eben nicht erst mit dem Beginn einer Suchtkarriere oder den Vorstadien der Psychose beeinträchtigt. Das

Resultat dieser menschlichen Katastrophen sind Klienten, die vor allem gelernt haben, in Institutionen zurechtzukommen; die größte Schwierigkeiten mit dem Begriff Vertrauen haben; die mit dem Wort Geborgenheit allenfalls Fantasien verbinden können, aber keine eigenen Erfahrungen. Die Behandlungsberichte über diese Menschen sind mit Worten wie »manipulativ«, »dissozial« oder »impulsgestört« gespickt.
Auf der beschreibenden Ebene ist diese Einschätzung auch gar nicht falsch. Implizit birgt die Anwendung dieser Fachtermini jedoch die Gefahr einer (negativen) Bewertung mit entsprechender Einflussnahme auf die nachfolgenden Hilfesysteme. Dabei verhalten sich die Klienten so, wie es für sie bisher am besten funktioniert hat. Kinderheime sind keine Orte, an denen man seine Ziele mit Zurückhaltung und Freundlichkeit erreicht. Die Drogenszene verlangt Schnelligkeit und eine gute Auffassungsgabe für soziale Situationen. Den täglichen Bedarf an »Stoff« und die nötigen Geldmittel dafür beschafft sich keiner mit Sanftmütigkeit und »Trantüterei«. Wer wollte ernsthaft von diesen Klienten erwarten, dass sie sich in unserer Gegenwart plötzlich in allzeit aufrichtige, ausgeglichene und folgsame Wesen verwandeln, die unseren Ratschlägen volles Vertrauen entgegenbringen?
Diese Konstellation verlangt den Teams viel ab. Sie müssen sich mit den Gefühlslagen von Verzweiflung, Wut und Trauer auseinandersetzen, die die Klienten mitbringen und in die Teams projizieren. Sie müssen aushalten, dass es meist lange braucht, bis sie von den Klienten nicht mehr als potenziell hinderlich für die kurzfristigen Bedürfnisse oder sogar als feindlich betrachtet werden, bis sie Verlässlichkeit »bewiesen« und sich Vertrauen »verdient« haben. Die Teams müssen akzeptieren, dass die Lebensgeschichten ihrer Klienten nicht innerhalb weniger Wochen ins Positive gewendet werden können, sondern dass sie einen sehr langen Atem benötigen.
Umgekehrt ist die Versuchung groß, in diejenigen Klienten, die günstigere Startbedingungen in ihrer Kindheit und Jugend hatten, ein Übermaß an Hoffnung zu setzen und diese mit unausgesprochenen Erwartungen zu überfordern. Diese Klienten müssen dann zu dem Druck, die primär hohen Erwartungen ihrer Herkunftsfamilie zu befriedigen auch noch als Kompensation für die »verlorenen Kinder« der Teams herhalten. Sie tragen im Falle des Scheiterns das maximale Suizidrisiko in der ohnehin mit der höchsten Suizidrate aller psychiatrischen Erkrankungen belasteten Klientengruppe.

Das beschriebene Pendel schwingt aber natürlich nicht nur innerhalb der Teams. Analoge Bewegungen lassen sich auch im Erleben der Klienten nachverfolgen. Der Schritt, Hilfe zu suchen, war schließlich schwer genug und jetzt soll – bitte schön – aber auch alles schnell gut werden. Die erneute Verstärkung psychotischer Symptome oder das »Schwachwerden« mit Alkohol oder Drogen werden dann schnell zur inneren Katastrophe. Und niemand ist so sensibel für die Bewertungen und Erwartungen der Behandler wie Menschen mit Psychose-Erfahrung.
Diesen Schwierigkeiten ist seitens der Teams mit den gleichen Mitteln zu begegnen, die wir auch den Klienten empfehlen: Wir tun uns keinen Gefallen damit, nach dem Alles-oder-nichts-Prinzip zu verfahren. Es braucht vielmehr von Anfang an realistische Zielsetzungen für die aktuelle Behandlungsepisode. Und es braucht die Bereitschaft des Teams, sich als Begleiter zu verstehen, der die aktuell möglichen Entwicklungsschritte der Klienten fördert. Ein hilfreiches Bild ist dafür immer noch die Schwoonsche Zielhierarchie (SCHWOON und KRAUSZ 1994) der Suchtbehandlung. Für die Schizophrenie ist eine Suizidrate (Lifetime) von 9 bis 14 Prozent bekannt, für Suchterkrankungen liegt die Suizidrate bei 17 Prozent (z. B. BERTOLOTE et al. 2004, GARLIPP et al. 2006). Auch wenn kaum verlässliche Zahlen zur Verfügung stehen, besteht weitgehend Einigkeit darüber, dass Substanzkonsum bei Schizophrenen einen unabhängigen Faktor für Suizidalität darstellt (z. B. PERENYI und FORLANO 2005). Das primäre Ziel bei einer Erkrankung mit teilweise massiven körperlichen Folgeschäden und einer der höchsten Suizidraten ist daher das Überleben.
Ein Abschied vom Klienten im Zustand der weiter bestehenden psychischen Behinderung oder mit episodischem Substanzkonsum ist vor diesem Hintergrund kein Scheitern, sondern idealerweise eine Etappe. Auch eine Unterbringung nach PsychKG oder Betreuungsrecht ist per se keine schlechte Ausgangsbasis für eine Behandlung, wenn ich die damit verbundene Beschränkung der eigenen Handlungsfreiheit offen benenne und entgegengesetzte Wünsche der Klienten als berechtigt anerkenne. Die erste (vielleicht nur kurze) Behandlungsepisode ermöglicht dann eine zweite, spätere, ohne Unterbringung, in der mehr erreicht werden kann. Die Teams, denen das Bewahren dieser Haltung gelingt, bleiben auch bei »ungünstigen« Verläufen handlungs- und arbeitsfähig. Sie können den Wiederkehrern mit positiven Emotionen begegnen.

## Das Pendeln zwischen Adhärenz und Freiheit

Ich muss zunächst erläutern, was ich mit dem Begriff Adhärenz meine: Vor allem im Zusammenhang mit der Erforschung der Schizophrenie-Behandlung berichten Forscher immer wieder über das Ausmaß medikamentöser Compliance, das mit dieser oder jener Therapie verbunden sei. Wie viel Prozent der verordneten Dosen nimmt mein Klient auch wirklich ein, bzw. wie lange bleibt er dabei, bevor er in der Mehrzahl der Fälle das Medikament ohne Konsultation bzw. entgegen dem Rat des behandelnden Arztes reduziert oder absetzt? Medikamentencompliance beschreibt einen Teilaspekt der Adhärenz, der meines Erachtens überbetont wird. Adhärenz meint letztlich das Ausmaß an Vertrauen, das ein Klient in die Nützlichkeit seiner Behandlung hat und wie weit er in der Folge bereit ist, die Angebote seiner Behandler anzunehmen bzw. mit diesen bei der Problemlösung zusammenzuarbeiten. So wie klassischerweise die Abstinenzmotivation in eine Suchttherapie schon mitgebracht werden musste, wurde auch die Adhärenz als eine Gegebenheit in Eigenverantwortung des Klienten angesehen oder aber als eine »Nebenwirkung« des eingesetzten Medikaments behandelt.
Diese Sichtweise hat sich für die meisten Behandler mittlerweile überholt und die Teams wissen, dass Motivation und Adhärenz dynamische Phänomene sind. Die der Adhärenz innewohnende Dynamik wird meiner Erfahrung nach jedoch weiterhin von Behandlungsteams unterschätzt ebenso wie die Einflussmöglichkeiten der Behandler, die Adhärenz zu erhalten bzw. zu verbessern.
Aufseiten der Klienten ist eine höhere Adhärenz an ein Helfersystem subjektiv mit dem Aufgeben von Freiheit verbunden: Institutionen haben Regeln und Regelübertretungen haben Konsequenzen. Neben dem Abstinenzgebot sind vor allem die erwähnte Medikamenteneinnahme und die Teilnahme an Tagesstruktur ein häufiger Anlass zum »Widerstand« des Klienten. Sich Freiheiten zu erlauben, kann dann schnell bedeuten, sich vom Hilfesystem zu verabschieden. Vor dem Hintergrund der oben beschriebenen Adoleszenzkonflikte bzw. der noch ausstehenden Entwicklungsaufgabe bedeutet die Entscheidung der Klienten für einen häufig langfristigen Therapieplan auch die Entscheidung für eine erwachsene Form der Verantwortungsübernahme. Subjektiv gab es aber vielleicht noch viel zu wenige Gelegenheiten, sich auszuprobieren. Auch

dies kann unsere Klienten dazu bewegen, nicht vorschnell ihre erlebten Freiräume den Therapiezielen zu »opfern«.
Wie ist dieser Pendelbewegung zu begegnen? Es gilt deutlich zu machen, dass das Team Verständnis für die Impulse des Klienten aufbringen kann, sich – gegen die Vernunft – für kurzfristig größere Freiheit zu entscheiden. Gleichzeitig haben wir aber eine Alternative anzubieten: Indem die Erkrankungsverläufe stabilisiert werden, ergeben sich mittel- bis langfristig größere Freiheiten als beim Fortschreiten der Erkrankung. Das ist aber nur eine Seite. Ebenso wichtig ist die Fähigkeit der Teams, ihren Klienten nicht nur »den Ernst des Lebens« nahezubringen, sondern aktiv die Suche nach Spaß und Lebensfreude zu unterstützen. Dazu müssen die Teams gelegentlich Abstriche von ihren eigenen Regeln machen, kleine Freiheiten ermöglichen, Kompromisse eingehen und dadurch im besten Sinne zum Modell für den Klienten werden: Wenn beim Aushandeln der Interessen keine Sieger und keine Verlierer gekürt werden, waren Team und Klient gemeinsam erfolgreich.
Damit ist nicht der Kompromiss um jeden Preis gemeint. Daher möchte ich noch einmal auf den Abschied von unseren Klienten zu sprechen kommen: Manchmal müsste sich eine Seite zu sehr verbiegen, um noch eine Einigung zu ermöglichen. Dann ist eine gütliche Trennung besser als ein fauler Kompromiss. Wichtig ist mir dabei allerdings, den Abschied mit einer Einladung zu verbinden, die gemeinsame Arbeit zu einem anderen Zeitpunkt oder mit einem realistischeren Ziel fortzusetzen.

## Konsequenzen für die Praxis

Bislang war vor allem von Haltungen die Rede, die im Umgang mit unseren Klienten weiterhelfen können. Haltungen beschreiben nach meiner Überzeugung auch den überwiegenden Teil des Rüstzeugs, das die Behandler benötigen, um gemeinsam mit ihren Klienten erfolgreich zu arbeiten. Wenn ich also jetzt noch kurz über die »Tools« berichte, die in der Wunstorfer Klinik für Suchtmedizin und Psychotherapie zu diesem Zweck eingesetzt werden, dann vor allem deshalb, weil sie so alltäglich sind. Das heißt aber auch, dass vermeintlich fehlende Mittel niemanden davon abhalten müssen, ein Angebot für Klienten mit Psychose und Sucht zu machen. Ich setze dabei allerdings voraus, dass das Interesse der Mitarbeiter groß ist, ebenso etwas über die Klientengruppe zu lernen wie über den individuellen Klienten – und vielleicht auch über sich selbst.

Mit dem Begriff Neugier will ich eine weitere hilfreiche Haltung benennen, die wir sowohl in den Teams als auch bei unseren Klienten nutzen und fördern können. Psychoedukation ist dafür ein zentraler Bestandteil therapeutischen Handelns, nur bitte nicht als Frontalveranstaltung, sondern im lebendigen Austausch mit der Klientengruppe. In manchen Publikationen wird Psychoedukation auf die Aufklärung über Krankheitssymptome, Frühwarnzeichen und medikamentöse Behandlungsansätze verkürzt. Wir verstehen unter Psychoedukation in gleicher Weise die Vermittlung salutogenen Verhaltens unter Berücksichtigung aller wichtigen Lebensbereiche und die offene Diskussion über Drogeneffekte, angenehme wie unangenehme. Überhaupt ist das Nutzen der Gruppeneffekte nicht nur unersetzlich, sondern auch rationell. Daher sind therapeutische Kleingruppen wichtiger Baustein der Therapie. Einzelkontakte müssen darüber hinaus natürlich möglich bleiben, wenn die Symptomatik zu akut oder die behandelte Thematik zu privat oder schambesetzt ist. Tagesstruktur ist kein Selbstzweck, aber ein sinnvolles Vehikel zum Einüben von Normalität. Dazu gehört auch die Teilnahme an gemeinsamen Mahlzeiten. Die Möglichkeit zu begleiteter körperlicher Betätigung und – wo erforderlich – Physiotherapie haben einen großen Stellenwert, wie auch das Training kognitiver Fähigkeiten. Schließlich sind wir auch Ideengeber und Moderatoren bei der Beschäftigung mit angenehm verbrachter Freizeit. Die engsten Bezugspersonen der Klienten können dabei immer, aber müssen nie, in unser gemeinsames Handeln einbezogen werden. Maßgeblich ist der Wunsch der Klienten. Wir werben aber dafür, die Angehörigen mindestens über die in der Therapie entwickelten Pläne gemeinsam zu informieren. Besonders hilfreich, aber für viele Teams auch eine große Herausforderung, ist der systemische Ansatz, Teambesprechungen mit dem Klienten (und den Angehörigen) als Zuhörern durchzuführen. Nicht zuletzt ist eine regelmäßige Super- und Intervision für das Team selbstverständlich.

Das Thema Medikamente lässt sich zur Behandlung von Psychosen natürlich nicht ausklammern. Der Suchtmediziner in mir musste dabei erst einmal die Scheu vor dem Einsatz potenziell abhängig machender Substanzen überwinden. Im Zweifel hat die Suizidprävention und die

Reduktion von Angst – dem Hauptaffekt der Psychose – jedoch Vorrang vor der Suchtgefahr. Neuroleptika, Antidepressiva und Thymoleptika werden vorrangig nach dem Nebenwirkungsprofil ausgewählt und in der niedrigsten wirksamen Dosis eingesetzt. Dabei müssen wir fast ebenso häufig für eine niedrigere Dosis werben wie für eine Erhöhung, da immer wieder eine medikamentöse Abschirmung für die rauschgewohnten Klienten attraktiv erscheint. Die Bereitschaft, Vor- und Nachteile einer Medikation mit dem Klienten jederzeit neu abzuwägen, ist ebenso selbstverständlich wie die Berücksichtigung aller möglichen Nebenwirkungen. Bei unseren Klienten hat der Libidoverlust eine genauso hohe Bedeutung wie die Einengung der Beweglichkeit oder die Sedation. Sie wird nur seltener spontan berichtet und kann nicht beobachtet werden, also muss das Team gezielt danach fragen.

## Konsequenzen für die Praxis und Fazit

Ambivalenz, das Pendeln zwischen scheinbar sich ausschließenden alternativen Handlungsmöglichkeiten, ist ein genuin menschliches Phänomen. In den meisten Situationen werden wir dadurch nicht merklich behindert. In Anspannungs- und Krisensituationen verengt sich der Blick auf Alternativen jedoch zum Bild eines Dilemmas, auch dies ist eine urmenschliche Erfahrung. In extremer Weise kann dieses Phänomen jedoch Menschen mit psychischer Behinderung betreffen – und manchmal auch diejenigen, die ihnen bei der Überwindung der Behinderung helfen wollen.

Einmal als Dilemma erkannt, können wir die Initiative zurückgewinnen. Dafür bieten viele Therapierichtungen hilfreiche Techniken und Bilder an: Hypnotherapeuten Erickson'scher Prägung sprechen beispielsweise von einer »Problemtrance«, die den Blick auf Lösungsmöglichkeiten verstellt. Klient und Therapeut versuchen dann gemeinsam, die Problemtrance in eine kreative Lösungstrance umzuwandeln, in der Überzeugung, dass der Klient alle Mittel bereits kennt, die er zur Lösung seiner Schwierigkeiten benötigt. Systemisch geprägte Therapeuten bieten mit dem »Tetralemma« ebenso ein hilfreiches Gegenbild an (vgl. SPARRER und VARGA VON KIBÉD 2009). Ich denke, auch im Umgang mit »schwer Gestörten« tun wir gut daran, sehr genau auf die Lösungs-

vorschläge und Ressourcen unserer Klienten zu hören und uns nicht vorrangig als Experten aufzuführen.
Es sind also die Dogmen und Extreme, die die Klienten wie auch uns Helfer behindern. Bereits aus dem Wissen darum ergeben sich vielversprechende Strategien und gangbare Wege, wie wir uns gemeinsam mit unseren Klienten aus diesen Engführungen lösen können.

## Literatur

BLEULER, E. (1983): Lehrbuch der Psychiatrie. 15. Aufl. Heidelberg.

BERTOLOTE, J.; FLEISCHMAN, A.; DE LEO, D.; WASSERMAN, D. (2004): Psychiatric diagnoses und suicide: revisiting the evidence. In: Crisis 2004; 25 (4): 147–155.

GARLIPP, P.; SEIDLER, K.-P. (2006): »Status suizidalis« und Schizophrenie – eine Kausistik. In: Suizidprophylaxe 33 (2006), Heft 1.

KRAUSZ, M.; SCHÄFER, I. (Hg.) (2006): Trauma und Sucht. Stuttgart.

MEYERS, R.; SMITH, J. E. (2009): CRA-Manual zur Behandlung von Alkoholabhängigkeit. 2. Aufl. Bonn.

MILLER, W.; ROLLNICK, S. (2009): Motivierende Gesprächsführung. Freiburg.

NOORDSY, D.; DRAKE, R. E.; TEAGUE, G. B.; OSHER, F. C.; HURLBUT, S. C.; BEAUDETT, M. S.; PASKUS, T. S. (1991): Subjective experiences related to alcohol use among schizophrenics. In: J Nerv Ment Dis. 1991 Jul; 179 (7), 410–414.

PERENYI, A.; FORLANO, R. (2005): Suicide in schizophrenia. In: Neuropsychopharmacol Hung. 2005 Sep; 7 (3), 107–117.

SCHÄFER, I. (2009): Traumatic experiences in patients with psychosis: more arguments against the »bio-bio-bio Model« In: Psychiatr Prax. 2009 Jul; 36 (5), 205–207. Epub 2009 Jul 2.

SCHWOON, D.; KRAUSZ, M. (Hg.) (1994): Psychose und Sucht: Krankheitsmodelle, Verbreitung, therapeutische Ansätze. 2. Aufl. Freiburg.

SPARRER, I.; VARGA VON KIBÉD, M. (2009): Ganz im Gegenteil. 6. Aufl., Heidelberg.

SWOFFORD, C.; SCHELLER-GILKEY, G.; MILLER, A. H.; WOOLWINE, B.; MANCE, R. (2000): Double jeopardy: schizophrenia and substance use. In: Am J Drug Alcohol Abuse. 2000 Aug; 26 (3), 343–353.

***Dr. Gregor Könemann,*** *Jahrgang 1965, Facharzt für Psychiatrie und Psychotherapie sowie Facharzt für Neurologie, Leiter der Klinik für Suchtmedizin und Psychotherapie im KRH Psychiatrie Wunstorf. Er ist Mitbegründer der DFPS und Sprecher für den klinischen Bereich.*

*KRH Psychiatrie Wunstorf*
*Klinik für Abhängigkeitserkrankungen*
*Südstr. 25*
*31515 Wunstorf*
*Tel. 05031 93-0*
*Fax 05031 93-1207*
*info.wunstorf@krh.eu*
*www.krh.eu/wunstorf*

# THERAPIE- UND BETREUUNGSKONZEPTE

# Hasch macht lasch, aber alles kann gut werden oder Gefühle, die vernichten, suchen Opiate, die es richten

## Behandlungserfahrungen mit Patienten im Therapiezentrum Psychose und Sucht in Hamburg

*Stephanie Wuensch*

Sehr geehrte Leser, dieser zugegebenermaßen lange Titel stellt wiederkehrende Aussagen in der Arbeit mit Doppeldiagnose-Patienten dar. Der erste Teil »Hasch macht lasch« wird von den Konsumenten selbst als häufige Wirkung der Droge beschrieben. Alles wird zwar nicht immer »gut«, aber statistische Erhebungen und die Ergebnisse der 10-Jahres-Katamnese von über 600 bei uns bisher behandelten Patienten zeigen, dass Doppeldiagnose-Patienten, die als Hauptdroge Cannabis konsumieren, zwar häufig zu Beginn einer längeren medizinischen Rehabilitationsmaßnahme erhebliche Motivationsprobleme zeigen, im Verlauf dann aber oft eine belastbare Ich-Nachreifungsentwicklung machen und nach der Entlassung eine sehr gute Prognose haben.

Dem steht eine psychodynamische Erkenntnis gegenüber, die sich sowohl in der praktischen Arbeit wiederfindet als auch ausführlich im Rahmen von objektpsychologischen Theorien von verschiedenen Autoren beschrieben wird: Zerstörerische innere Selbstobjekte führen zu unerträglichen Gefühlen. Diese Gefühle versucht der Konsument von opiathaltigen Drogen in den Griff zu bekommen, wobei dann die »verschlungene« Droge selbst weiter destruktiv wirkt. Es zeigt sich also, dass der fortgesetzte Suchtmittelkonsum, ebenso wie das Festhalten an Psychosewelten, nicht nur einen misslungenen Selbstheilungsversuch darstellt, sondern auch eine eigene Destruktivität mit sich bringt.

Dies ist eine Erklärung wie die Erfahrungen, die wir in der Arbeit mit Doppeldiagnose-Patienten seit 1991 machen, zu deuten sind. Diese

Erfahrungen haben gezeigt, dass das Ausmaß der Destruktivität sich einerseits in der Wahl der Droge oder auch in der Ausgestaltung der Psychosewelt wiederfindet, andererseits aber auch wichtiger prognostischer Faktor ist. Daraus aber eine einfache Formel abzuleiten, geht auch nicht, denn die Prognose hängt ja auch immer wieder von den Mobilisierungsmöglichkeiten innerer Ressourcen ab.
Um aber die tägliche Arbeit im Rahmen einer einjährigen medizinischen Rehabilitationsbehandlung in einer so hoch spezialisierten Einrichtung wie dem Therapiezentrum Psychose und Sucht (TPS) exemplarisch darzustellen, möchte ich versuchen, die Aussagen im Titel meines Buchbeitrages anhand plastischer Beispiele zu verdeutlichen.

## Das Therapiezentrum Psychose und Sucht in Hamburg

Zunächst noch ein paar einführende Worte zu der Einrichtung selbst: Das Therapiezentrum Psychose und Sucht, eine Einrichtung der Stiftung Freundeskreis Ochsenzoll, existiert seit 1991. Es werden 25 Patientenplätze angeboten und die Therapiedauer beträgt zwölf Monate. Die Maßnahme wird in über der Hälfte der Fälle von den Rentenversicherungsträgern bezahlt, die übrigen Leistungsträger sind verschiedene Krankenkassen, vereinzelt auch Sozialämter.
Die Mehrzahl der aufgenommenen Patienten ist männlich, zwischen 20 und 35 Jahre alt, mit Haupt- oder Realschulabschluss, aber ohne Ausbildung und hat bereits vier bis sieben psychiatrisch-stationäre Krankenhausaufenthalte hinter sich:

- 20 Prozent der aufgenommenen Patienten konsumierten in der Vorgeschichte ausschließlich Alkohol
- 40 Prozent kamen mit einer Cannabisabhängigkeit, zum Teil kombiniert mit einem Alkoholmissbrauch, zur Aufnahme
- 40 Prozent betrieben polytoxikomanen (intravenösen opiatführenden) Suchtmittelkonsum

Bezüglich der psychiatrischen Diagnosen stehen schizophrene und affektive Psychosen im Vordergrund, behandelt werden aber auch Patienten mit Persönlichkeitsstörungen (emotional instabil, dissoziativ,

narzisstisch) und gleichzeitigem drogeninduzierten oder mikropsychotischen Erleben in der Vorgeschichte.
Die Patienten leben in drei Wohngruppen mit je sieben bis neun Mitgliedern und versorgen sich im Rahmen eng begleiteter hauswirtschaftlicher Anleitung selbst. Die Therapiebausteine umfassen:

- wöchentliche psychodynamisch ausgerichtete Einzelgespräche
- tägliche sozialrehabilitative Gespräche
- Suchtgruppen
- tiefenpsychologische Psychotherapiegruppe
- Musiktherapie
- Bewegungstherapie
- Entspannungstraining
- Soziale-Kompetenz-Trainingsgruppe
- Arbeits- und Ergotherapie mit Praktika-Belastungserprobungen
- fachpsychiatrische ärztliche Versorgung und Sprechstunde
- wohngruppenbezogene Gesprächsgruppen
- Angstbewältigungsgruppe
- Sport
- Psychoedukationsgruppe
- Angehörigengespräche
- Ernährungslehre

All diese Therapiebausteine sollen helfen, die illusionäre Scheinstabilisierung durch Drogenkonsum zu ersetzen. Dies geschieht durch Stärkung der inneren Ich-Funktionen auf der einen Seite und belastbare Bindungs- und Beziehungsentwicklungsfähigkeiten auf der anderen Seite. Ziel ist es, die innere Notwendigkeit der Flucht in psychotische Welten überflüssig zu machen, sodass eine Verringerung von Wahn und Halluzinationen sowie Denkstörungen erreicht werden kann. Auch wird daran gearbeitet, dass der Rückgriff auf Minussymptome, z. B. zur Reizabschirmung, nicht mehr nötig ist, bzw. sich verringern lässt.
Neben den eben beschriebenen Therapiebausteinen gibt es eine große Anzahl von Regeln, Absprachen und Hausordnungsvorgaben. Wenn Klienten sich nicht an die Hausordnung halten, wird dieses natürlich einerseits ausführlich thematisiert, andererseits aber auch sanktioniert (Ausgangssperren, Organisation von sozialen Aktivitäten etc.). Ist das nun streng, wie es so mancher Klient empfindet?

Aus unserer Sicht geht es nicht um eine strenge oder weniger strenge Einrichtung, sondern um die Antwort auf den Zustand der Klienten bei der Aufnahme.

In der Regel gibt es ein hohes regressives Potenzial bei Suchtpatienten schon vom Strukturniveau her. Die Rund-um-die-Uhr-Versorgung und Bereitstellung von Gesprächsangeboten in einer stationären Rehabilitationseinrichtung befördern oft diesen Zustand und das ist auch von unserer Seite gewollt, um psychodynamisch wirkungsvoll zu arbeiten.

Wichtig ist es, der Regressionsneigung haltgebende, begrenzende, stützende, aber auch klar markierende Elemente entgegenzusetzen. Nur innerhalb eines solchen Settings können die regressiven Tendenzen in sinnvoller Weise durchlebt, aber auch durch Entwicklung reiferer Strukturen abgemildert werden.

Kann das insgesamt überhaupt gelingen? Und mit welchen Fallstricken muss gerechnet werden? Wie verhält es sich mit den in der Überschrift gemachten Aussagen? Hier zunächst ein Fallbeispiel:

→ **Beispiel** Herr W. kam als 22-jähriger junger Mann zu uns. Er war das älteste von insgesamt vier Kindern, die Eltern waren studierte Agrarwissenschaftler. Als Herr W. 16 Jahre alt war, trennten sich seine Eltern. Im weiteren Verlauf kam es vonseiten der Mutter gegenüber dem Vater zu erheblichen Anschuldigungen und einer bis heute unversöhnlichen Beziehung. Der Vater wurde von Herrn W. als Geschichten-, aber auch leider Lügenerzähler charakterisiert, zeitweilig habe dieser auch mit Suizid gedroht. Gegenüber der Mutter gab es von Herrn W. ein großes Ausmaß an Abhängigkeits- und Schuldgefühlen. Herr W. erlangte den Realschulabschluss, besuchte dann ein Wirtschaftsgymnasium, wurde jedoch im 2. Halbjahr der 12. Klasse aufgrund seines starken Cannabiskonsums immer schlechter und verließ letztlich ohne Zeugnis die 13. Klasse. Herr W. hatte spätestens mit seinem 17. Geburtstag angefangen, vermehrt Alkohol zu trinken und wenig später auch regelmäßig Cannabis zu konsumieren. Ohne die tägliche Zufuhr von Cannabis habe er sich aggressiv gefühlt. In diesem Zusammenhang kam es auch zu tätlichen Übergriffen gegenüber der Mutter. Ein Jahr nach Beginn des Cannabiskonsums habe er Beziehungswahnideen entwickelt und zuletzt auch geglaubt, selbst Gott zu sein. Es kam innerhalb von zwei Jahren zu vier Aufenthalten in einem psychiatrischen Krankenhaus. Eine längerfristige Abstinenz konnte bis zur Aufnahme im TPS nicht entwickelt werden.

In den ersten Wochen seines Aufenthaltes im TPS war Herr W. sehr zurückhaltend, hinterfragte mehrfach die Notwendigkeit einer Therapie und klagte über Konzentrationsstörungen und mangelndes Durchhaltevermögen. In den verschiedenen Therapiebausteinen wurde dann deutlich, dass Herr W. über eine lange Zeit in einem tiefen Loyalitätskonflikt den Eltern gegenüberstand, Ablösungswünsche bezüglich der elterlichen Bindungen zwar formulieren, aber nicht umsetzen konnte, sich immer wieder sehr fixiert zeigte in einer Gefühlslage, die von schlechtem Gewissen und Verantwortungsgefühlen insbesondere gegenüber der Mutter bestimmt war. Es gelang nur eingeschränkt, Familiengespräche zu führen (der Vater war überhaupt nicht bereit zu einem Gespräch, die Mutter kam ein Mal). Die daraus entstehenden Frustrationen bei Herrn W. dienten aber als ein Motor für Veränderungswillen und Bereitschaft, sich mit seinen unteroptimalen Lösungsversuchen auseinanderzusetzen. Die Funktion der Psychose beinhaltete bei Herrn W., sich im Mittelpunkt und von anderen gesehen zu fühlen. Narzisstische Größenideen und Omnipotenzgefühle waren so möglich. Durch den Drogenkonsum hingegen konnten aggressive Affekte gemindert und Entspannungs- und Rückzugswelten zeitweilig geschaffen werden.
Das Erleben einer engen therapeutischen Beziehung in unserer Einrichtung, in der Hilfe und Unterstützung möglich waren, ohne sich schuldig und verantwortlich zu fühlen, ließ eine Entwicklung zu mehr Eigenständigkeit kontinuierlich zu. Die Konzentrations- und Ausdauerstörungen konnten im Rahmen der arbeitstherapeutischen Entwicklung zudem gut verringert werden. Die Entlassung erfolgte regulär zunächst in ein Nachsorgesetting des Betreuten Wohnens. Herr W. konnte sich dort schnell auch außerhalb der engen stationären Strukturen weiterentwickeln: Er lebt und studiert jetzt selbstständig und suchtmittelfrei, ohne erneuten psychiatrischen Krankenhausaufenthalt, in Berlin. ×

## Einzelarbeit mit Doppeldiagnose-Patienten

Deutlich wird an diesem Beispiel, wie zentral bedeutsam die Art der therapeutischen Beziehung in der Einzelarbeit mit Doppeldiagnose-Klienten ist. Es stehen Unterstützungsangebote in einer Ich-Nachreifung bzw. -Entwicklung an. Frustrationstoleranz, Realitätsüberprüfungsfähigkeiten, Selbstbewusstsein, Impulssteuerung sind alles zentrale Ich-Funktionen, die, wenn sie nicht ausreichend gut ausgebildet sind, sowohl zu Drogenkonsum als auch zu psychotischen Dekompensationen führen können. Durch ein entsprechendes, individuell angepasstes, gruppen- und einzeltherapeutisches Konzept, können hier deutliche Fortschritte und Verbesserungen erreicht werden.

Es gilt aber auch, destruktiv erfahrene Bindungs- und Beziehungserlebnisse einerseits in der Vorgeschichte aufzuspüren und andererseits in der Gegenwart des therapeutischen Arbeitens zu hinterfragen und, wenn irgend möglich, zu beeinflussen. Dies geschieht durch sorgfältige und genaue Biografiearbeit, empathische tiefenpsychologische Ansätze und die Entwicklung von Mentalisierungsfähigkeiten.

Dass dies eine erfolgreiche Arbeit ist, zeigte nicht zuletzt auch die Diplomarbeit eines Pädagogik- und Psychologiestudenten aus dem Jahr 2008 zum Thema »Introjektforschung«. Dem Studenten ging es darum, frühkindliche Bindungs- und Beziehungserfahrungen zu betrachten und mit den aktuellen therapeutischen Beziehungen zu vergleichen. Die Frage war, wie diese wirken und wie sie von dem Patienten wahrgenommen werden. Die Ergebnisse waren vielversprechend. Zumindest beim Vergleich der besten Introjektbeziehung – frühkindlich versus aktuelle therapeutische Beziehung – wurden die hiesigen therapeutischen Angebote von den befragten Patienten als freundlich, Sicherheit spendend und vertrauensvoll eingeschätzt. Dass all diese Bemühungen aber auch Grenzen haben können, mag das folgende Fallbeispiel zeigen.

→ **Beispiel** Herr S. kam zu uns in Behandlung, als er 40 Jahre alt war. Er war als zweites von zwei Kindern bei sehr jungen Eltern (19 und 20 Jahre) aufgewachsen. Der Vater war Lehrer, die Mutter Friseurin. Die Familie stammte aus einem dörflichen Zusammenhang im Harz. Die Mutter wurde als autoritär und klar beschrieben, der Vater hingegen als eher nachgiebig und harmoniesüchtig. Im Verlauf seiner Lebensgeschichte entwickelte der Vater einen Alkoholmissbrauch und eine Depression und wurde früh berentet. Herrn S. selbst gelang es, nach einigen Anläufen und Schulwechseln, sein Abitur zu machen, er begann ein Studium der Politikwissenschaften und entwickelte seitdem eine Alkoholabhängigkeit. Es folgten zahlreiche stationäre Entgiftungsaufenthalte, Arbeitsrehabilitationsbemühungen und eine zeitweilige Rückkehr in das elterliche Haus. Die eigentlich von Herrn S. gewünschte Part-

nerschaft und Familiengründung gelang nicht. Zudem entwickelte sich eine schizoaffektive Psychose mit rezidivierenden depressiven Phasen und einer zum Teil schuldwahnhaften Thematik.
Die Maßnahme im TPS lief zunächst gut an. Die durchaus vorhandenen intellektuellen Ressourcen ließen sich in der psychoedukativen Arbeit, aber auch in der Ergo- und Arbeitstherapie gut nutzen, und es gelang im Verlauf der ersten acht Monate, Selbstbewusstsein, Reflexionsfähigkeit und Stolz auf Geleistetes zu entwickeln. Erste Nachsorgepläne wurden geschmiedet, die weitere Schritte zur Verselbstständigung und beruflichen Rehabilitation vorsahen. Etwa zwei Monate vor der geplanten Entlassung wurde Herr S. dann massiv rückfällig. Im nahe gelegenen Park trank Herr S. alleine eine Flasche hochprozentigen Alkohols und musste wegen einer massiven Alkoholintoxikation kurzfristig somatisch stationär behandelt werden. Zurückgekehrt zeigte sich ein hochgradig depressives Bild mit wieder frisch erblühten Selbstzweifeln, Resignation und nihilistischen Vorstellungen. Zwar konnte mit Herrn S. noch herausgearbeitet werden, dass der Rückfall vor allen Dingen eine zerstörerische Wirkung auf das bisher Erreichte haben sollte, weil in das innere Selbstbild die guten Erfahrungen der letzten Monate nicht integriert werden konnten. Wenige Tage nach Entlassung in die Nachsorgemaßnahme brach Herr S. die ursprünglich geplante, auf konsequente Weiterentwicklung ausgerichtete Rehabilitationsmaßnahme jedoch ab. ×

## Das Wissen um die destruktive Kraft

Hier deutet sich das im zweiten Teil der Überschrift dieses Beitrages beschriebene Phänomen des destruktiven Elementes an. Und es wird auch deutlich, dass nicht nur Opiate (wie im nächsten Beispiel), sondern auch der Alkoholkonsum sowohl im Sinne einer kompensierenden Plombenfunktion eingesetzt wird als auch wachsende gute Ich-Selbstrepräsentanzen zu zerstören vermag. Auch wird deutlich, dass für Herrn S. die einjährige Therapiezeit ganz offensichtlich nicht ausgereicht hat und die Möglichkeiten der medizinischen Rehabilitationsbehandlung aufgrund ihrer zeitlichen Befristung auch an Grenzen stoßen können. Ein anderes Beispiel:

→ **Beispiel** Herr E. kam 35-jährig zur Aufnahme. Er war Einzelkind, der Vater unbekannt, die Mutter mit der Erziehung deutlich überfordert und gelegentlich Drogen konsumierend. Herr E. schaffte gerade eben den Hauptschulabschluss und brach alle weiteren Versuche einer Ausbildung ab. Mit 16 hatte er begonnen, Cannabis zu konsumieren, wenig später kamen Heroin und später auch intravenös Kokain hinzu. Wegen Beschaffungskriminalität kam es zu kurzzeitigen Inhaftierungen. Mit Mitte 20 gelang es Herrn E., eine längere Beziehung einzugehen, aus der auch eine Tochter hervorging. Über drei Jahre konsumierte er deutlich weniger Drogen. Herr E. berichtete über ein hohes Maß an Freude über das Leben in einer fast intakten Kleinfamilie. Als die Tochter ca. drei Jahre alt war, kam es zu vermehrten Auseinandersetzungen sowohl zwischen ihm und seiner Lebensgefährtin als auch mit der Tochter wegen ihrer zunehmenden Autonomiewünsche. Herr E. fühlte sich infrage gestellt und begann wieder zu konsumieren. Im Lauf der Zeit geriet das Leben weiter aus den Fugen, die Beziehung scheiterte, die Tochter wurde nur noch im Rahmen von unregelmäßigen Besuchsterminen gesehen. Täglicher Heroin- und Kokainkonsum prägten die Situation. Das Heroin wurde im Wesentlichen aus Rückzugs- und Gleichgültigkeitswünschen konsumiert und häufig auch mit Benzodiazepinen gestreckt. Unter Kokain fühlte sich Herr E. zumindest kurzfristig leistungs- und veränderungsbereit. Es kam zudem zu wiederholten psychotischen Episoden mit Verfolgungs- und Bedrohungserleben. Die Maßnahme im TPS ließ sich nur über sechs Monate gestalten. Herr E. blieb in seinem Beziehungsverhalten vorsichtig, eher misstrauisch und abwartend und quälte sich mit wiederholtem starken Suchtmittelverlangen. Im TPS gelang es ihm allerdings, die Therapiemaßnahme über mehrere Monate suchtmittelfrei zu absolvieren. Auf die therapeutische Kernbeziehung reagierte Herr E. zunächst erfreut und auch bereit, sich auseinanderzusetzen. Im Rahmen zunehmender Verbindlichkeit kam es aber zu wiederholten psychosenahen Krisen und aggressiven Erregungszuständen. Herr E. löste bei seinem Bezugstherapeuten verärgerte Gegenübertragungsgefühle aus. Herr E. provozierte und wehrte zunächst die Hilfsangebote, dann aber auch letztendlich die Therapie ab und wurde suchtmittelrückfällig. ×

Auch dieses Beispiel zeigt, wie bedrohlich sich insbesondere bei Patienten mit wenig guten Selbstrepräsentanzen und Selbstobjekten therapeutische Beziehungen entwickeln können, und wie immer wieder in der Arbeit mit dieser Art von Doppeldiagnose-Patienten darauf geachtet werden muss, dass nicht durch Wut oder archaische und sadistische Über-Ich-Aspekte die hilfreiche Beziehung zum Therapeuten ebenfalls angegriffen wird.

Unsere Erfahrung zeigt, dass die Arbeit mit dieser Gruppe von Patienten nicht aussichtslos ist, aber dass sie ein hohes Maß an Frustrationstoleranz und Wissen um die destruktive Kraft der Krankheit bedarf.

Aushalten und das Angebot einer Containing-Funktion, um den wiederkehrenden Zerstörungsversuchen standzuhalten, sind notwendig. Ebenso wichtig ist es, dem Patienten ein Gespür dafür zu vermitteln, wie es gelingen kann, genügend innere gute Selbstrepräsentanzen zu entwickeln und sich als eine echte, im Wachsen begriffene Persönlichkeit zu empfinden.

Im besten Falle wird sowohl durch die enge therapeutische Beziehung als auch durch die anderen Angebote der Einrichtung ein Rahmen geschaffen, in dem Wut und Hass ausreichend gut »contained« werden und der Patient die gereinigten bzw. entgifteten Zustände wieder introjiziert.

Es gilt also, den nicht integrierten Hass, der auch auf das Suchtmittel projiziert wird, zu erkennen, aber auch in geeigneter Form zu bearbeiten, ihn integrierbarer oder verdaulicher zu machen. Verhindert werden muss, dass das Suchtmittel als böses Introjekt direkt im Körper zerstörerisch wirkt (im somatischen Sinne) oder aufgrund einer unauflöslichen Verkettung von Versagens-, Verzweiflungs- und Schuldgefühlen, die sich aus den aggressiven Verschiebungen ergeben, schadet.

Gerade im Zusammenhang mit der zerstörerischen Wucht von Suchtmitteln muss nicht nur auf die indirekte destruktive Wirkung auf Körper und Seele, sondern auch auf die hohe Suizidquote bei chronisch Süchtigen hingewiesen werden.

Wenn die Rückfälle der letztgenannten Fallbeispiele nicht nur unter Ich-psychologischen Gesichtspunkten betrachtet werden, sondern auch die objektpsychologisch zu deutende destruktive Kraft dahinter gesehen wird, gilt es die Auslöser differenziert zu erkennen.

Bereits angeführt wurde die Schwierigkeit, gute Erfahrungen in ein von innerem Selbsthass angefülltes Selbstbild zu integrieren, ohne dass das Erreichte zerstört werden muss. Erschwert wird der Aufbau positiver Erfahrung dadurch, dass diese Patienten sich in den Therapiegruppen häufig ausgeschlossen und als Außenseiter fühlen. Wirklicher oder angenommener Objektverlust kann nicht ausgehalten werden. Es bestehen massive Defizite darin, Wünsche und Beziehungen durchzusetzen. Zurück bleibt überwiegend eine passive Haltung des Abwartens, die zwangsläufig enttäuscht wird. Der Rückfall stellt dann eine Art Rache an den enttäuschenden Objekten dar.

In der 10-Jahres-Katamnese der regulär aus unserer Einrichtung entlassenen Patienten wird zu Themen der aktuellen sozialen und beruflichen Situation sowie zu möglichem erneuten missbräuchlichen oder abhängigen Suchtmittelkonsum und zu Krankenhausbehandlungszeiten nachbefragt. Die Ergebnisse der Befragungen sind insgesamt über die Jahre hinweg durchaus ermutigend und erfreulich und zeigen, dass es sehr lohnenswert ist, so intensiv mit dieser Patientengruppe zu arbeiten. 60 Prozent der regulär entlassenen Patienten schaffen es über einen Zeitraum von zehn Jahren, kein Suchtmittel mehr zu konsumieren. Ein gelegentlicher (Alkohol-)Konsum wird von 26 Prozent betrieben, 14 Prozent geraten in einen erneuten komplexen Suchtmittelmissbrauch oder eine erneute Abhängigkeit.

Passend zur eingangs gewählten Überschrift kann im Rahmen dieser statistischen Erhebungen auch festgehalten werden, dass bei Weitem nicht alle diejenigen, die vorzeitig die Therapie abbrechen oder nach Beendigung der regulären Therapie rückfällig werden, ein primär polytoxikomanes, auf intravenöses Opiat fokussiertes Suchtverhalten zeigten, mehrheitlich finden sie sich jedoch hier wieder. Die Erfolgsquote einer einjährigen stationären Therapie ist bei Menschen mit einer auf Cannabis (zum Teil in Verbindung mit Alkohol) fokussierten Suchterkrankung signifikant höher, wenngleich auch nicht in jedem Therapieverlauf ein so umfassender Erfolg wie im ersten Fallbeispiel erreicht werden konnte.

Im Rahmen der 10-Jahres-Katamnese zeigte sich auch, dass 72 Prozent der regulär entlassenen Patienten überhaupt nicht erneut psychiatrisch-stationär im Krankenhaus behandelt werden mussten.

Und 29 Prozent von den regulär entlassenen und bei Therapiestart nicht berenteten Patienten hatten inzwischen eine Anstellung auf dem allgemeinen Arbeitsmarkt erhalten oder durchliefen eine Ausbildung. Weitere 3 Prozent befanden sich in einer Studiums- oder Schulsituation. 8 Prozent der nachbefragten Patienten waren arbeitsfähig, aber ohne Beschäftigung.

## Patienten mit Migrationshintergrund

Einer besonderen Aufmerksamkeit bedürfen auch Patienten mit Migrationshintergrund. Bei unserer in Hamburg gelegenen Einrichtung sind dies insbesondere türkische, manchmal auch russische Mitbürger. Zu bedenken ist bei den Patienten, welche die Migration direkt erlebt haben, dass so ein Erleben nicht ohne eine depressive Reaktion, die Veränderung und den Verlust des Gewohnten betreffend, vonstatten geht. Dabei ist durchaus bei einer ganzen Gruppe von Patienten, die Heimatveränderung erfahren haben, der große Wunsch vorhanden, diese Trauer abzuspalten oder zu verdrängen, oder sie sind aufgrund einer frühen Störung mit Ich-strukturellen Defiziten gar nicht fähig, die Trauer überhaupt wahrzunehmen.
Gleichzeitig werden, kulturell bedingt, oft eher Reparaturwünsche an eine Therapiemaßnahme gestellt, als dass eine Vertrautheit mit selbstreflexiven Fähigkeiten besteht. Auch in Gruppen zeigen sich Besonderheiten, da die vorrangigen Gruppenerfahrungen aus Familienverbünden stammen, in denen unbedingte Loyalität erwünscht ist. Ein, in therapeutischen Gruppenzusammenhängen erwünschtes, auch konfrontierendes Miteinander fällt schwer und führt einerseits zu Kränkbarkeit und andererseits zu Angst vor Objektverlusten.
Patienten mit Migrationshintergrund kommen häufig mit einem hohen Ausmaß an Autonomie-Abhängigkeitskonflikten, die sehr gut von den behandelnden Therapeuten nachvollzogen werden, aber manchmal auch zu übereilten Wünschen (bei den Therapeuten) nach schneller Ablösung und Distanzierung von nahen Familienanbindungen führen können. Ist das Tempo zu hoch und ist nicht zunächst an der Lust zur Individuation insgesamt gearbeitet worden, kommt es eher zu Abbrüchen der Therapie, als zu Loslösungen im Familienverband.
Es gilt also in der Behandlung von Doppeldiagnose-Patienten eine Vielzahl von Faktoren zu beachten, die weit über die Art des Suchtmittels, die Ausgestaltung der Psychose, die Ich-strukturellen Fähigkeiten und Art der frühen Bindungserfahrungen hinausgehen.
Verschiedene Perspektiven, die die klassischen Konzepte der Selbstmedikation, der Ich-Plombentheorien oder soziologische Prämissen umfassen, sollten ergänzt werden durch die Konzepte der Arbeit an destruktiven Kräften und der verbesserten Mentalisierung. Gelingt dies, kommt

es zu einer kontinuierlichen Verbreiterung der Patientengruppe, die trotz ihrer schweren Doppeldiagnose-Erkrankung eine große Chance auf Nachreifung und Entwicklung der Persönlichkeit im Rahmen einer umfassenden stationären Therapiemaßnahme hat.

## Literatur

Kruse, G.; Körkel, J.; Schmalz, U. (2000): Alkoholabhängigkeit erkennen und behandeln. Mit literarischen Beispielen. Bonn.

Mentzos, S.; Münch, A. (Hg.) (2002): Psychose und Sucht. In: Forum der Psychoanalytischen Psychosentherapie. Göttingen.

Rost, W.-D. (2009): Psychoanalyse des Alkoholismus: Theorie, Diagnostik, Behandlung. Erweiterte Neuauflage. Gießen.

Wuensch, S. (1994): Therapiezentrum Psychose und Sucht – therapeutische Ansätze und erste Erfahrungen. In: Krausz, M.; Müller-Thomsen, T. (Hg.): Komorbidität. Therapie von psychischen Störungen und Sucht. Konzepte für Diagnostik, Behandlung und Rehabilitation. Freiburg.

Wuensch, S. (1997/98): Therapeutic Interventions and Course of Treatment for Patients with Psychosis and Drug Abuse. In: International journal of mental health, 26, No. 4.

***Dr. Stephanie Wuensch,*** *Jahrgang 1961, Ärztin für Neurologie, Psychiatrie und Psychotherapie, Geschäftsführerin und Vorstand Stiftung Freundeskreis Ochsenzoll, ärztliche Gesamtleitung der Stiftungseinrichtungen (u.a. RPK, Therapiezentrum Psychose und Sucht), Hamburg.*

*Therapiezentrum Psychose und Sucht*
*Theodorstr. 41 B II*
*22761 Hamburg*
*Tel. 040 897147 – 0*
*Fax 040 894076*
*tps-hamburg@freundeskreis-ochsenzoll.de*
*www.freundeskreis-ochsenzoll.de*

# Wenn Einsamkeit zum rettenden Verhängnis geworden ist

## Erfahrungen der Prowo e. V. Berlin in der Betreuung und Behandlung von substituierten psychisch kranken Menschen im Rahmen eines therapeutischen Wohnverbundes

*Helmut Elle und Ulrike Hörrmann-Lecher*

Die Erfahrungen in der Betreuung und Behandlung der Zielgruppe der substituierten psychisch Kranken zeigt, dass sowohl die betroffenen Menschen als auch die professionellen Helfer oftmals mit einem hohen Maß an Frustration und Scheitern, was die Realisierung gemeinsam formulierter Behandlungsziele angeht, konfrontiert sind.
Eine eindrückliche Erfahrung in der Begegnung mit substituierten psychisch kranken Menschen ist, dass sie mit dem Wunsch nach Hilfe und Unterstützung Beratungsstellen und Betreuungsangebote aufsuchen, aber in ihrem Gepäck eine oft über Jahrzehnte erworbene Lebenserfahrung mitbringen, die ihnen gezeigt hat, dass die Befriedigung ihrer Wünsche und Bedürfnisse am ehesten zu realisieren ist, wenn sie mithilfe der Opiate (des Substituts und damit einhergehenden Beikonsums) das eigene Fühlen, Denken und Handeln kontrollieren und manipulieren und sich nicht auf Begegnungen und Beziehungen einlassen.
Die Spannung zwischen ihrem aktuellen Hilfebedürfnis und den über Jahre erworbenen subjektiven Bewältigungsstrategien führt nicht nur zu einem intrapsychischen Konflikt bei vielen der substituiert psychisch Kranken, sondern diese widersprüchlichen Impulse und Handlungen stellen auch die im ambulant psychiatrischen Bereich existierenden Betreuungsmodelle immer wieder auf eine harte Probe.
In dem folgenden Artikel sollen Betreuungs- und Behandlungserfahrungen in dem oben beschriebenen intrapsychischen Spannungsfeld erör-

tert und vertieft werden, welches sowohl für die Klienten als auch für die professionellen Helfer Fallstricke enthält.

Für beide gilt, dass das Ausmaß der Verletzungen und Bindungsstörungen unterschätzt wird, und dass nur zögerlich begriffen wird, dass eine Heilung für viele der Betroffenen nicht möglich ist, und dass ein Scheitern – bis hin zum Suizid – Teil der Arbeitsbeziehungen ist und bleiben wird.

Eine rein störungsspezifisch basierte Interventionspalette reicht unseren Erfahrungen nach nicht aus, um diesen Menschen zu begegnen. Viele unserer Erfahrungen und Überlegungen haben wir durch unsere Klienten gewonnen, daher stellen wir im folgenden Artikel insbesondere die Aufzeichnungen und Auszüge aus den Briefen unserer Klientin Frau A. zur Verfügung, die wir in unterschiedlichen Betreuungszusammenhängen über zehn Jahre begleitet und betreut haben und die auch über zwei Jahre in der Einrichtung für substituierte psychisch kranke Menschen wohnte.

→ **Auszug aus einem Brief von Frau A. an ihre Therapeutin (2002):** Ich wünschte einfach zu wissen, was ich brauche! Manchmal denke ich, ich sollte mich am besten umbringen. Jeder Tag ist nur noch eine Qual. Ich denke jeden Tag daran. Ich weiß nicht, warum ich noch hier bin. Es ist nichts Bestimmtes, was mir fehlt, nur irgendwie alles. ×

→ **Auszug aus dem Lebenslauf von Frau A., geschrieben im Zusammenhang ihrer Bewerbung für die Doppeldiagnose-Einrichtung (2000):** Ich wurde 1967 in Norwegen geboren. Ich habe noch einen Bruder und eine Schwester. Wir lebten etwa drei Jahre in Norwegen und sind dann aus beruflichen Gründen meines Vaters nach Frankreich umgezogen. Dort ging ich in den Kindergarten und in die 1. und 2. Klasse. An die Schulzeit in Frankreich habe ich keine guten Erinnerungen. Es ging dort sehr streng zu und ich hatte jedes Mal eine panische Angst, dorthin zu gehen. Die Lehrer waren nie abgeneigt, Ohrfeigen zu verteilen, was ich einmal zu spüren bekam. Es hat mich immer eine wahnsinnige Überwindung gekostet, in die Schule zu gehen. Als ich die 2. Klasse beendet hatte, sind wir nach Deutschland gezogen, wieder aus beruflichen Gründen.

Für mich brach eine Welt zusammen. Ich wollte nicht weg, aber als kleines Kind musste ich mich fügen. In Deutschland wohnten wir drei Wochen in einem Hotel, bis wir ein Haus gefunden hatten. Für mich

fing die Schule an. Ich kam in die 3. Klasse und konnte es gar nicht fassen, wie locker alles zuging. Die Lehrer waren nett, lachten auch mal und hatten ein liebes Wort übrig. Das kannte ich von Frankreich gar nicht. Ich ging auf einmal gerne zur Schule und hatte keine Probleme, neue Freunde zu finden. Ich fühlte mich dort wohl. Dann mussten wir wieder umziehen. Wieso weiß ich nicht mehr. Und wieder musste ich die Schule wechseln. Mir fiel es schwer, Anschluss zu finden. Ich wurde immer stiller und habe mich zurückgezogen.
Es dauerte jetzt immer sehr lange, bis ich Freunde fand und die waren immer nur oberflächlich.
Bevor ich in die Therapie kam, war ich der Meinung, eine schöne Kindheit und eine gute Beziehung zu meinen Eltern gehabt zu haben. Aber als ich hier anfing, darüber zu sprechen, musste ich feststellen, dass ich mich nur schwer an meine Kindheit erinnern konnte, und dass ich mich an meine Eltern fast überhaupt nicht erinnern konnte.
Dass sie nie für mich da waren, und dass wir aneinander vorbeigelebt haben, ist mir erst hier bewusst geworden.
Als ich meine erste Drogentherapie angefangen habe (1990), war für mich alles sinnlos. Das ganze Leben. Ich war total gleichgültig. Ich war mir egal, die Menschen, einfach alles. Ich wusste nicht, für wen oder was ich das alles mache. Ich war mir nicht Grund genug. Wie auch? Wenn mir nie jemand das Gefühl gegeben hat, wichtig zu sein. Ich hatte überhaupt keine Wünsche, keine Ziele. Für mich war mein Leben nur existieren. Mit Drogen konnte ich es ertragen.
Durch meine Kindheit ist mir manches klar geworden, wieso ich so gedacht habe und wieso ich so war wie ich war. Ich kann mich nicht erinnern, von meiner Mutter jemals Zuwendung bekommen zu haben – weder negative noch positive. Mein Vater war, wegen seines Berufs, höchstens sechs bis acht Monate im Jahr zu Hause.
Ich habe als Kind Trost, Mitleid, Liebe gebraucht, aber meine Mutter hat mich mit diesen Gefühlen immer stehen lassen und sie als unwichtig abgetan. Alles halb so schlimm. Und ich hatte sie doch so gebraucht. Ich kam mir so überflüssig vor. Ich habe mich als Kind oft gefragt, wieso es mich denn überhaupt gibt, wenn mich keiner lieb hat, wenn es keinen interessiert, ob ich weine oder lache. Wozu?
Irgendwann habe ich mich und meine Gefühle selbst nicht mehr ernst genommen. Wenn ich Probleme hatte, habe ich diese meistens für mich innerlich zensiert und für unwichtig empfunden. Die damit verbunde-

nen Gefühle dann natürlich auch, denn es war ja alles nicht so wichtig, was mit mir war.
Und Sachen, die ich mal angefangen habe, seien es Hobbys oder Berufliches, waren auch irgendwann unwichtig. Die anfängliche Begeisterung kippte immer in Sinnlosigkeit um. Für wen oder was tue ich dies? Damit verlor ich jeden Spaß an einer Sache.
Meine Mutter hatte zu mir gesagt, ich könnte jederzeit zu ihr kommen, wenn ich sie bräuchte, aber ich konnte ihr das nicht mehr glauben. Es war eine Lüge. Ich habe mich auch keinem anderen Menschen anvertraut. Wenn ich jemanden gebraucht habe, war halt niemand da.
Mit zehn Jahren bin ich vergewaltigt worden. Ich war mit diesem Erlebnis und den ganzen Gefühlen allein. Es war niemand da, dem ich es hätte erzählen können.
Wenn ich in meinem Leben eines gelernt habe, dann Gefühle zu unterdrücken und zu verdrängen. Das habe ich so gut gelernt, dass es mir in Fleisch und Blut übergegangen ist. Ich war lange Zeit im Glauben, keine Gefühle mehr zu haben. Ich war durch und durch gleichgültig.
Wir sind, als ich die 4. Klasse beendet hatte, wieder umgezogen. Lange blieben wir dort auch nicht, weil meine Mutter eine Beziehung zu einem anderen Mann angefangen hatte, dessen Frau ihn vor die Entscheidung stellte, entweder wir zögen weg oder sie würde ihn verlassen. Ich bekam dieses Gespräch zufällig mit und hatte meine Mutter vorher auch schon gesehen, als sie und der andere sich geküsst hatten. Die Vorstellung, dass meine Eltern sich scheiden lassen könnten, machte mir nichts aus. ×

Hier unterbrechen wir ihre Schilderung. Im Anschluss an ihren Lebenslauf listet Frau A. noch auf: »Meine Drogengeschichte: im Alter von 12–16 Jahren Alkohol und Haschisch; im Alter von 16–20 Alkohol, Haschisch, LSD, Kokain; von 20–33 Heroin, Kokain, Barbiturate; von 33–49 Methadon, zu Beginn noch Heroin und Barbiturate in Form von Beikonsum.«
Frau A. ist in den abstinenzorientierten Einrichtungen für Doppeldiagnose-Patienten und auch in der Einrichtung mit einem frauenspezifischen Ansatz, die wir ihr, angesichts der Traumatisierung als Kind und später als junge Frau auf dem Drogenstrich, angeboten hatten, gescheitert. Das heißt, sie griff immer wieder auf Heroin zurück, um sich, ihr Leben und ihre Erkrankungen auszuhalten.

## Die Grundidee: Eine spezielle Einrichtung für substituiert psychisch Kranke

Aus den Erfahrungen, die wir mit Menschen wie Frau A. gewonnen haben, entwickelten wir die Grundidee einer speziellen Einrichtung für substituiert psychisch Kranke.
Zudem wussten wir aus Gesprächen mit Fachkollegen und Klienten, dass eine gemeinsame Betreuung von heroinkranken Menschen, die versuchen abstinent zu leben, und substituierten Menschen nicht funktionieren würde, da sich die Substituierten häufig als auf Ersatzdroge befindlich bezeichnen und so auch von ihren Mitklienten angesehen werden.
Unsere Überlegung war, dass es gelingen könnte, psychisch kranken substituierten Menschen rehabilitative Prozesse zu ermöglichen, wenn wir sie in einer speziellen Einrichtung ansprechen würden. Auch gingen wir davon aus, dass ein Großteil der konzeptionellen Bausteine, die wir seit Jahren in den abstinenzorientierten Einrichtungen für Doppeldiagnose-Klienten praktizieren, auch hier anwendbar sein würden.
In einem Fachgespräch im Dezember 2000 mit dem Drogenreferat des Landes Berlin, der Clearingstelle für Substitution, dem Fachverbund für Substitutionsbetreuung und uns, der Prowo e. V. Berlin, als ambulantem psychiatrischen Träger, wurde zeitgleich ein besonderer Versorgungsbedarf für psychisch Kranke, die drogenabhängig sind und substituiert werden, diskutiert. Im Ergebnis bestand das Einvernehmen aller Beteiligten, dass dieser Personenkreis weder in den für diesen Bedarf nicht ausreichend ausgestatteten Wohnformen für Substituierte noch in dem beim Träger bereits bestehenden Wohnverbund für Doppeldiagnose-Klienten betreut werden kann. Im klassischen Wohnverbund für Doppeldiagnosen besteht ein klarer Abstinenz- und Clean-Anspruch an die Klienten. Vor dem Hintergrund dieser Fachgespräche und den sich häufenden Nachfragen nach entsprechenden Betreuungsplätzen bei den Methadon-Ambulanzen, dem Drogennotdienst und dem Träger, formulierten alle Beteiligten eine »Versorgungslücke« im Land Berlin für die Gruppe der psychisch kranken substituierten Menschen.
Mit den bereits bestehenden Hilfeangeboten für drogenabhängig psychisch Kranke und für abhängige Frauen mit einer psychischen Erkrankung, die eine gleichgeschlechtliche Betreuung benötigen, hatten wir

schon Einrichtungen an der Schnittstelle der psychiatrischen Versorgung und der Suchthilfe etabliert.
Da das in den Fachgesprächen als notwendig formulierte Hilfsangebot auch auf die Grundproblematik einer Doppeldiagnose von psychischer Erkrankung und Sucht hin entwickelt werden sollte und somit auf die Hilfestellung und Verständigung beider Hilfesysteme angewiesen sein würde, fühlten wir uns qualifiziert und erfahren genug, ein entsprechendes Betreuungsangebot zu entwickeln und 2003 mit dieser Arbeit zu beginnen.
Das Angebot sollte sich an Menschen richten, die neben der Suchtmittelabhängigkeit und ihrer Substitution an einer psychischen Erkrankung, die einer psychiatrisch neurologischen Behandlung bedarf, leiden. Diese Erkrankungen und ihre Dynamik erfordern therapeutische und rehabilitative Maßnahmen, die durch das ambulante Setting der Substitution mit psychosozialer Betreuung nicht geleistet werden können. In den bereits bestehenden Wohnangeboten der Suchthilfe für Substituierte hatte sich gezeigt, dass diese Menschen aufgrund der psychischen Erkrankung und der daraus resultierenden stärkeren sozialen Probleme nicht in entsprechendem Umfang adäquat versorgt werden konnten.
Als psychische Erkrankungen begegnen uns bei diesem Personenkreis vielfältige Erscheinungsbilder wie schizophrene Erkrankungen, Depressionen, zyklothyme Erkrankungen, starke Dissozialität, Angst- und Panikerkrankungen, posttraumatische Belastungsstörungen und in besonders hohem Maße schwere Persönlichkeitsstörungen. Die Untersuchungen der letzten Jahre haben gezeigt, dass etwa zwei Drittel aller Substituierten unter einer psychischen Störung leiden, davon 50 bis 60 Prozent mit der Diagnose Borderline-Störung oder narzisstische Persönlichkeitsstörung.
Diese psychisch kranken Menschen leiden unter erhöhter Vulnerabilität, d.h. sie sind geringer belastbar als Menschen, die »nur drogenabhängig« sind. Es konnte nachgewiesen werden, dass 90 Prozent der Abbrecher der Substitutionsprogramme unter einer psychischen Erkrankung leiden. Ebenso ist bekannt, dass beim vorzeitigen Verlassen des Programms die Mortalitätsrate erhöht ist.
Im sozialen Kontakt erfahren diese Menschen durch ihre hohe Kränkbarkeit und geringe Ich-Stärke schnell eine Überforderung. Dies erfordert einen behutsamen Umgang und sorgfältige Therapieplanung, welche die Verletzlichkeit besonders berücksichtigt.

Das – wie sich später zeigen sollte – zu hoch angesetzte Ziel war, dass die neue Einrichtung die Klienten dazu befähigen sollte, in einem soweit wie möglich normalen sozialen Kontext den bestmöglichen Gebrauch von ihren Fähigkeiten zu machen und sie, soweit möglich, in alle Bereiche der Gesellschaft zu reintegrieren.

## Der Personenkreis und seine Traumatisierungen

Wir hatten, gleichwohl wir theoretisch davon wussten, die Komplexität der Auswirkungen der Entstehungsfaktoren und aufrechterhaltenden Bedingungen der Erkrankungen unterschätzt. Dies gilt für die Schwere der Suchterkrankung ebenso wie für die psychische Erkrankung.
Substituierte Drogenabhängige haben eine oft jahrelange schwere Abhängigkeit mit vielen, meist gescheiterten Versuchen, ein drogenfreies Leben führen zu können, hinter sich. Oftmals leiden sie bereits unter den körperlichen Folgeschäden des Drogenmissbrauchs. Ihre Identität wurde mitgeprägt durch langjährige Zugehörigkeit zur Drogenszene. Fast alle hatten nur in geringem Maße die Möglichkeit zu Beziehungskonstanzen, da ihr Leben dominiert war von Rauschmittelbeschaffung, Kriminalität und in vielen Fällen starker Verwahrlosung. In der Regel erlitten sie im Laufe ihres Lebens einen starken Verlust an sozialen Werten. Ihr Selbst schwankt zwischen Größenwahn und Minderwertigkeitskomplexen. Ihre Frustrationstoleranz ist gering und die mannigfaltigen Erfahrungen ihres Scheiterns sind in der Regel kaum verarbeitet.
Um diesen Personenkreis und die mit ihm verbundenen Fragestellungen sichtbarer werden zu lassen, haben wir weitere, über Frau A. hinausgehende, Skizzen von biografischen Hintergründen zusammengestellt. Als Quelle nutzen wir die »Beschreibung der bisherigen Entwicklung« aus den Behandlungs- und Rehabilitationsplänen der substituierten Klienten. Wir haben die nachfolgenden Textblöcke weitgehend unverändert übernommen und nur einige Daten verändert, um eine Zuordnung zu verhindern. Die uns übermittelten Diagnosen haben wir in Klammern beigefügt.

## Beispiele

- → **Herr B.** Trotz schwieriger Familienverhältnisse mit einem gewalttätigen, Grenzen verletzenden Vater, einer frühen Scheidung der Eltern und Entwicklung einer Depression und Angststörung bereits im Teenageralter, hat er den mittleren Schulabschluss bewältigt und eine Ausbildung als Friseur und Visagist erfolgreich abgeschlossen. Seinen Beruf übte er nach seinem Umzug von Marburg nach Berlin im Alter von 19 Jahren mit viel Freude aus und konnte damit »gutes Geld« verdienen. In der Großstadt kam er zunächst in Kontakt mit Partydrogen und Kokain, später erweiterte sich der Konsum auch auf Heroin. Dem folgten mehrere abgebrochene Entzugsversuche; seit 1995 wird Herr B. substituiert (Angsterkrankung mit Panikattacken, Major Depression).
- → **Frau D.** Sie gibt an, seit dem 12. Lebensjahr regelmäßig Alkohol getrunken zu haben. Mit 17 habe sie ihren ersten stationären Alkoholentzug gemacht. Seit dem 18. Lebensjahr habe sie Kokain konsumiert und mit 20 Jahren Heroin. Sie habe ca. 70 stationäre Entzüge gemacht.
  Frau D. sei bei ihrer Mutter und ihrem Stiefvater aufgewachsen. Dieser habe sie in ihrer Kindheit mehrfach missbraucht; mit ihrer Mutter habe Frau D. bis heute – auch nach der Scheidung der Eltern – darüber nicht reden können. Im Alter von 12 bis 14 Jahren habe Frau D. in einem Heim für schwer erziehbare Kinder gelebt (emotional-instabile Persönlichkeitsstörung, bipolare Störung).
- → **Herr S.** 1999 ist die ganze Familie aus Usbekistan nach Deutschland geflohen und lebt seitdem in Berlin. Aus Vorberichten ist bekannt, dass er dort Bombeneinschläge mit angesehen hat und zusehen musste, wie Menschen zerfetzt wurden; Herr S. besuchte in Usbekistan die Grundschule und anschließend vier Jahre lang ein Gymnasium. In Deutschland fortgesetzter Schulbesuch, aufgrund von Sprachschwierigkeiten jedoch mit diversen Unterbrechungen. Er war zwischenzeitlich ein Jahr erneut in Usbekistan und holte dort den Schulabschluss (mittlere Reife) nach. Er hat hier verschiedene Hilfstätigkeiten ausgeübt, meist in Restaurants, wobei es aufgrund von Drogenkonsum und Unpünktlichkeit immer wieder zur Auflösung der Beschäftigungsverhältnisse kam (ADHS bei Erwachsenen, PTBS).
- → **Herr N.** Herr N. wurde 1979 in Berlin geboren. Er gibt an, seit seinem 10. Lebensjahr Drogen konsumiert zu haben. Herr N. wurde laut seinen Angaben von seinem Stiefvater mit zehn Jahren aus der elterlichen

Wohnung geprügelt. Seitdem habe er Cannabis geraucht, mit dem 12. Lebensjahr seien Ecstasy, Kokain und Amphetamine und im 16. Lebensjahr Heroin hinzugekommen. Er konsumiere keinen Alkohol. Seit ca. zweieinhalb Jahren nehme er keine Drogen mehr außer Cannabis. Der Cannabiskonsum stand hierbei in engem Zusammenhang mit seiner ADHS-Symptomatik, sodass er dies als »Selbstmedikation« beschreibt. Bis 2006 habe er sich ungefähr 15 Entzügen im Krankenhaus unterzogen (ADHS, Angsterkrankung, PTBS).

→ **Herr P.** Herr P. wurde 1978 in Leipzig geboren. Seine Kindheit habe er nicht in guter Erinnerung. Bereits mit 12 Jahren sei er von zu Hause weggelaufen und habe sich verschiedenen Banden angeschlossen, durch welche er auch erste Kontakte zu Drogen bekommen habe. Es habe verschiedene Therapieversuche gegeben, die er zum Teil abgeschlossen habe. Auch sei er von 2000 bis 2005 fünf Jahre lang clean gewesen. Der Rückfall danach habe im Zusammenhang mit dem plötzlichen Kindstod seines Kindes und der Trennung seiner langjährigen Partnerschaft gestanden. Alkohol, Diazepam und Cannabis seien dabei die Drogen gewesen, die im Vordergrund standen. Mehrmals sei er in Haft gewesen. Auch habe es mehrere Suizidversuche im Zusammenhang mit Drogen gegeben (Depression, paranoid halluzinatorische Psychosen).

→ **Frau F.** 1982 in Forst geboren. Die Mutter leidet an einer Schizophrenie und lebt zurzeit in einem Heim in Cottbus; zu ihr bestehe aktuell wenig Kontakt. Der Vater sei alkoholkrank und habe die Familie im 10. Lebensjahr der Klientin verlassen. Frau F. erinnert ihn als gewaltbereit. In ihrem 12. Lebensjahr kam Frau F. durch das Jugendamt vermittelt in ein Heim. Von 1994 bis 2000 wohnte sie in einer Mädchenwohngruppe, in der es ihr laut eigenen Angaben gut gefallen habe. Geschwister hat Frau F. nicht. 1994 habe Frau F. zum ersten Mal Cannabis konsumiert und Alkohol getrunken. Ab 1996 sei es zu regelmäßigem Alkoholkonsum gekommen mit etwa vier Flaschen Bier am Tag. 1998 habe Frau F. die 10. Klasse erfolgreich abgeschlossen. Danach habe sie eine Ausbildung zur Sozialpflegeassistentin begonnen, welche sie jedoch nicht beendet habe. Auch die Ausbildung zur Restaurantfachfrau habe sie abgebrochen. Von 2000 bis 2001 habe sie in Neustrelitz gewohnt, habe dort ein Berufsvorbereitungsjahr absolviert, danach sei sie ein Jahr lang obdachlos gewesen. Diese Zeit sei von Beschaffungskriminalität und Prostitution geprägt gewesen. Mehrere Klinikaufenthalte sowie verschiedene Wechsel des Wohnortes und der Betreuungseinrichtungen folgten (Paranoide Schizophrenie, Depression). ✖

Das Leid, die verletzenden Erfahrungen und häufig auch Traumatisierungen, die sich hinter diesen kargen Formulierungen verbergen, haben etwas Erschütterndes und nötigen uns immer wieder Mitgefühl ab. Bei keinem unserer Klienten gibt es einen Lebensverlauf, in dem nicht heftige Zäsuren und Friktionen zu finden sind. Gleichzeitig haben alle diese Menschen eine hohe Überlebenskompetenz entwickelt, ohne die sie ihren Drogenkonsum niemals hätten organisieren und gestalten können.

## Aktive Auseinandersetzung mit dem Beikonsum

Welche Bedeutung den Substanzen als Überlebensstrategie im Laufe des Lebens zugewachsen ist, wird deutlich an dem Phänomen des Beikonsums. Selbst wenn die zentrale Substanz des Heroins durch das Substitut ersetzt werden kann, scheint die Manipulation der eigenen Gefühle durch zusätzliche Substanzen nicht verzichtbar zu sein.
Man kann davon ausgehen, dass der Beikonsum häufig als Selbstmedikation in Bezug auf die psychische Erkrankung eingesetzt wird. Cannabis und Alkohol fungieren nicht nur als Wahrnehmung und Gefühl verändernde Substanzen, sondern werden oft über einen langen Zeitraum als Psychose unterdrückend und somit stabilisierend erlebt. Besonders zu Beginn der Substitution und der daraus resultierenden massiven Änderung der Anforderungen des Lebens kann man davon ausgehen, dass die psychische Symptomatik stärker in den Vordergrund rückt und neben den bereits vorhandenen Verunsicherungen zu einer zusätzlichen psychischen Belastung führt. Ein Verzicht auf den Beikonsum heißt, sich mit der psychischen Erkrankung zu konfrontieren. Dies impliziert eine starke Verunsicherung der gesamten Persönlichkeit, da die bisherige Identifikation mit der Gruppe der Drogenabhängigen nicht mehr greifen kann. Der Verzicht auf Beikonsum heißt aber auch, den oftmals belastenden Kreislauf von wiederholten Klinikaufenthalten und Entgiftungen zu unterbrechen bzw. die Intervalle zu verlängern.

Den Klienten wird in unserer Einrichtung abverlangt, dass sie langfristig andere Coping-Strategien als die ihnen bisher bekannten (Drogenkonsum) ausprobieren und übernehmen sollen. Die Wechselwirkung von Drogen und psychischer Erkrankung soll den Klienten bewusster gemacht werden, damit sie die inhärente Dynamik, d.h. den Teufelskreis zwischen Konsum und psychischer Erkrankung unterbrechen können.
Bei der Konzepterstellung gingen wir davon aus, dass die Abstinenzforderung und der damit verbundene Clean-Nachweis innerhalb der Einrichtung eine andere Gewichtung erhalten muss als in dem »klassischen« therapeutischen Wohnverbund für drogenabhängig psychisch Kranke.
Da der Aspekt der Selbstmedikation durch Beikonsum Teil der Auseinandersetzung um geeignetere Coping-Strategien werden soll, muss die Auseinandersetzung über den Konsum zwischen den Betreuern und Klienten aktiv geführt werden. Der stattfindende Beikonsum darf nicht unbemerkt oder auch nur toleriert nebenher vollzogen werden. Hierfür muss eine regelhafte Gebrauchskontrolle Teil des Betreuungssettings sein, ohne dass ein Rückfall zum Abbruch der Betreuung führt.

→ **Auszug aus einem Brief von Frau A.:** Als ich nach dem Druck nach Hause ging, brach ich in Tränen aus. Es war das erste Mal seit Jahren, dass ich wieder weinen konnte. Nüchtern habe ich das allerdings bis jetzt nie geschafft. Mit Heroin ging das immer. Ich saß in meinem Zimmer und es war so, als ob alles, was ich mein Leben lang in mich hineingefressen hatte, rauskam. Ich spürte zum ersten Mal, dass ich einsam war. Ich wünschte mir so sehr, dass jemand bei mir gewesen wäre, um mich festzuhalten. ×

## Die Strukturen des Betreuungsmodells

Im Bereich der alltäglichen Selbstversorgung wird großes Gewicht auf das Erlernen einer eigenständigen Haushaltsführung und auf das Einteilen des Einkommens gelegt, da die Klienten hier in der Regel große Defizite aufweisen. In der Tages- und Kontaktgestaltung geht es um die Reorganisation eines sozialen Netzes, das nicht mehr dem Diktat der Opiatabhängigkeit unterliegt. Dies betrifft die Unterstützung bei der Klärung bzw. Wiederherstellung von familiären Beziehungen, die Aufnahme von Kontakten außerhalb der Drogenszene und vor allem das Erlernen anderer Konfliktlösungsstrategien als den bisherigen. Im Bereich von Beschäftigung geht es vor allem um die Entwicklung einer Tätigkeit oder einer beruflichen Perspektive, die den tatsächlichen Möglichkeiten der Klienten entspricht. Dies wird oftmals mit einem längeren Lernprozess verknüpft sein, der mit der schmerzhaften Erkenntnis verbunden ist, welche Möglichkeiten ihnen realistisch betrachtet überhaupt noch zur Verfügung stehen. Dabei geht es sowohl um die Realisierung der Begrenzungen durch den Arbeitsmarkt als auch der eigenen verlorenen bzw. nie entwickelten beruflichen Fähigkeiten und Fertigkeiten.

Die Auseinandersetzung mit der Sucht und der psychischen Erkrankung erfordert in besonderer Weise die Bereitschaft, notwendige sozialpädagogische, psychiatrische, medizinische und psychotherapeutische Hilfen auszuprobieren und in Anspruch zu nehmen. Wenn die gewohnte Kompensation erlebter oder befürchteter Frustrationen durch Rauschmittel nicht mehr zur Verfügung steht und die damit verbundenen Affekte deutlich hervortreten, ist eine enge und vielfältige Begleitung durch Betreuung und therapeutische Auseinandersetzung die Voraussetzung für rehabilitative Prozesse. Die Gewichtung von medizinischen, sozialpädagogischen und psychotherapeutischen Maßnahmen wird für den jeweiligen Klienten entschieden.

## Das Phasenmodell

Das Betreuungsmodell ist in drei Phasen unterteilt. Die erste Phase besteht aus einer Adaptionszeit, die hauptsächlich der Sicherstellung von Grundbedürfnissen und dem Beginn des Aufbaus sozialer Kompetenzen dient.

In diesem Zeitfenster geht es darum, mit der inneren Leere, die beim Verzicht auf Beikonsum entsteht, mit den Ängsten, die mit der einhergehenden Destabilisierung verbunden sind und den Problemen mit sich selbst und anderen, umzugehen. Ein großer Teil der Betreuung wird darin bestehen, Anleitung zur Selbstversorgung zu geben: Das heißt die Bewohner müssen das Leben und seine alltagspraktischen Verrichtungen erlernen, wie z.B. Ernährung, Körperpflege, Wohnraumreinigung, Freizeitaktivitäten, auf den Tag-Nacht-Rhythmus Wert zu legen und psychische und medizinische Hilfe in Anspruch zu nehmen.

Ziel der ersten Phase ist es, die Alltagsanforderungen mit Unterstützung bewältigen zu können und Ansätze von Verantwortung und Zugehörigkeit zu entwickeln. Die Klienten sollen nun in einem gesellschaftlichen Leben jenseits der Szene eine für sie mögliche Perspektive sehen. Gegen Ende dieser Phase werden erste Weichen in Richtung schulischer bzw. beruflicher Rehabilitation gestellt.

In der zweiten Phase erfolgt eine weitgehende Stabilisierung und die Substitution soll auf einem möglichst geringen Level, mit dem der Klient ohne allzu große Nebenwirkungen leben kann, gehalten werden. Diese Phase ist gekennzeichnet durch die verstärkte Teilnahme an Gruppenangeboten im therapeutischen Wohnverbund und beim Träger sowie der Nutzung integrierter psychotherapeutischer Angebote. Der Klient soll einen Umgang mit seiner psychischen Erkrankung und seinen Suchtanteilen erlernen. Verstärkt werden jetzt auch die Beziehungsfähigkeit und das soziale Verhalten in der Gruppe Thema sein. Diese Phase dauert individuell ein bis zwei Jahre und soll der größtmöglichen Stabilisierung in allen Lebensbereichen dienen. In der zweiten Phase findet der rehabilitative Kernprozess unseres Angebotes statt.

In der dritten Phase soll – neben der Vermittlung von Außenorientierung und der Ablösung von der Wohngruppe – das Substitutionsmittel ausgeschlichen werden. Wenn dies nicht möglich ist, muss erarbeitet werden, in welchem Ausmaß und mit welcher Zeitschiene die Klienten weiter in der Substitution verbleiben können. In dieser hochbrisanten Phase muss die Möglichkeit zur Krisenintervention gegeben sein.

Es ist damit zu rechnen, dass eine Verstärkung der Symptomatik und Rückfälle auftreten. Neben der Fortsetzung der Betreuungsangebote und der psychotherapeutischen Leistungen sollten die Klienten zur Inanspruchnahme anderer, ärztlich verordneter oder im Rahmen der Gesundheitsförderung möglicher Maßnahmen motiviert werden. Daneben sollen die in der zweiten Phase erlernten Fähigkeiten weiter verfolgt werden. Die berufliche Integration ist in dieser Phase zentraler Bestandteil der Betreuung. Das Wissen um externe Hilfeangebote und die Einschätzung der eigenen Bedürftigkeit muss ebenfalls in dieser Zeit vermittelt und bei Bedarf eingeleitet werden. Dies betrifft psychiatrische, psychotherapeutische und soziale Hilfen.

## Psychotherapeutische Angebote

Zu allen Betreuungsphasen gehören kontinuierliche Arztbesuche, die Reduktion und letztlich die Beendigung des Beikonsums, die begleitete und abgestimmte Pharmakotherapie, das durchgehend eingehaltene Gewaltverbot sowie die Verpflichtung, an Gruppenaktivitäten, themenzentrierten Gruppen, psychoedukativen Programmen und Einzelgesprächen teilzunehmen. Die Einzelgespräche ermöglichen die Entwicklung der sozialen Kompetenz und stellen sicher, dass die aktuellen sozialen Konflikte und Dramen bearbeitbar bleiben. Diese Gespräche werden von den betreuenden Mitarbeitern angeboten.
Die psychotherapeutischen Angebote beinhalten wöchentliche Einzelsitzungen. Wenn es möglich ist, findet hier die Bearbeitung der biografischen Verletzungen und Traumata statt. Unsere Klienten sind in der Regel nicht in der Lage, das Setting externer Psychotherapien anzunehmen. Das von uns vorgehaltene integrierte Psychotherapieangebot berücksichtigt die Spezifik der Störung durch eine große Flexibilität, aktive Beziehungsgestaltung und die Abrufbarkeit von therapeutischer Kapazität im Krisenfall.
Die Psychotherapeuten sind nicht in betreuende und damit auch gegebenenfalls sanktionierende Prozesse eingebunden, sondern arbeiten mit der subjektiven Erlebniswelt der Klienten, gleichwohl sie für die Klienten vertraute Mitarbeiter der Einrichtung sind.

## Tagesstruktur und Wohnverbund

Die tagesstrukturierenden Maßnahmen wie z.B. die Teilnahme an diversen Freizeit- und Sportaktivitäten sind solange verpflichtend, wie die Bewohner noch keine rehabilitative Maßnahme außerhalb des Wohnverbundes besuchen. Die psychiatrische Versorgung und die Substitutionsvergabe erfolgen außerhalb der Einrichtung bei einem niedergelassenen Psychiater, der eng mit uns kooperiert.
Während der gesamten Betreuung werden über die substituierende Arztpraxis Urinkontrollen durchgeführt. Der Beikonsum von Alkohol und illegalen Drogen ist innerhalb der Einrichtung nicht erlaubt. Gegebenenfalls muss vor der Aufnahme eine Entgiftung vom Beikonsum erfolgen. Im Falle eines Rückfalls wird die Weiterführung der Betreuung geprüft. Wir sind in diesen Prozessen auf die Unterstützung diver-

ser Kliniken angewiesen (Entgiftung, kurzfristige Aufnahmen). Nach Rückfallgesprächen, in denen eine Motivationsprüfung erfolgt, wird die Betreuung in der Regel weitergeführt.
Die Einrichtung bietet zwölf Plätze im Rahmen eines therapeutischen Wohnverbundes an. Die Plätze verteilen sich auf mehrere Wohnungen, die sich in unmittelbarer räumlicher Nähe zueinander befinden, da wir davon ausgehen, dass heroinkranke Menschen durch das Zusammenleben mit mehreren Mitbewohnern überfordert sind. Jeder Bewohner hat ein eigenes Zimmer und wohnt mit mindestens einem und höchstens zwei anderen Klienten zusammen. In jeder Wohnung gibt es neben den eigenen Zimmern je einen Gemeinschaftsraum.

## Das Team und die Zusammenarbeit mit Kooperationspartnern

Alle Mitarbeiter verfügen über vorherige Berufserfahrungen in psychiatrischen Einrichtungen oder Einrichtungen der Suchthilfe. Das Team ist multiprofessionell zusammengestellt, gemischtgeschlechtlich und umfasst Sozialarbeiter, Sozialpädagogen und Psychologen. Ein Mitarbeiter ist als Bezugsbetreuer für in der Regel drei Klienten zuständig. Neben den klientenbezogenen psychotherapeutischen Leistungen, ist die Tätigkeit des Psychologen bzw. Psychotherapeuten erforderlich, um den besonderen Betreuungs- und Reflexionsbedarf sicherzustellen, den die Schwere der Störungen nach sich zieht.
Bei der Schwere der Erkrankung ist eine enge Kooperation mit Ärzten, Substitutionspraxen, Kliniken, Ausbildungsträgern, Schulen und Ämtern unabdingbar. Eine kontinuierliche Zusammenarbeit mit den bestehenden Substitutionseinrichtungen in Berlin, mit den betreuten Wohnformen der psychiatrischen Versorgung und mit Einrichtungen der Suchthilfe gehört mit zu dem notwendigen Versorgungsnetz unserer Klienten.
In den sieben Jahren seit Bestehen des Projektes wurden 47 Menschen betreut, ein Fünftel davon waren Frauen. Die Aufenthaltsdauer umfasst die Spanne von einem Monat bis zu drei Jahren. Die durchschnittliche Betreuungszeit liegt bei elf Monaten.
Die konzeptionellen Grundzüge, d.h. die aktive Auseinandersetzung mit dem Beikonsum, die Gewichtung der Arbeitsinhalte durch das Phasenmodell, die skizzierte Arbeitsteilung von betreuenden und psychotherapeutisch tätigen Mitarbeitern und die Forderung an die Klienten, aktiv mitzuwirken, haben bis heute Bestand.

Wo konzeptionelle Überlegungen und Wirklichkeit auseinanderfallen, wurde vor allem in der Umsetzung des aufstiegsorientierten Phasenmodells sichtbar: Die dritte Phase wurde bisher noch von keinem Klienten durchlaufen, d. h. kein Klient hat sich soweit stabilisieren können, dass ein Leben ohne Substitut vorstellbar geworden wäre. Auch gelang es immer wieder nur phasenweise, die Klienten in regelmäßige Beschäftigung und Arbeit zu vermitteln. Die Schwere der Erkrankungen deutet in vielen Fällen auf einen chronischen Krankheitsverlauf hin, d. h. Stabilisierung und Vermeidung einer Verschlechterung sind die wichtigsten Ziele der Arbeit geworden.

## Abschied und Trauerarbeit

Für viele Klienten geht es darum, sich von der Hoffnung zu verabschieden, dass die erlebten Traumata und die Verletzungen schnell zu überwindende Hindernisse sind. Zu lange sind die Bindungsstörungen und die Beziehungsverletzungen mit dem kurzfristigen, intensiven Belohnungseffekt des Opiatskonsums eine unheilvolle Allianz eingegangen. Die Überlebensstrategie, die aus dem verletzten Grundvertrauen entstanden ist, bedeutet, sich selbst zu genügen. Der Opiatrausch verstärkt und stabilisiert die Haltung, sich selbst genug zu sein und dadurch – zumindest zu Beginn des Konsums – Glück zu erleben.

→ **Beispiel** Frau A.: Ich bin im Urlaub rückfällig geworden, weil ich das Alleinsein nicht ertragen konnte. Ich konnte es mit mir alleine nicht aushalten. Suchtdruck hatte ich anfangs nicht. Es war wieder so, dass ich alleine absolut nichts mit mir anfangen konnte. Nach dem Druck ging es mir so schlecht, wie schon seit Ewigkeiten nicht mehr. Ich fühlte mich hundeelend. Dieses schöne und warme Gefühl, das sonst immer gekommen war, kam einfach nicht. ×

Die Vermeidung des Schmerzes, der mit Beziehung und Bindung verknüpft ist, hat die Faszination des Ersatz-Beziehungspartners Heroin erhöht und stabilisiert. Dabei ist das Sich-Einrichten in der Beziehungslosigkeit selbst bei jungen Erwachsenen sehr schwer veränderbar, da es zentraler Kern der Überlebenssicherung geworden ist:

→ **Beispiel** Frau A.: Ich weiß, ich brauche Kontakte, aber ich habe so große Angst davor. Ich meide sie total. ×

Dennoch benennen Klienten in Erstgesprächen als wichtigste Ziele: ein Leben ohne Suchtdruck, eine lebendige Paarbeziehung oder Familie und eine befriedigende Arbeit.
Sowohl für die Klienten als auch für die Mitarbeiter stellt es eine große Herausforderung dar, den Abschied von der Realisierbarkeit dieser Ziele zuzulassen. Es gilt Trauerarbeit aus der Erkenntnis heraus zu leisten, dass die Bindungs- und Beziehungsverletzungen nicht heilbar sind, sondern im Sinne einer seelischen Behinderung integriert werden müssen. Das bedeutet, dass es im Leben dieser Klienten nicht um die Erarbeitung eines erfüllenden Lebensentwurfes geht, sondern bestenfalls um die Erarbeitung einer inneren Einstellung, mit dem Leben kooperieren zu können. Manchen Klienten gelingt selbst dies nicht und sie entscheiden sich für die Beendigung ihres Lebens, sei es durch latent suizidalen Konsum oder durch eine einmalige finale Handlung.

→ **Beispiel** Frau A.: Meistens sehne ich mich nach dem Tod, um endlich von mir und meinen Gedanken erlöst zu werden: Friede, Vergessen, dieses Nichts, dieses Nicht-mehr-Sein.
(Frau A. hat sich im Alter von 44 Jahren während der stationären Behandlung auf einer psychiatrischen Station das Leben genommen.) ×

Daher ist begleitende Betreuung anstelle von Verändern-Wollen eine notwendige Arbeitshaltung in der Einrichtung geworden. Aber dies ist immer wieder mit Trauerarbeit für Klienten und Helfer verbunden. Es gibt bei diesen Menschen und in dieser Arbeit keine Unversehrtheit. Die Versehrtheit und die damit einhergehenden Behinderungen bleiben, auch wenn das süchtige Verhalten sich über das Substitut beruhigt und die psychische Situation sich stabilisiert hat. Arbeitslosigkeit, fehlende Beziehungen, Familienlosigkeit und mangelnde Lebensperspektive sind und bleiben häufig Folgen der verletzenden Erfahrungen.
Es braucht erfahrene Kollegen im Team, die gelernt haben, die stattfindenden Abschiedsprozesse und Desillusionierungen zu begleiten, ohne in Reaktivität, Sarkasmus oder Resignation zu verfallen. Eine zugewandte Offenheit für die existenziellen Themen der Klienten ist die Grundlage eines professionellen Beziehungsangebotes. Damit wird es möglich, den Spannungsbogen auszuhalten, dass wir es mit Menschen zu tun haben, die eine breite Fülle an Überlebensstrategien und Handlungskompetenzen entwickelt haben und doch so verletzlich, psychisch fragil und eingeschränkt sind.

***Helmut Elle,*** *Jahrgang 1955, Dipl.-Sozialpädagoge, Kinder- und Jugendlichenpsychotherapeut; Gestalttherapeut und Supervisor, Geschäftsführer von Prowo e. V. Berlin.*

***Ulrike Hörrmann-Lecher,*** *Jahrgang 1960, Dipl.-Psychologin, Gestalttherapeutin und Supervisorin, Leiterin der Einrichtung für substituiert psychisch kranke Menschen, seit 1998 bei Prowo e. V. Berlin.*

*Prowo e. V. – Projekt Wohnen*
*Kottbusser Damm 79 a*
*10967 Berlin*
*Tel. 030 695977-0*
*Fax 030 695977-20*
*info@prowo-berlin.de*
*www.prowoberlin.de*

# Soziotherapeutische Betreuung substituierter Opiatabhängiger mit psychiatrischer Doppeldiagnose

*Wolfgang Krüger und Markus Quabach*

Die Betreuung chronisch opiatabhängiger Menschen mit Psychosen oder anderen psychiatrischen Erkrankungen stand lange außerhalb des Blickfeldes von Fachöffentlichkeit und Praxis. Dies beginnt sich erst langsam aufgrund des unabweisbaren Versorgungsbedarfs zu ändern. Der Beitrag beschreibt wesentliche psychiatrische und psychosoziale Merkmale dieser Gruppe von Menschen mit Doppeldiagnose und reflektiert die Zusammenhänge von Drogenkonsum und Psychose. Er geht der Frage nach, wie für diese spezielle Gruppe verschiedene Betreuungselemente (soziotherapeutische Betreuung, psychiatrische Behandlung und Substitution) sinnvoll miteinander verknüpft werden können. Praxishintergrund sind die Erfahrungen des soziotherapeutischen Wohn- und Betreuungsverbundes Faßbacher Hof, der seit etwa 20 Jahren Menschen mit Psychose-Sucht-Komorbidität betreut und in dessen Rahmen seit 2001 ein Betreuungskonzept für substituiert Opiatabhängige etabliert wurde.

## Opiatabhängigkeit und psychiatrische Doppeldiagnose – ein Randphänomen?

In den Veröffentlichungen über die Doppeldiagnose von Psychose und Sucht seit Beginn der 1990er-Jahre fällt auf, dass die Gruppe der Opiatabhängigen lange Zeit eine relativ geringe Beachtung gefunden hat. Eine Reihe gut ausgearbeiteter Untersuchungen liegt zum Thema Cannabis und Psychose vor. In den theoretischen Überlegungen zum Zusammenwirken von Psychose und Sucht sind potenziell psychosefördernde Substanzen seit Langem gut beschrieben. Andererseits gibt es bis heute keine aussagekräftige epidemiologische Untersuchung über die Häufigkeit des Zusammentreffens von Opiatabhängigkeit (oder Polytoxikomanie) und Psychose. In der Praxis klammern auch Spezialeinrichtungen für Menschen mit Doppeldiagnosen bis heute die Gruppe der substituierten Opiatabhängigen häufig aus. Neben subjektiven Gründen – so den weitverbreiteten Ängsten gegenüber Konsumenten »harter« Drogen – hängt die Randständigkeit des Themas auch mit der Zersplitterung des Versorgungssystems zusammen:

In den »komplementären« Einrichtungen des psychiatrischen Bereichs bestehen, wie auch in den meisten Wohneinrichtungen für Abhängigkeitskranke, fast immer Ausschlusskriterien gegenüber Menschen mit substituierter oder nicht substituierter Opiatabhängigkeit.

Die Behandlung, Betreuung und Versorgung der Betroffenen erfolgt überwiegend in Akutstationen, substituierenden Arztpraxen, Drogenambulanzen und niedrigschwelligen Angeboten der Drogenhilfe. Andererseits scheint hier die Diagnose komorbider psychiatrischer Erkrankungen noch keineswegs selbstverständlicher, standardisierter und dokumentierter Bestandteil der Behandlung zu sein.

Dass wir uns selbst vom Jahr 2000 an der Thematik stellten, beruhte auf wachsender »Nachfrage«, zunächst vor allem aus der LVR-Klinik Köln, in deren Suchtambulanz eine zunehmende Zahl von Substituierten mit Psychosen oder anderen psychiatrischen Erkrankungen behandelt wurden. Der Zeitpunkt erscheint rückblickend nicht zufällig. Die Substitution war zu einer flächendeckenden Regelbehandlung geworden, was dazu führte, dass viele Betroffene, auch mit psychiatrischer Komorbidität, kontinuierlich Kontakt zum Drogenhilfesystem gewannen. Ein überwiegend um den Substanzkonsum zentrierter Betreuungsansatz stieß an seine Grenzen; andererseits existierten keine qualifizierten soziotherapeutischen Einrichtungen, in deren Betreuungskonzept die Wechselwirkung von psychischer Erkrankung und Drogenabhängigkeit zentral gewesen wäre. Beispielsweise wiesen von den 157 zwischen 1999 und 2008 substituierten Patienten der LVR-Kliniken Langenfeld 50 Prozent eine behandlungsbedürftige psychiatrische Komorbidität auf (Grigoleit und Quabach 2008); vgl. Abb. 1:

ABBILDUNG 1 **Substituierte Patienten mit Komorbidität**

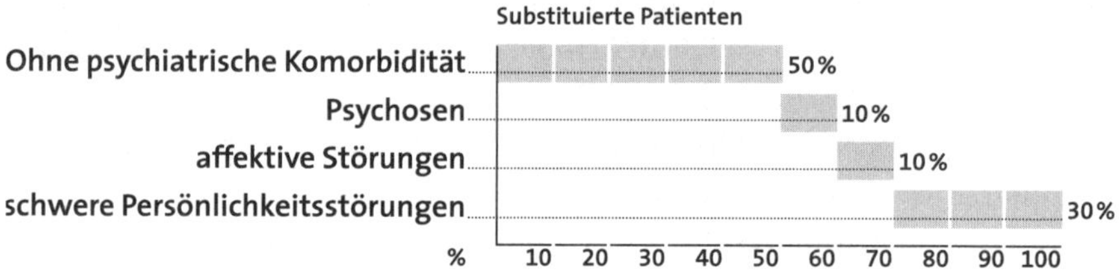


## Betreuungsbausteine des soziotherapeutischen Wohn- und Betreuungsverbundes

Das soziotherapeutische Wohnheim Faßbacher Hof bot offenkundig günstige Rahmenbedingen zur Betreuung Opiatabhängiger mit zusätzlichen psychiatrischen Krankheitsbildern: Die Einrichtung verfügte 2001 bereits über eine zehnjährige Erfahrung in der Betreuung von Menschen mit der Doppeldiagnose Psychose und Sucht. Dabei war der Faßbacher Hof keine Spezialeinrichtung, in der nur Klienten mit Psychose-Sucht-Komorbidität zur Aufnahme kamen. Daneben wurden auch Klienten mit anderweitiger psychiatrischer Komorbidität, etwa Persönlichkeitsstörungen verschiedenster Prägung, betreut und behandelt. Wir verfolgten einen integrativen Ansatz, bei dem Klienten unterschiedlichen Alters und Geschlechts, unterschiedlicher psychiatrischer Krankheitsbilder und Suchtpräferenzen gemeinsam betreut wurden. Allerdings standen im Mittelpunkt des aktuellen Substanzkonsums in der Regel Alkohol, in einigen Fällen »weiche« Drogen. Intendiert wurde mit unserer Umgestaltung ab dem Jahr 2000 nicht der Aufbau einer Spezialeinrichtung für Opiatabhängige mit psychiatrischer Komorbidität. Vielmehr wurden diese Patienten in die bestehenden soziotherapeutischen Strukturen integriert. Die Betreuung substituierter Opiatabhängiger sollte als wesentlicher Aufgabenbereich erprobt und etabliert, zugleich an einem integrativen Ansatz festgehalten werden.

Die Hauptbetreuungsbestandteile gestalteten sich wie folgt:

**Das soziotherapeutische Wohnheim** in einem ehemaligen Gutshof am Rande Leverkusens verfügt über 22 vollstationäre Betreuungsplätze und ist in drei Wohngruppen untergliedert, um überschaubare Wohn- und Betreuungsstrukturen zu schaffen. Betreuungspersonal ist 24 Stunden präsent; es bestehen Wochenenddienste, eine Nachtbereitschaft sowie eine hauseigene Rufbereitschaft (Kriseninterventionsdienst). Der Aufenthalt ist prinzipiell nicht befristet.

**Die Außenwohngruppe** in einem etwa 2 km entfernten bergischen Landhaus hat sechs Plätze und ist Bestandteil des soziotherapeutischen Wohnheims, allerdings ist nachts und an einem Teil des Wochenendes kein Betreuungspersonal präsent. Intendiert ist ein erster Verselbstständigungsschritt für Menschen, bei denen eine ambulante Betreuung nicht oder noch nicht ausreicht.

**Das ambulant Betreute Wohnen** mit bedarfsabhängiger Platzzahl (zurzeit ca. 35 Klienten) erfolgt in von den Klienten angemieteten Wohnungen. Zwischen dem Klienten und dem Wohn- und Betreuungsverbund wird ein Betreuungsvertrag und, soweit wir auch Vermieter sind, ein separater Mietvertrag geschlossen. Mit den Betroffenen werden die Ziele und Hilfestellungen individuell vereinbart. Bezogen auf den Substanzkonsum kann dies von Abstinenz über Abstinenz von einer Hauptsubstanz bis hin zu Substitution oder dem Versuch von »kontrolliertem« Substanzkonsum reichen.

**Das tagesstrukturierende Arbeitsangebot** auf dem Gelände der Stammeinrichtung entstand als Arbeitstherapie des soziotherapeutischen Wohnheims. Seit Eröffnung des Betreuten Wohnens steht es auch ambulant betreuten Klienten offen, sofern keine anderweitigen Beschäftigungs- und Arbeitsangebote angezeigt sind. Die Hauptarbeitsbereiche sind Gartenbau und Landwirtschaft, Schreinerei, Hauswirtschaft sowie einfache Büro- und Verwaltungsarbeiten.

**Die fachärztliche psychiatrische und suchtmedizinische Behandlung** der Klienten des Faßbacher Hofs wird bereits seit mehr als 20 Jahren durch die Suchtambulanz der LVR-Kliniken Langenfeld übernommen. Heute gibt es drei Sprechstunden in der Klinikambulanz: für nicht substituierte Klienten der stationären Einrichtung (wöchentlich); für substituierte Klienten (wöchentlich); für nicht substituierte Klienten des Betreuten Wohnens (alle zwei Wochen). Neben der medikamentösen psychiatrischen Behandlung besteht hier die Möglichkeit zu regelmäßigen Gesprächen in individuell vereinbarten Abständen. Um eine enge Verzahnung der psychiatrischen Behandlung, und zum Teil auch der Substitution, mit den Erfahrungen aus der soziotherapeutischen Betreuung zu ermöglichen, werden die Gespräche gemeinsam mit dem Fachpersonal der Einrichtung geführt, wenn der Klient dem zustimmt.

## Grundelemente therapeutischer Haltungen und Betreuungsstrukturen

Klinische Behandlung und soziotherapeutische Betreuung haben einen prinzipiell unterschiedlichen Fokus. Während Kliniken in der Regel einen temporären Behandlungsauftrag haben, bei dem der soziale Kontext zunächst gleichbleibt, setzen soziotherapeutische Wohneinrichtungen an einer Veränderung des sozialen Lebensmittelpunktes an: Der Klient hat das Angebot, sich in einem neuen sozialen System vorübergehend oder auf Dauer zu »beheimaten« und »neu zu sortieren«:

**Lebensschule:** Die soziotherapeutische Einrichtung stellt eine »Lebensschule« dar. Hiermit ist gemeint: Unsere Bewohner haben im Rahmen ihrer bisherigen psychosozialen Entwicklung sowohl Defizite als auch Ressourcen auf verschiedensten Lebensgebieten herausgebildet. Die Betreuung erfolgt nicht symptomzentriert, sondern wir stellen ein Lebens- und Lernumfeld bereit, in dem der Klient die Möglichkeit haben soll, seine individuellen Entwicklungsmöglichkeiten zu erschließen.

**Proberaum:** In der Geschichte unserer Klienten liegen in der Regel eine Reihe von hochproblematischen, teilweise traumatisierenden Lebenserfahrungen vor. Die soziotherapeutische Einrichtung ist daher ein »Proberaum«, in dem der Klient die Möglichkeit hat, auf den verschiedensten Gebieten – vom Umgang mit psychischen Problemen über den Umgang mit Suchtmitteln bis hin zum Umgang mit Beziehungen – neue, für ihn zuträglichere Erlebens- und Verhaltensweisen zu erproben. In den Betreuungsbeziehungen zu seinen neuen Bezugspersonen soll er die Möglichkeit zu »emotionalen Korrekturen« haben.

**Unterstützung:** Das therapeutische Milieu ist primär stützend. Es wird keine »Symptomfreiheit« verlangt, vielmehr hat der Klient die Möglichkeit, ohne kurzfristigen Erfolgsdruck an der Lösung seiner Probleme zu arbeiten.

**Empowerment:** Wir gehen von der Grundannahme aus, dass suchtkranke Klienten mit psychiatrischer Komorbidität eigene Ressourcen, gesunde Persönlichkeitsanteile und eine, wenn auch häufig zunächst nicht leicht erkennbare, Tendenz zur Selbststeuerung und zu persönlichem Wachstum haben. Die Hypothese einer prinzipiellen Entwicklungsfähigkeit unterscheidet sich diametral von der Hypothese einer durchgängig »süchtigen« Persönlichkeit. Wesentlicher Inhalt soziotherapeutischer Ansätze sollte daher sein, den Klienten darin zu begleiten, »seinen eigenen Weg« (d.h. seine eigenen Entwicklungsmöglichkeiten) zu finden.

**Offenheit:** Zweifellos geht dies nur in einem möglichst angstfreien Milieu und in relativ angstfreien Beziehungen zu seinen Bezugspersonen. Grundsätzliche Konsequenz dieser Erkenntnis ist für uns, so weit wie möglich auf übermäßige Kontrollstrukturen und als »Bestrafung« empfundene Rituale zu verzichten und Unabhängigkeit zu fördern. Die Einrichtung ist absolut offen. Die Privatsphäre der Bewohner wird so weit wie möglich geschützt. Alle für die Gruppe relevanten Angelegenheiten (z.B. Konsumfälle) sollen transparent besprochen werden; darüber hinaus ist der Gruppendruck gering, die Bewohner haben auch das Recht zur Abgrenzung. Das Regelangebot der Betreuung ist auf wenige verpflichtende Kernbereiche reduziert; bei Nichtteilnahme wird nur mit motivierenden Mitteln gearbeitet. Kontrollen sind weitgehend auf den Faktor des Substanzkonsums reduziert; die Bearbeitung von Rückfällen erfolgt ausschließlich individuell.

## Zum Umgang mit Konsumfällen zwischen Abstinenz und »kontrolliertem Substanzkonsum«

Bezogen auf die »Gretchenfrage« der Abstinenz und des Umgangs mit Rückfällen ging der Faßbacher Hof seit Beginn der 1990er-Jahre von folgendem Grundsatz aus: Da sich psychisch Erkrankte mit einem problematischen Substanzkonsum oder einer Abhängigkeit erfahrungsgemäß nur in äußerst langen Entwicklungsprozessen einem Abstinenzziel ganz oder teilweise nähern können, besteht innerhalb der Einrichtung Raum für wiederholte, geduldige, auch häufige Rückfallbearbeitungen. Der Klient soll in der Einrichtung bleiben können, so lange eine Entwicklung möglich scheint. Daher streiften wir schrittweise schematische »Regeln« (wie z. B. den Automatismus Rückfall gleich Klinikaufenthalt oder Ausgangssperre) ab. Diese förderten nach unserem Eindruck weniger intrinsische Motivationen, als vielmehr äußere Anpassungsprozesse an die Regeln der Institution.

Theoretisch adaptierten wir das Konzept der »Zielhierarchie« von Schwoon und Krausz (1990), in dem pyramidenförmig zwischen verschiedenen möglichen Zielen von der »Sicherung des Überlebens« über die »Verlängerung von Abstinenzphasen« bis zu »dauerhafter Abstinenz« unterschieden wurde. Allerdings dachten wir hier Abstinenz weiter idealtypisch als einzig möglichen Endpunkt der Entwicklung und beschrieben dies als »langfristige Abstinenzorientierung«.

Erschüttert wurde diese Grundannahme im Wesentlichen durch zwei Praxiserfahrungen:

Mit der Eröffnung unseres ambulant Betreuten Wohnens 1998 mussten wir feststellen, dass auch nach langjähriger Betreuung im soziotherapeutischen Wohnheim nur einige Betroffene an einem Abstinenzziel festhalten konnten oder wollten, während andere sich, teilweise recht bewusst, für den Versuch eines »kontrollierten« Substanzkonsums entschieden. Dabei ist kontrollierter Konsum in der Regel nicht im Sinne eines vorher festgelegten Konsums zu verstehen, wie er in den verschiedenen professionellen Programmen zum kontrollierten Substanzkonsum definiert ist. Gemeint ist eher ein mäßiger oder moderater Konsum, der exzessive Rückfälligkeit vermeidet; teils auch der Wunsch nach einem gesellschaftlich üblichen »normalen« Konsum.

Bei den mittlerweile über 60 langjährigen Betreuungsverläufen im ambulanten Bereich haben sich – vereinfacht dargestellt – folgende Grundmuster herausgebildet:

Bei etwa 20 Prozent der Klienten zeigte sich, dass sie beim Versuch selbstständig und in der Regel alleine zu wohnen massive psychische Krisen und Rückfälle produzierten und ambulant kaum betreubar waren.

Bei der großen Mehrheit von etwa 80 Prozent bildeten sich folgende vier Lösungsmuster aus:

- Ein Teil der Betroffenen fällte auch unter ambulanten Bedingungen eine Abstinenzentscheidung, was zeitweise Rückfälligkeit nicht ausschloss.
- Ein Teil der Betroffenen entschied sich für die Abstinenz von einer Hauptsubstanz, ging aber davon aus, andere Substanzen mäßig oder kontrolliert konsumieren zu können und zu wollen.

- Ein Teil der Betroffenen versuchte, mäßig oder kontrolliert zu konsumieren und hierbei exzessives Rückfallverhalten und psychische Destabilisierungen zu vermeiden.
- Bei substituierten Klienten zeigten sich zudem deutlich unterschiedliche Vorstellungen zum sogenannten Beikonsum (Abstinenz von oder kontrollierter Konsum anderer Substanzen).

Die Erfahrung, dass auch nach langjähriger Abstinenz im stationären Kontext das Resultat häufig nicht eine dauerhafte Abstinenz war, zwang uns also, die Resultate unserer eigenen Arbeit kritisch und realistisch neu zu bewerten.
Selbstverständlich stellte die Aufnahme langfristig substituierter Klienten seit 2001 gemessen am »Abstinenzparadigma« einen Tabubruch dar. In unserem Regelwerk definierten wir den Konsum nicht verordneter psychotroper Substanzen durch substituierte Klienten während des Aufenthaltes auf dem Faßbacher Hof als »Rückfall«. Allerdings ändert dies nichts daran, dass wir den verordneten, aber abhängigen Konsum einer psychotropen Substanz innerhalb der soziotherapeutischen Einrichtung akzeptierten. Anders formuliert: Die Vergabe eines synthetischen Opiats ist eine Form der »Behandlung«, kann aber auch als Paradebeispiel eines »kontrollierten Konsums« bei Menschen betrachtet werden, bei denen eine Abstinenz zeitweise oder auf Dauer unrealistisch ist. Abstinenz stellt dann offenkundig nicht mehr das einzige »Paradigma« in der Einrichtung dar.
Beide Erfahrungen implizierten und implizieren einen Antagonismus sowohl im stationären als auch im ambulanten Betreuungsbereich:
Zweifellos spricht nach wie vor vieles dafür, dass Abstinenz von einer Substanz, die ein Betroffener abhängig konsumiert, die wünschenswerteste, weil für seine gesundheitliche und soziale Situation günstigste Alternative darstellt. Andererseits zwingt die Tatsache, dass Abstinenz lebensgeschichtlich betrachtet nur für einen Teil der Betroffenen eine realistische Perspektive darstellt, geradezu dazu, die Betreuung als zieloffenen Prozess zu definieren.
Allgemeiner Maßstab professioneller Betreuung kann vor diesem Hintergrund nur sein, Klienten mit Suchtproblematik systematisch darin zu unterstützen, einen für ihn möglichst praktikablen Weg des Umgangs mit Suchtmitteln zu entwickeln. Kriterien hierfür können nicht nur dem Faktor Substanzkonsum, sondern müssen der bio-psycho-

sozialen Gesamtsituation entnommen werden. Hierzu kann z. B. gehören:

- Kann der Betroffene den Konsum tatsächlich kontrollieren oder entwickelt sich ein exzessiver Missbrauch?
- Hat der Betroffene eine realistische Selbsteinschätzung oder führen Abwehrmechanismen zu einer Fehleinschätzung seines Suchtmittelproblems und zu Hochrisikosituationen?
- Welche gesundheitlichen Risiken geht der Betroffene ein und kann er diese angemessen bewerten?
- Wie wirkt sich der Konsum auf die psychische Gesamtsituation aus? Bleibt der Klient in dieser Hinsicht stabil oder entstehen emotionale und psychische Krisen, die ohne Konsum vermeidbar wären?
- Ist er dazu in der Lage, bestehende soziale Lebensbezüge aufrechtzuerhalten, oder rückt die Bedeutung des Substanzkonsums so weit in den Vordergrund, dass wichtige Lebensressourcen nicht mehr genutzt werden können?

Wesentlicher Bestandteil der Betreuung ist daher die ständige Reflexion des Konsumverhaltens in einem dialogischen und kontroversen Prozess: Zweifellos gehen die Störungsbilder von Klienten mit Doppeldiagnose häufig mit Defiziten in einer adäquaten Selbstwahrnehmung einher. Bei einem Teil chronisch Psychosekranker finden sich häufig kaum zu korrigierende Fehlwahrnehmungen von Innen- und Außenwelt und gravierende Fehleinschätzungen eigener Defizite und Ressourcen. Schwerwiegende Verzerrungen der Selbstwahrnehmung begegnen uns regelmäßig auch bei affektiven Störungen.
Bezogen auf die Sucht ist die Verleugnung ein fast regelmäßiger Teil der Erkrankung und dient häufig auch der Abwehr der narzisstischen Kränkung »süchtig« zu sein. Grundsätzliche Wertschätzung und Akzeptanz der Person beinhalten daher auch, dass der Betreuer als Korrektiv wirkt, indem er mit seinem Klienten an einer realistischen Selbstwahrnehmung arbeitet. Dieser »Spagat« drückt sich heute in folgenden konzeptionellen Festlegungen aus:

- In unserem »idealtypischen« Leitbild gehen wir davon aus, dass der Gegensatz von »Abhängigkeit« nicht »Abstinenz«, sondern »Unabhängigkeit« ist. Damit meinen wir eine innere, emotional wirksame Entscheidung über das »Ob«, »Wie« und »Wann« des Konsums psychotroper Substanzen.

- Der Aufenthalt in der stationären Einrichtung dient als sozialer Rahmen und »Zeitfenster«, in dem der Betroffene Gelegenheit hat, einen für sich adäquaten Umgang mit dem Substanzkonsum zu entwickeln.
- Während des Aufenthaltes in der Einrichtung gilt für alle Klienten die Regel, auf den Konsum nicht verordneter psychotroper Substanzen zu verzichten. Konsum ist nicht der »Normalfall«, sondern wird als behandlungsbedürftiger »Vorfall« gemeinsam bearbeitet.
- Jede Rückfallbearbeitung erfolgt individuell, es gibt hierfür kein allgemeingültiges Regelwerk. Die Möglichkeiten sind:
  - Die Hilfestellungen der soziotherapeutischen Einrichtung reichen aus, um den Substanzkonsum wieder zu unterbrechen.
  - Der Rückfall wird in der Einzel- und Gruppenbetreuung besprochen.
  - Der Rückfall erfordert eine sofortige medizinische Notfallbehandlung.
  - Es erscheint unrealistisch, dass der Klient den Konsum von sich aus beenden kann. Mögliche Konsequenzen im Rahmen der Betreuung können dann sein: zeitlich befristete Ausgangsbeschränkung; zeitlich befristete Aufhebung des »Take-Home«-Status; Teilentgiftung oder Entgiftung (stationär).
- Bei allen Fällen von Rückfälligkeit wird die psychische Erkrankung berücksichtigt. Wenn nötig werden die Dosis des Substituts, die neuroleptische Medikation oder die Betreuung in der Einrichtung verändert.
- Der Klient kann so lang in der Einrichtung bleiben, wie positive Entwicklungen möglich erscheinen, eine Betreuungsbereitschaft besteht, sich kein Dauerkonsum entwickelt und andere nicht massiv gefährdet werden.
- Im Unterschied zum stationären Bereich ist im Rahmen des ambulant Betreuten Wohnens auch eine Unterstützung von Versuchen des »kontrollierten Substanzkonsums« möglich, sofern keine, für das Betreuungsteam nicht zu tragenden, massiven Selbstgefährdungen gegeben sind.

# Psychiatrische und psychosoziale Merkmale bei Opiatabhängigkeit, Polytoxikomanie und Komorbidität

Zwischen Mitte 2001 und Ende 2009 wurden auf den 28 stationären Betreuungsplätzen 73 Klienten aufgenommen. Bei Aufnahme in den stationären Bereich wiesen 39 Klienten eine Opiatabhängigkeit auf. Hiervon waren 33 Klienten substituiert, bei direkter Aufnahme im Betreuten Wohnen ein Klient. 25 Substituierte waren männlich, neun weiblich.

## Psychiatrische Diagnosen

Von 33 substituierten Klienten wiesen 18 Klienten eine psychotische Störung auf, fünf Klienten eine emotional instabile Persönlichkeitsstörung, acht Klienten eine affektive Störung und zwei Klienten eine hirnorganische Störung als psychiatrische Hauptdiagnose:

ABBILDUNG 2 **Hauptdiagnosen bei Substituierten mit psychiatrischer Komorbidität**

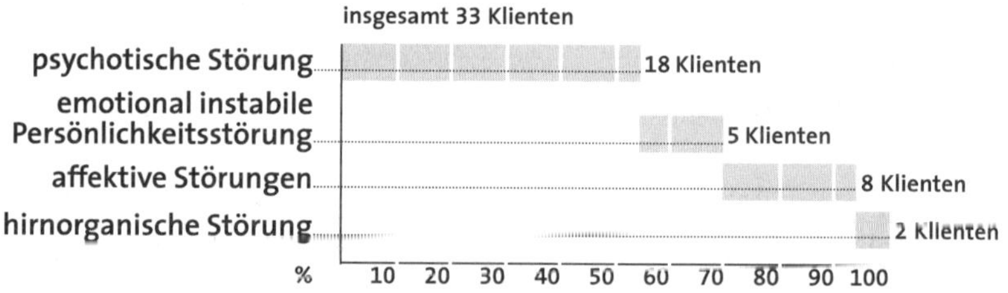


Neben der Substitution wurden 30 der 33 Klienten medikamentös behandelt (u.a. mit Neuroleptika, Antidepressiva, verschiedenen stimmungsstabilisierenden Substanzen und Benzodiazepinen).

## Konsumpräferenzen

Die Konsumpräferenzen zeigen vor allem, dass der Typus des »nur« Heroinabhängigen bei Klienten mit Komorbidität praktisch nicht auftaucht. Der Versuch, die regelmäßigen Konsummuster vor Aufnahme zu erfassen, ergab: In zwei Fällen wurden nur Opiate regelmäßig konsumiert, in vier Fällen zwei, in 31 (!) Fällen drei und mehr Substanzen. Abbildung 3 zeigt die Aufschlüsselung nach Substanzgruppen.

ABBILDUNG 3 **Konsumpräferenzen vor Aufnahme**

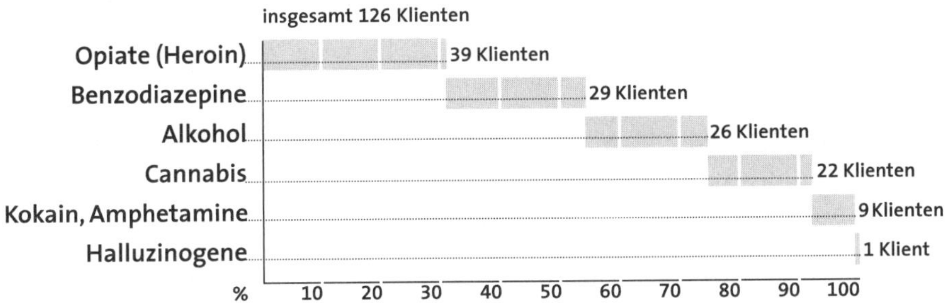


An die hier beschriebene Tatsache knüpft sich folgende Fragestellung: In der Betreuung und Behandlung von Substituierten sind wir daran gewöhnt, einen Substanzgebrauch während der Substitution als »Beikonsum« zu bezeichnen. Dies suggeriert die Unterscheidung zwischen dem Heroingebrauch als »primärem« Problem und »sekundären« Faktoren; eine Beobachtung, die WESTERMANN (2005) zu Recht als eine »Opiatzentrierung« der Sprache bezeichnet. Dies entspricht durchaus der subjektiven Sicht vieler Betroffener. In der Praxis imponieren viele Klienten mit polyvalenter Abhängigkeit durch den hartnäckigen Verweis darauf, sie seien »nur« heroinabhängig, auch dann, wenn ihnen der Gebrauch anderer Substanzen sichtbar massiv entgleitet. Berücksichtigen wir hingegen, dass bei fast allen Betroffenen ein habituell multipler Gebrauch, häufig auch eine multiple Abhängigkeit, besteht, verändert sich unsere Sichtweise: Die Substitutionsbehandlung löst ein Teilproblem, indem sie den Konsumenten vom Zwang ständiger Heroinbeschaffung befreit und zu seiner gesundheitlichen und sozialen Stabilisierung beiträgt. Allerdings kann kein Automatismus angenommen werden, nach dem sich die Substitutionsbehandlung positiv auf anderweitigen Konsum auswirken muss. Der Konsum anderer psychotroper Substanzen kann sogar in den Mittelpunkt treten und bedarf einer eigenständigen langfristigen Behandlung und Betreuung.

→ **Beispiel** Herr F. begann im Alter von acht Jahren, im Kinderheim Drogen zu konsumieren. Als er im Alter von 25 Jahren substituiert in die Einrichtung aufgenommen wird, hat er zunächst einen exorbitanten Benzodiazepinkonsum, der nach einigen Teilentgiftungen zurückgeht. In der Folgezeit imponiert er durch zahlreiche Alkoholkonsumfälle in geringerer Dosierung. Nach dem Umzug in eine eigene Wohnung scheint F. vom selbstständigen Wohnen rasch überfordert. Latent immer vorhandene dysphorische Zustände brechen durch, Alkohol- und Benzodiazepinkonsum eskalieren so weit, dass wir ihn erneut in die stationäre Einrichtung aufnehmen müssen. ×

Verstärkt gilt dies bei Klienten mit schweren psychiatrischen Erkrankungen, die ihre Krankheitssymptome und Stimmungslagen mit mehreren Substanzen, teils auch mit wechselnden Konsumpräferenzen, im Sinne einer Selbstmedikation behandeln. Hier setzt ein angemessener Umgang mit »Beikonsum« in der Regel auch eine angemessene Behandlung der psychiatrischen Grunderkrankung voraus. Uns selbst kann diese Erkenntnis vor moralisierenden Wertungen schützen (»Jetzt bekommt der schon Methadon, warum trinkt der dann noch?«).

## Wesentliche psychosoziale Merkmale

**Erkrankungszeitpunkt:** Die Biografien unserer Klienten zeigen tendenziell einen früheren Erkrankungszeitpunkt. Die Ersterfahrungen mit Drogenkonsum liegen oft schon vor der Adoleszenz. Massive psychische Dekompensationen und exzessiver Substanzkonsum zeigen sich fast immer in der Pubertät. Die Betroffenen scheinen dann – vermutlich auf der Basis früherer Störungen – durch die Umstrukturierung der psychischen Systeme in dieser Entwicklungsphase weitgehend überfordert. In der soziotherapeutischen Betreuung wirken diese Menschen häufig – obgleich biologisch Erwachsene – wie in permanente Pubertätskonflikte verstrickt. Die misslungene Identitätsbildung zeigt sich oft in einem demonstrativen Beharren auf »Autonomie« einerseits sowie einer extremen Unfähigkeit, hiervon eigenverantwortlich Gebrauch zu machen, andererseits.

→ **Beispiel** Nach einem Rückfall mit einer gefährlichen Mischintoxikation von Alkohol und Benzodiazepinen, der ihn auf die Intensivstation bringt, sagt Herr F.: »Das musst du verstehen. Das ist meine Art des Protests.« Er wolle sich im Leben nichts mehr »vorschreiben« lassen, auch nicht, nicht zu konsumieren. Völlig verblüfft reagiert er auf meinen Hinweis, ich könne noch verstehen, wenn er gegen uns rebellieren würde. Nicht nachvollziehbar wäre für mich aber, dass er nicht uns, sondern sich selbst bis an den Rand der Lebensgefahr schädige. ×

**Traumatisierungen:** Im Vergleich zu anderen Gruppen mit Doppeldiagnose erscheinen schwere Traumatisierungen durch sexuellen Missbrauch und physische Gewalt deutlich häufiger und setzen sich oft, wie unter dem Eindruck des »Wiederholungszwangs«, bis ins Erwachsenenleben fort.

→ **Beispiel** Eine Bewerberin berichtet im Vorstellungsgespräch, sie sei als Kind jahrelang in der Besenkammer des elterlichen Haushalts gefangen gehalten worden. Der Vater habe sie später, als sie alt genug war, regelmäßig vergewaltigt. Besonders berührt sie die Reaktion der Mutter, die der Ansicht gewesen sei, dies sei besser, als wenn ihr Ehemann zu fremden Frauen gehe und dann Krankheiten ins Haus schleppe. Als Erwachsene hat sie zwei Ehen, in denen sie ebenfalls missbraucht und misshandelt wird, und aus denen auch Kinder hervorgehen. Sie erscheint langjährig heroinabhängig und mit dem Zustandsbild einer schweren depressiven Störung zur Aufnahme. ×

**Soziale Marginalisierung:** Teils aufgrund der frühen Erkrankung, teils aufgrund der Illegalität des Konsums haben die meisten Klienten soziale Zusammenhänge, die sonst für Erwachsene als »normal« gelten, nie erlebt. Zu verzeichnen sind frühe Schulabbrüche, das Scheitern erster Ausbildungsversuche und eine Reihe von Erfahrungen, die retraumatisierend wirken (Haftstrafen, Obdachlosigkeit, Zwangsbehandlungen, Prostitution). Die meisten Betroffenen haben außer »Vergabe« und Aktivitäten zur »Beschaffung« in der Regel keine Fixpunkte in ihrem Tagesablauf. Soziale Erfahrungen außerhalb der Drogenszene fehlen weitgehend, Frustrationstoleranzen sind extrem gering, minimale Absprachefähigkeiten müssen mühsam erworben werden.
**Besondere Kompetenzen:** Verblüffender war für uns die Erfahrung, dass in der Gruppe schizophren Erkrankter mit Drogenabhängigkeit auf ver-

schiedenen Gebieten höhere soziale Kompetenzen beobachtet werden können, als bei anderen schizophren Erkrankten. In der Regel haben sie mehr Vorerfahrungen mit sozialen Kontakten, intimen Beziehungen und Sexualität. Teilweise sind alltagspraktische Fähigkeiten weiter ausgeprägt; durchgängig haben sie auch bei schweren psychiatrischen Störungen eine höhere Mobilität.

Hierfür bieten sich, neben möglichen biologischen Faktoren, folgende Hypothesen an:

In der heterogenen Gruppe schizophren Erkrankter wirken häufig die Klienten, die direkt aus der Primärfamilie in unsere Einrichtung kommen und keinerlei Lebenserfahrungen außerhalb der Triade Vater-Mutter-Kind haben, am meisten retardiert. In der Gruppe drogenabhängiger schizophren Erkrankter scheint die Subkultur drogenkonsumierender Jugendlicher und junger Erwachsener im Vergleich hierzu durchaus auch eine »sekundäre Sozialisationsinstanz« zu sein, die es den Betroffenen erleichtert, eigene Lebenserfahrungen zu sammeln. Die Besonderheit, dass diese Subkulturen häufig lebensgeschichtlich das einzige außer- oder nachfamiliäre Bezugssystem sind, erklärt andererseits auch ihre hohe Stabilität und emotionale Bedeutung, zumal ein Teil der hier erworbenen Fähigkeiten in die »Kultur der Normalen« praktisch nicht transferiert werden kann.

Theoretisch muss zweifellos angenommen werden, dass auch Drogenabhängige mit einer schizophrenen Erkrankung eine erhöhte Vulnerabilität aufweisen. Tatsächlich durchleben sie aber häufig hochgradig stressbeladene Situationen (Beschaffungszwang, Prostitution, Inhaftierung), von denen wir uns nicht vorstellen können, sie als nicht psychotisch Erkrankte unbeschadet zu überstehen. Dies scheint auch zur Herausbildung einer tendenziell höheren Stressresistenz beizutragen.

## Erfahrungen zur Korrelation von psychischer Erkrankung und Substanzkonsum

In der Literatur sind seit Beginn der 1990er-Jahre immer wieder vielfältige Krankheitsmodelle über die Korrelationen von Psychose und Sucht entwickelt worden.

Es scheint uns wichtig zu betonen, dass solche Modelle keineswegs ein »objektives« Abbild der Realität des Erkrankten sind. Es ist ein menschliches Grundbedürfnis, die Außenwelt in relativ konsistenten gedanklichen Strukturen innerlich abzubilden. Allerdings bleiben diese – einem erkenntnistheoretischen Agnostizismus folgend – immer subjektive Denkstrukturen, die nur mehr oder weniger äußere Realität abbilden. Dieses Dilemma zeigt sich auf wenigen Gebieten so deutlich, wie in der psychiatrischen Diagnostik. In ihr wird die oft verwirrende Vielfalt von »Symptomen« gedanklich geordnet, regelmäßig auftretende Phänomene werden beschrieben und klassifiziert. Andererseits kann bis heute niemand definieren, was »die« Schizophrenie ist, und zur Frage, welche »Verursachungen« es gibt, existieren mehr oder weniger zuverlässige Hypothesen. Sowohl die Definition von psychischen Erkrankungen als auch Modelle über die Korrelation zwischen psychischen Erkrankungen können daher nicht mehr als Anhaltspunkte über regelmäßig auftretende Phänomene liefern. Dies erleichtert das Verständnis, kann bei einer zu großen Schematisierung aber auch die gedankliche Offenheit und kreative Neugier im Betreuungsprozess wesentlich beeinträchtigen.
Bezogen auf den Substanzkonsum steht bei eher kausalen Modellen immer wieder die Frage zur Diskussion, ob der Substanzkonsum die Psychose eher (mit) verursacht und befördert, oder ob der Substanzkonsum (auch) eine Selbstmedikation darstellt. In der Realität scheinen oft in dem gleichen Prozess beide Elemente vorhanden zu sein und es ist daher praktisch unmöglich, ein allgemeines Wirkungsschema zu definieren.
Betrachten wir die möglichen Wirkungsspektren des Substanzkonsums auf psychotische Erkrankungen könnten diese auf einem Kontinuum zwischen Psychosebehandlung einerseits und pharmakogener Auslösung einer Psychose andererseits angesiedelt werden:
**Heroin:** Seltsam wenig beachtet ist die von DE RIDDER (2000) anschaulich beschriebene Tatsache, dass das Medikament Heroin nach seiner Herstellung zu Beginn des letzten Jahrhunderts auch bei der Behandlung psychischer Störungen eingesetzt wurde. In den Indikationen des Herstellers fanden sich u. a. die Behandlung von Schlafstörungen, Depressionen und »akuten Verwirrtheitszuständen«.
Stellen wir uns die Frage, wie ein Heroinkonsum bei Psychosen wirkt, dürfte bis heute, vor allem aufgrund der stark entspannenden und sedierenden Wirkung, der Aspekt der Psychosebehandlung überwiegen, was nicht wenige Betroffene auch als Konsummotiv angeben. Andererseits

führt der abhängige Konsum in tief greifende Lebenskrisen und psychosoziale Belastungen, die ihrerseits die Psychose mittelbar befördern.
**Benzodiazepine:** Ebenfalls deutlich auf der Ebene des Behandlungsversuchs sind die Benzodiazepine anzusiedeln, die zu den ersten weitverbreiteten antipsychotisch wirksamen Medikamenten gehörten. Dies legt nahe, dass auch der Benzodiazepinkonsum substituiert Opiatabhängiger mit Psychose (oder anderen mit starken Angstzuständen verbundenen Erkrankungen) nicht ausreichend mit dem Begriff des Beikonsums erklärt wird, sondern in der Wechselwirkung mit psychiatrischen Symptomen betrachtet werden muss. Dass insgesamt bei substituierten Opiatabhängigen ein besonders hoher Benzodiazepin-konsum bekannt ist (WILSON u.a. 1994), könnte auch an dem relativ hohen Anteil von Menschen mit psychiatrischer Doppeldiagnose in dieser Gruppe liegen. Nach unseren Erfahrungen besteht ein Grunddilemma darin, dass nicht wenige Betroffene Benzodiazepine als bestwirksamstes Medikament ansehen. Andererseits gelingt es nur einer Minderheit, mit verordneten oder nicht verordneten Benzodiazepinen im Sinne einer Low-dose-Abhängigkeit stabil und kontrolliert umzugehen. Häufiger werden in psychischen Krisensituationen Abhängigkeitsmuster mit eskalierender Tendenz aktiviert, was häufig auch zu gefährlichen Mischintoxikationen (Methadon, Benzodiazepine und Alkohol) führt.
**Stimulanzien:** Zumeist am Gegenpol dürften alle Formen von Stimulanzien (Kokain, Amphetamine etc.) angesiedelt sein. Bei der besonderen Vulnerabilität und Stressempfindlichkeit Psychosekranker bedeutet ihr Gebrauch fast regelmäßig die Herstellung eines psychotischen Erlebens. Dennoch spielt ihr Gebrauch bei einer Minderheit von Klienten eine Rolle. Wir können dies vor allem bei Menschen beobachten, die nach langen Phasen dysphorischer Zustande gelegentlich recht bewusst versuchen, eine positiv erlebte Psychose herbeizuführen, ein Phänomen, auf das als Erster WULFF 1992 hingewiesen hat.

→ **Beispiel** Der subsituierte Herr B. leidet lange Zeit unter einer starken Dysphorie, wirkt niedergeschlagen, verstimmt und antriebsarm. Eines Tages verlässt er für einige Tage die Einrichtung mit dem Wunsch, Kontakt zu seiner früheren Freundin aufzunehmen. Dies mündet in folgendem Rückfallverlauf: B. raucht zunächst Cannabis und trinkt Alkohol. Anschließend nimmt er, um sich zu stimulieren, Kokain und bemerkt verstärktes Stimmenhören. In der Angst, hierauf »hängen zu bleiben«, nimmt er Benzodiazepine und als ihm deren Wirkung nicht reicht, intravenös Heroin und kehrt anschließend in die Einrichtung zurück. Das Ganze wirkt wie eine Kette von Fehlbehandlungen: B. bekämpft mit Kokain seine Dysphorie, ruft damit akute Psychosesymptome hervor, die er dann mit Benzodiazepinen und Heroin zu »kurieren« versucht. Gleichzeitig weist der Rückfallverlauf auch eine gewisse suchtspezifische Eigengesetzlichkeit auf: Herr B. scheint über keine anderen Möglichkeiten der Affektregulation außer der Zuführung psychotroper Substanzen zu verfügen. ×

**Cannabis:** Eher zwischen beiden Polen dürfte bei Psychosekranken der Konsum von Cannabis angesiedelt sein. Wir stehen hier vor einer ungelösten Frage: Einerseits ist fast allen Konsumenten bekannt, dass der Cannabis-Konsum eine Psychose »triggern« kann, andererseits konsumieren nach einigen Schätzungen bis zu 80 Prozent der Betroffenen diese Droge. Wenn wir annehmen, dass Menschen in der Regel etwas für sie primär Sinnvolles tun, müssen zur Aufklärung dieses Widerspruchs vor allem die subjektiven Konsummotive näher untersucht werden. Aus unserem nicht repräsentativen Zusammenhang sind uns zwei Motive bekannt: erstens die stimmungsaufhellende Wirkung; zweitens das Motiv der Entspannung.

Zusammenfassend kann festgehalten werden, dass die Beziehungen zwischen Störung und Substanzkonsum am ehesten in systemische Begriffe gefasst werden können. Allerdings gibt es angesichts der Vielgestaltigkeit sowohl der Störungen als auch des Substanzkonsums keine allgemeinen Wirkungsschemata. Vielmehr kommt es darauf an, die Wechselwirkungen sehr individuell gemeinsam mit dem Klienten zu erarbeiten. Dies kann nicht nur aufgrund »objektiver« Erkenntnisse erfolgen, vielmehr kommt es darauf an, die subjektive Seite der Konsumwirkung – auch auf die Auswirkungen der psychischen Erkrankung – in den Mittelpunkt zu stellen.

Die Vielfalt der möglicherweise wirksamen Faktoren sei an einem mittlerweile sechsjährigen Betreuungsverlauf beschrieben:

→ **Beispiel** Frau S. betreibt seit fast 20 Jahren einen polyvalenten Substanzkonsum mit Heroin, Benzodiazepinen, Cannabis, Amphetaminen und Kokain und wird seit mehreren Jahren mit Methadon substituiert. Sie leidet unter einer schizoaffektiven Psychose, die mit Neuroleptika behandelt wird.

Frau S. nimmt seit etwa eineinhalb Jahren in der Einrichtung eine stabile Entwicklung. Es sind nur seltene Rückfälle mit Cannabis, einmal mit Amphetaminen, zu verzeichnen.
Dann beginnt eine, für uns nur langsam erkennbare, krisenhafte Entwicklung, die in einem mehrmonatigen Dauerkonsum von Benzodiazepinen mündet, den sie trotz einer Teilentgiftung nicht beenden kann. Sowohl wir als auch Frau S. können die Entwicklung nicht erklären und sind hilflos, was ihren weiteren Aufenthalt betrifft. Frau S. selbst geht schon davon aus, dass ihr Platz gekündigt wird. Bei einem mühsamen Versuch der Selbstexploration ergibt sich ein für uns verblüffendes Bild. Zu der Frage, ob sie heute mehr konsumiere, weil es ihr psychisch schlechter gehe, gibt sie an, dass das genaue Gegenteil zutreffen würde: Die erste, scheinbar stabile Phase ihres Aufenthaltes war geprägt durch eine starke Dysphorie und Antriebsschwäche. Frau S. versuchte dies durch gelegentlichen Konsum von Cannabis und Amphetaminen zu unterbrechen, hielt dies aber wegen der psychosefördernden Wirkung in Grenzen. Seit einiger Zeit befindet sie sich eher in einem hypomanischen Zustand (gehobene Stimmung, gesteigerter Antrieb, Hyperaktivität), den sie selbst als positiv empfindet, der aber auch zu zahlreichen Konflikten im sozialen Umfeld führt. Sie greift nun zu einem dämpfenden Mittel, der abhängige Konsum verselbstständigt sich rasch.
Wir übertragen Frau S. die Verantwortung für eine Veränderung ihres Konsumverhaltens: Sie soll durch eine Verbesserung in den nächsten drei Monaten die Voraussetzungen für eine Fortführung ihres Aufenthalts schaffen. Gleichzeitig erhält sie Hilfe durch eine zusätzliche stimmungsstabilisierende Medikation.
In den nächsten neun Monaten bleibt Frau S. auch zu unserer Überraschung rückfallfrei und zieht daraufhin in unsere Außenwohngruppe. Zu der Frage, was in diesem Prozess wirksam war, haben wir nur Hypothesen. Frau S. selbst gibt an, ihr habe vor allem der Hinweis darauf geholfen, dass weitere Rückfälligkeit ihren Platz gefährde. Dies habe sie vermeiden wollen, da sie sich lange nicht so »zu Hause« gefühlt habe. Dies würde bedeuten, dass eine große emotionale Bindung an das soziale Gefüge der Einrichtung eine Entscheidung gegen einen exzessiven Konsum erleichterte. Gleichzeitig zeigt sich in der Außenwahrnehmung, dass Frau S. durch die medikamentöse Umstellung spürbar ruhiger und ausgeglichener wurde und parallel ihr exzessiver Konsum nachließ. Ebenfalls zu einer Stabilisierung beigetragen hat wahrschein-

lich eine zeitweise stabile Paarbeziehung, nach deren Ende bei Frau S. erneut krisenhafte Phänomene zutage treten. Sie wohnt weiter, wenn auch mit psychotischen Symptomen und zeitweiligen Rückfällen, in unserer Außenwohngruppe. ✖

## Erfolgreiche Entwicklung vom Experiment zum Arbeitsschwerpunkt

Die Betreuung von substituierten Doppeldiagnose-Patienten mit Opiatabhängigkeit oder multiplem Substanzgebrauch hat sich in der Zeit zwischen 2001 und 2009 von einem anfangs »kontrollierten Experiment« zu einem etablierten und wesentlichen Arbeitsschwerpunkt des soziotherapeutischen Wohn- und Betreuungsverbundes entwickelt. Die große Mehrzahl der Klienten konnte in den Kontext des Wohn- und Betreuungsverbundes integriert werden und von den vielschichtigen Betreuungsangeboten profitieren; insbesondere hat sich die enge Verknüpfung von soziotherapeutischer Betreuung, psychiatrischer Behandlung und Substitution bewährt. Meist sind eine höhere psychische Stabilität und eine deutliche Reduzierung des Substanzkonsums zu beobachten. Im Vergleich zu nicht substituierten Klienten ist eine überdurchschnittliche Ambulantisierungsquote zu verzeichnen. Von den langfristig betreuten Klienten konnten sieben – vor allem aufgrund massiver Rückfälligkeit – nicht in das stationäre oder ambulante Betreuungssetting integriert werden. Sechs Klienten leben noch im Wohnheim oder der Außenwohngruppe. Dreizehn Klienten wechselten mit Unterstützung der ambulanten Betreuung in eine eigene Wohnung. Ein ungelöstes Problem ist die Tatsache, dass ein Teil der Klienten weiterhin massiv selbstschädigende Konsummuster aufweist, was im ambulanten Bereich aufgrund verschiedener Faktoren (Wegfall der beschützenden Strukturen, höhere psychische Krisenanfälligkeit, größere soziale Isolierung) stärker zutage tritt. Hier stehen die Betreuungsteams vor der Aufgabe, ihre eigenen Grenzen auf der Basis einer prinzipiell akzeptierenden und supportiven Haltung ständig neu auszubalancieren.

## Literatur

GELKOPF M.; BLEICH A.; HAYWARD R.; BODNER G.; ADELSON M. (1999): Characteristics of benzodiazepine abuse in methadone maintenance treatment patients: a 1 year prospective study in an Israeli clinic. In: Drug and Alcohol Dependence, 55, 63–68.

GERLACH, R.; STÖVER, H. (2005): Vom Tabu zur Normalität. 20 Jahre Substitution in Deutschland. Zwischenbilanz und Aufgaben für die Zukunft. Freiburg.

GRIGOLEIT, T.; QUABACH, M. (2008): DFPS-Herbsttagung 2008, LVR Kliniken Köln: Kooperation zwischen soziotherapeutischem Betreuungsverbund und Klinikambulanz in der Behandlung von Opiatabhängigen mit psychiatrischer Komorbidität. Online verfügbar: www.fassbacher-hof.de

DE RIDDER, M. (2000): Heroin. Vom Arzneimittel zur Droge. Frankfurt/M.

SCHWOON, D.; KRAUSZ, M. (1990): Psychiatrie und Sucht – Anmerkungen zu einem zwiespältigen Verhältnis. In: SCHWOON, D.; KRAUSZ, M. (Hg.): Suchtkranke. Die ungeliebten Kinder der Psychiatrie., Stuttgart, 5 ff.

WESTERMANN, B. (2005): Der so genannte »Beigebrauch« – Ein Alltagspolitikum. In: GERLACH, R.; STÖVER, H. (Hg.): Vom Tabu zur Normalität. 20 Jahre Substitution in Deutschland. Freiburg.

WILSON, P.; WATSON, R.; RALSTON, G.E. (1994): Methadone maintenance in general practice: patients, workload, and outcomes. In: British Medical Journal, 309, 641–644.

WULFF, E. (1992): Auslösung maniformer Psychosen durch suchtanaloges Verhalten. In: SCHWOON, D.; KRAUSZ, M. (Hg.): Psychose und Sucht. Krankheitsmodelle, Verbreitung, therapeutische Ansätze. Freiburg, 41 ff.

***Wolfgang Krüger**, Jahrgang 1955, Dipl.-Sozialarbeiter, seit 1991 Leiter des soziotherapeutischen Wohn- und Betreuungsverbundes Faßbacher Hof.*

***Markus Quabach**, Jahrgang 1966, Dipl.-Sozialarbeiter, seit 2002 stellvertretender Leiter des soziotherapeutischen Wohn- und Betreuungsverbundes Faßbacher Hof. Kontaktadressen siehe S. 165.*

# Das integrative, bewältigungsorientierte Behandlungskonzept für Patienten mit der Doppeldiagnose Psychose und Sucht

*Sibylle Hornung-Knobel*

Schizophren Erkrankte mit komorbidem Substanzmissbrauch stellen eine zahlenmäßig beachtliche und therapeutisch anspruchsvolle Gruppe dar. Da bei etwa der Hälfte der schizophrenen Patienten sich mindestens ein Substanzmissbrauch findet (Modestin et al. 1997, Dixon 1999), kommt dieser Patientengruppe besondere Bedeutung zu. Somit sollten therapeutische wie auch gesundheitspolitische Maßnahmen besonders auf die speziellen Bedürfnisse dieser Patientenklientel eingehen.
Lang andauernder Substanzkonsum kompliziert den Krankheitsverlauf, und es kommt zu häufigeren Rezidiven, zu einer verminderten Medikamenten- und Therapiecompliance und es besteht das erhöhte Risiko für eine frühe Chronifizierung beider Erkrankungen.
Ende der 1980er-Jahre dokumentierten umfangreiche Übersichtsarbeiten und Studien die Probleme, die bei der traditionellen Behandlung von Doppeldiagnose-Patienten auftraten (Ridgely et al. 1990) und machten so die schlechte Prognose dieser Patientengruppe wegen fehlender spezieller Behandlungsangebote und Therapiemöglichkeiten offenkundig. Daraufhin wurden neue Konzepte entwickelt mit dem Ziel, beide Behandlungen (Sucht- und Psychosetherapie) zu integrieren.

## Der integrative Behandlungsansatz

Zunächst ist jedoch eine exakte Diagnostik wie auch ein Screening angezeigt, um Patienten mit einer Doppelproblematik zu identifizieren, damit sie dann einer adäquaten und speziellen Behandlung zugeführt werden können. Neben einer gründlichen Eigen- und Fremdanamnese bezüglich Sucht und Psychose werden bei uns Testverfahren zum Drogen- und Alkoholkonsum und zur psychiatrischen Erkrankung (z. B. CGI, GAF, BPRS, MALT) sowie ein spezielles Interview, das Hinweise für eine mögliche psychische Störung und/oder möglichen Substanzgebrauch gibt, durchgeführt. Routinemäßig erfolgen laborchemische Untersuchungen (CDT, MCV) und ein allgemeines Drogenscreening. Bei dem Erstgespräch mit dem Patienten werden differenzialdiagnostische Überlegungen angestellt und geklärt, ob eine Schizophrenie mit komorbidem Alkohol-, Medikamenten- und Drogenmissbrauch, eine substanzinduzierte Psychose, eine Drogenpsychose (Intoxikation), Entzugssyndrome oder eine verzögert auftretende substanzbedingte psychotische Störung vorliegt.

Favorisiert wird derzeit in der Therapie von Doppeldiagnose-Patienten ein integrativer Ansatz, bei dem ein interdisziplinäres Team (mit Erfahrung in der Behandlung beider Erkrankungen) sowohl für die Therapie der schizophrenen oder schizoaffektiven Grunderkrankung als auch für die Behandlung des Suchtkonsums zuständig ist (Minkoff 1989).

Dabei sollten im Rahmen einer integrativen Behandlung psychose- und suchtspezifische Behandlungsmethoden miteinander verknüpft sein.

Jede Behandlung ist zu »individualisieren«, d. h. flexibel auf den Gesundheitszustand, die aktuelle Veränderungsmotivation und auf die persönlichen und sozialen Ressourcen des Patienten auszurichten (Carey 1996; Rosenthal und Westreich 1999; D'Amelio et al. 2008).

Dieser integrative Behandlungsansatz hat sich mittlerweile im stationären Setting bewährt und zeichnet sich auch dadurch aus, dass Abstinenz keine Voraussetzung zur Aufnahme in das Behandlungsprogramm darstellt. Stattdessen wird der abstinente Lebensstil als langfristiges Ziel angestrebt, d. h. viele Patienten erreichen erst im Rahmen einer fortgesetzten Behandlung und guten Arbeitsbeziehung über eine Reduktion des Substanzmittels (»harm reduction«) und auch über wiederholte Suchtmittelrückfälle eine länger andauernde und tief greifende Abstinenz.

Erfolgreich ist das Programm, wenn es langfristig (teilstationär oder ambulant) und niederschwellig angelegt ist und besonders die geringe Therapiemotivation berücksichtigt.

## Das Therapiekonzept der integrativen, bewältigungsorientierten Behandlung

Seit 1997 wird die integrative, bewältigungsorientierte Behandlung (IBB) unter den Bedingungen einer psychiatrischen Regelversorgung im Isar-Amper-Klinikum gGmbH des Klinikums München-Ost angeboten. Das sechs- bis achtwöchige Programm findet auf einer offen geführten Station statt und ist geeignet für Patienten und Patientinnen ab 18 Jahren mit schizophrenen, schizoaffektiven und affektiven Psychosen und Suchtmittelkonsum (Alkohol, Medikamente, Drogen und Substitution). Nicht aufgenommen werden Patienten in schwer intoxikiertem und delirantem Zustand oder mit hochakut psychotischem Erleben.

Es ist – wie zuvor bereits dargelegt – ein niederschwelliges, langfristig angelegtes Konzept mit individualisierter Behandlung unter Berücksichtigung der geringen Abstinenzmotivation der Patienten.

Das interdisziplinäre Team arbeitet – wie erfolgreiche Untersuchungen diesbezüglich zeigten – abstinenzorientiert, d.h. Abstinenz fördernd und nicht fordernd (Gouzoulis-Mayfrank 2003) und bezieht den Suchtmittelrückfall, der kein Entlassungsgrund darstellt, im Sinne der Rückfallprävention in die therapeutische Arbeit mit ein.

Die Basis des Therapiekonzeptes, das (die sich zum Teil widersprechenden) sucht- und psychosespezifische Behandlungsstrategien integriert, beinhaltet im besonderen Maße milieu-, verhaltens- und soziotherapeutische Interventionen.

Ein ungünstiges milieutherapeutisches Setting im Sinne einer »High-Expressed-Emotion« (High EE) gefährdet die psychische Stabilität und die Abstinenzmotivation und führt so zu akut psychotischen Wiedererkrankungen und zu Rückfällen in die Sucht. Verstärkt wird der milieutherapeutische Effekt durch eine intensive Bezugspflege, die, wenn möglich, auch ambulant weitergeführt werden sollte. Bei den Bezugspersonengesprächen handelt es sich vorwiegend um motivierende Gespräche und um ein Erfassen von Bedürfnissen, wobei Offenheit, ein respektvoller Umgang miteinander und eine empathische Grundhaltung angestrebt werden.

Fundamental im therapeutischen Handeln ist auch das Bestreben, die Autonomie des Patienten zu wahren sowie das Zutrauen in den Patienten zu stärken, für sich selbst richtige Entscheidungen treffen zu können.

Die bereits teilremittierten Patienten werden unterstützt in ihrer Selbstständigkeit, in Aktivitäten bezüglich Freizeit und Beruf sowie in der Übernahme von Eigenverantwortung.
Ein weiteres Grundelement sind die verhaltenstherapeutischen Maßnahmen, die problem-, ziel- und aktionsorientiert in einzel- und gruppentherapeutischen Sitzungen stattfinden und die am gegenwärtigen Problem mit einer Problem- und Verhaltensanalyse ansetzen. Das Angebot der störungsspezifischen Maßnahmen auf der Station für Patienten mit der Doppeldiagnose Psychose und Sucht sind:

- Selbst- und Stressbewältigungstraining
- Aktivitätsplanung
- Skill-Gruppen
- Modifiziertes Expositionstraining

Hierbei werden Patienten – unter therapeutischer Anleitung und in Begleitung – rückfallgefährdenden äußeren Bedingungen ausgesetzt, mit dem Ziel, zu erlernen, bei gegebener Exposition das Craving etc. auszuhalten und einen Rückfall zu verhindern.
Einmal pro Woche findet auch die sogenannte WAFFF-Gruppe (Wohnen, Arbeit, Finanzen, Freunde, Freizeit) statt, bei der eine Sozialpädagogin die Patienten zur Optimierung der Lebenssituation und zur besseren Bewältigung der Herausforderungen des alltäglichen Lebens anleitet. Die Pflege bietet pflegetherapeutische Gruppen an (viermal pro Woche), die Achtsamkeitstraining, Craving-Strategien, Gesunderhaltung und Aktivitätsförderung beinhalten.
Ebenso wie das integrative Behandlungskonzept ist auch die Psychoedukation auf die Besonderheiten und Bedürfnisse dieser Patientenklientel zugeschnitten. Ziel der durchgeführten Psychoedukation ist es, den Patienten zu befähigen, mit beiden Erkrankungen konstruktiv und rückfallverhütend umzugehen: Das spezielle Psychoedukationsprogramm (Kompetenz – Information – Motivation = K-I-M-Gruppe) setzt sich zusammen aus:

- **Der Informationsgruppe zur Schizophrenie,** die Basiswissen zum Krankheitsbegriff, zu Diagnosekriterien, zu neurobiologischen und psychosozialen Ursachenfaktoren etc. vermittelt.
- **Der Informationsgruppe zur Sucht** (die Module Psychose und Sucht finden abwechselnd statt), die über das Erkennen der Suchterkrankung, über Missbrauch und Abhängigkeit, über die verschiedenen Drogen, biolo-

**ABBILDUNG 1 Station für Patienten mit psychischen Störungen und Sucht**

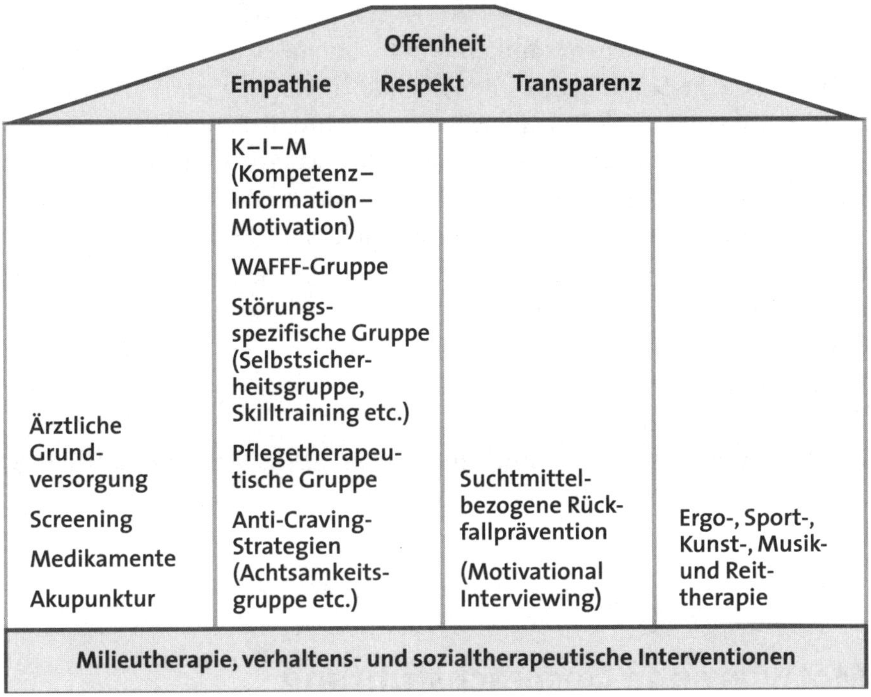


gische Bedingungsfaktoren, Hochrisikosituationen, Alarmsignale etc. informiert.

- **Der Interaktions-Gruppe,** die Zusammenhänge zwischen Substanzkonsum und psychiatrischer Erkrankung, verschiedene hypothetische Modelle, Auswirkungen des Suchtmittelabusus auf die psychiatrische Erkrankung etc. erklärt.

Von besonderer Bedeutung ist neben der reinen Informationsvermittlung der Dialog zwischen Betroffenen und Therapeuten, sodass der Patient in die Lage versetzt wird, seine Krankheitsbewältigung zu optimieren.
Für diese modifizierte Psychoedukation, zu der außer der Informationsvermittlung auch die Kompetenz- und Motivationsgruppe (K-I-M-Gruppe) gehört, sind 14 bis 16 Stunden vorgesehen, die verpflichtend sind und zweimal pro Woche stattfinden.
Die Kompetenzgruppe wird von denjenigen Patienten besucht, die hinsichtlich Abstinenz und Compliance motivierter sind und sich bezüglich

der Motivation bereits im Stadium der »Vorbereitung« oder in einem späteren Stadium wie zum Beispiel der »Handlung« befinden (vgl. »Motivationale Veränderung« nach PROCHASKA und DICLEMENTE 1983).
Auch hier handelt es sich um eine halb offene Gruppe mit insgesamt sieben bis acht Sitzungen, in der übende Verfahren zur Verbesserung des Cravings etc. zur Rezidivprophylaxe bezüglich der psychotischen Erkrankung, aber auch der Umgang mit Konflikten und eine Verbesserung von Kommunikation eine Rolle spielen.
Für Patienten, die sich noch in einem früheren Stadium der motivationalen Veränderung befinden, z. B. im Stadium der »Absichtslosigkeit oder Absichtsfindung«, ist die Motivationsgruppe vorgesehen, die ebenfalls verpflichtend ist und zum Ziel hat, eine tragfähige therapeutische Beziehung zu etablieren, die einen Anstoß in Richtung zu Verhaltensänderungen geben soll.
Für Patienten mit Depressionen gibt es die »Psychoedukation für Depressionen«, die ebenfalls um die Motivations- und Kompetenzgruppe erweitert wurde.

## Motivierende Gesprächsführung

Von der Suchttherapie übernommen wurde das »Motivational Interviewing« (MI) von William R. Miller und Steffen Rollnick, das ein für die Arbeit mit Suchtpatienten entwickelter Ansatz der Gesprächsführung, Beratung und Therapie ist.
Auf der Doppeldiagnose-Station im Isar-Amper-Klinikum wird das MI seit Jahren angewandt und es konnte eindeutig nachgewiesen werden, dass die motivierende Gesprächsführung auch ein geeignetes Instrument für Patienten mit komorbiden Störungen ist (vergleiche den Beitrag von Joachim Körkel in diesem Buch).
Motivationale Strategien kommen zur Anwendung, um die Abstinenzorientierung wie auch die Therapie- und Medikamenten-Compliance der Patienten zu verbessern. Motivation stellt keine statische Größe dar und Patienten durchlaufen normalerweise verschiedene Motivationsstadien, bis eine stabile Veränderung erreicht wird. Dieses Modell wertet einen Rückfall als »normales Ereignis« und zeigt auch auf, dass jeder Rückfall ein Schritt in Richtung Abstinenz/Compliance sein kann, was

den Patienten oft vor Resignation bewahrt. Von großer Bedeutung für uns ist die suchtmittelbezogene Rückfallprävention, die auch die Umsetzung eines Abstinenzmilieus, d. h. ein systematisches Überwachen und Thematisieren des Suchtmittelmissbrauches, beinhaltet. Nach aktuellen Suchtmittelrückfällen erfolgt keine Entlassung aus dem stationären Setting, es werden die näheren Umstände und die Auslöser bearbeitet. Der Umgang mit den Rückfällen in die Sucht ist eindeutig geregelt. Nach Suchtmittelkonsum, der ein Ausrutscher bleiben soll, folgt – um ein Weitertrinken zu verhindern und das Craving abzumildern – ein dreitägiges Ausgangsverbot und eine Beurlaubung nach Hause erst nach sieben abstinenten Tagen.

Während des Klinikaufenthaltes ist eine minimale Motivation zur Abstinenz erwünscht. Daher sollte der Patient anstreben, während der stationären Behandlung auf Suchtmittel zu verzichten.

Da die Compliance bezüglich der Medikamenteneinnahme bei schizophrenen Patienten mit Suchterkrankung – bedingt durch fortgesetzten Drogen- und Alkoholkonsum, durch mangelnde Krankheitseinsicht oder durch Druck der Peer-Group – äußerst gering ist, hat die Psychopharmakotherapie einen besonderen Stellenwert. Wichtig ist eine Medikation mit möglichst geringen Nebenwirkungen, mit einer Effektivität gegen Negativsymptomatik und gegen kognitive Störungen und Affektstörungen sowie hinsichtlich subjektiver Befindlichkeit. Eine stützende Begleitbehandlung mit Antidepressiva, Mood-Stabilizern oder mit Anti-Craving-Mitteln ist bei einem Großteil der Patienten notwendig. Benzodiazepine sind aufgrund des Missbrauchspotenzials zurückhaltend einzusetzen.

Frühzeitig sollten auch die Angehörigen in die Behandlung mit einbezogen werden, unter anderem zur Verbesserung ihrer eigenen Belastbarkeit, aber auch, um den Patienten zu unterstützen und zu stabilisieren.

Das integrative bewältigungsorientierte Behandlungskonzept für Doppeldiagnosen-Patienten auf der Spezialstation des Isar-Amper-Klinikums gGmbH im Klinikum München-Ost ist ein Programm, das Strategien einsetzt, die sich in der Versorgung von Sucht- und Schizophreniepatienten bewährt haben und das die jeweiligen Therapiebausteine individuell in Abhängigkeit von der Psychopathologie und der Motivation des Patienten auswählt.

Die einzel- und gruppentherapeutische Tätigkeit findet vorwiegend am Vormittag statt, wohingegen nachmittags averbale therapeutische

Maßnahmen sowie Ergo-, Sport-, Kunst- und Reittherapie auf dem Therapieplan stehen.

Die Entlassung der Patienten erfolgt meistens in Absprache mit Angehörigen oder anderen Bezugspersonen in ein »konsumsensitives« Umfeld. Bewährt hat sich nach dem vollstationären Klinikaufenthalt eine nachfolgende teilstationäre Behandlung, was zu einer deutlichen Verbesserung der psychischen Stabilität und zu einer länger andauernden Suchtmittelkarenz führt.

Patienten mit Doppeldiagnose sind keine kleine Randgruppe, sodass es wichtig ist, eine Sensibilität für dieses Thema zu entwickeln und die Patienten nach entsprechendem Screening einer adäquaten speziellen Therapie zuzuführen.

Als Zukunftsvision ist denkbar, dass die integrative, bewältigungsorientierte Behandlung nicht nur auf speziellen Abteilungen, sondern als »Normalprogramm« auf Behandlungsstationen jeder psychiatrischen Klinik angeboten wird.

## Literatur

Carey, K. B. (1996): Substance use reduction in the context of outpatient psychiatric treatment: A collaborative, motivational, harm reduction approach. In: Community Mental Health Journal, 32 (3), 291–306.

D'Amelio, R.; Schönell, H.; Hornung-Knobel, S. (2008): Psychoedukation bei Patienten mit der Doppeldiagnose schizophrene Psychose und Sucht. In: Bauml, J.; Pitschel-Walz, G. (Hg.) Psychoedukation bei schizophrenen Erkrankungen. Konsensuspapier der Arbeitsgruppe »Psychoedukation bei schizophrenen Erkrankungen«. Stuttgart, 176–189.

Dixon, L. (1999): Dual diagnosis of substance abuse in schizophrenia: prevalence and impact on outcomes. In: Schizophr Res 35, 93–100.

Gouzoulis-Mayfrank, E. (2003): Komorbidität Psychose und Sucht. Von den Grundlagen zur Praxis. Mit Manualen für Psychoedukation und Verhaltenstherapie. Darmstadt.

Minkoff, K. (1989): An integrated treatment model for dual

diagnosis of psychosis and addiction. In: Hospital and Community Psychiatry, 40 (10), 1031–1036.

Modestin, J.; Nussbaumer, C.; Angst, K.; Scheidegger, P.; Hell, D. (1997): Use of potentially abusive psychotropic substances in psychiatric inpatients. In: Eur Arch Psychiat Clin Neurosci 247, 146–153.

Prochaska, J. O.; DiClemente, C. C. (1983): Stages and Processes of Self-Change of Smoking: Toward an Integrative Model of Change. In: Journal of Consulting and Clinical Psychology, 51, 390–395.

Ridgely, M. S.; Goldman, H. H.; Willenbring, M. (1990): Barriers to the care of persons with dual diagnoses: Organizational and financing issues. In: Schizophrenia Bulletin, 16, 123–132.

Rosenthal R. N.; Westreich, L. M. (1999): Treatment of persons with dual diagnoses of substance use disorder and other psychological problems. In: McCrady, B. S.; Epstein, E. E. (Hg.): Addictions. A Comprehensive Textbook. New York.

***Dr. Sibylle Hornung-Knobel,*** *Jahrgang 1950, Fachärztin für Psychiatrie und Psychotherapie, Leitende Oberärztin des Isar-Amper-Klinikums gGmbH, Klinikum München-Ost, seit 2003 erste Vorsitzende der Deutschen Fachgesellschaft Psychose und Sucht e. V. (DFPS e. V.).*

*Isar-Amper-Klinikum gemeinnützige GmbH*
*Klinikum München-Ost*
*Vockestr. 72*
*85540 Haar*
*Tel. 089 4562-3662*
*Fax 089 4562-2960*
*Kontakt@IAK-KMO.de*
*www.krankenhaus-haar.de*
*www.IAK-KMO.de*

# Von der Existenzsicherung zum selbstbestimmten Leben: Das Wohnheim Worringer Reitweg

*Elisabeth Hofmann, Britta Asch und Jeannine Lübke-Werny*

»Wer, wenn nicht wir?« – diese Frage stellte sich für Regenbogen e. V. in Duisburg Mitte der 1990er-Jahre, als immer wieder der Ruf laut wurde, für sehr schwierige, extrem auffällige und nur schwer zu ertragende psychisch kranke Menschen mit unterschiedlichen Diagnosen aus dem psychiatrischen, somatischen und dem Suchtbereich erneut Langzeitstationen einzurichten, weil diese mit den Angeboten der Gemeindepsychiatrie nicht zu betreuen seien.

Wir gingen zunächst der Frage nach, um wen es sich bei diesen Menschen überhaupt handelte.

Sie waren psychisch krank, meist seit vielen Jahren suchtkrank, litten vielfach an somatischen Erkrankungen, waren oft ohne festen Wohnsitz, zeigten soziale Auffälligkeiten und waren nicht selten straffällig geworden. Sie schienen wenig vertrauenerweckend, wirkten oft ungepflegt und unästhetisch, aggressiv etc.

So ganz falsch war die Aussage, diese Menschen seien mit den herkömmlichen Mitteln der Gemeindepsychiatrie nicht zu betreuen, nicht. Aber die daraus resultierende Schlussfolgerung der Ausgrenzung in Regionen und Institutionen außerhalb ihres Lebenskontextes wollten wir nicht mittragen. Wir suchten nach Alternativen.

Als wir uns dazu entschieden, uns dieser Zielgruppe anzunehmen und eine Wohneinrichtung zu planen, erfuhren wir die fast einhellige Zustimmung anderer Träger in der Region. Das Thema Konkurrenz war ausgeblendet.

Auch die Kommunalpolitik sowie die Sozial- und Gesundheitsverwaltungen der Städte Duisburg und Mülheim unterstützten unser Vorhaben zumindest argumentativ und ideell. Man erhoffte sich dort, dass die Menschen ohne Wohnung, die den ambulanten ärztlichen Dienst aufsuchten und die laut Aussage der dort tätigen Ärzte zu 40 Prozent psychisch krank und zusätzlich suchtkrank seien, den Weg zu uns finden würden. Größere Überzeugungskraft hatten wir beim Landschaftsverband Rheinland als potenziellem Kostenträger zu leisten, weil er unser Vorhaben als Spezialeinrichtung einstufte und sich dafür zunächst nicht erwärmen mochte.

Regenbogen e.V. blickte 1999 auf eine 15-jährige Psychiatrie-Erfahrung im ambulanten und stationären Bereich mit chronisch psychisch kranken Menschen zurück und hatte erfolgreich am Enthospitalisierungsprogramm zur Rückführung von Langzeitpatienten aus Rheinischen Kliniken teilgenommen. Erfahrungen mit komorbiden und forensischen Klienten lagen ebenfalls vor.

Uns war bewusst, wie schwierig die Zielgruppe war und wie umstritten unser Plan, ein Wohnheim in einer eher abgeschiedenen Randlage zwischen den beiden Städten Duisburg und Mülheim/Ruhr einzurichten. Beides, Zielgruppe und Randlage, basierte auf den folgenden Grundannahmen:

- Der Versuch, den beschriebenen Personenkreis »von der Straße zu holen« und in einem wirtschaftlich und sozial gesicherten Rahmen zu schützen und zu fördern, war bis zum damaligen Zeitpunkt in unserer Region allenfalls vereinzelt realisiert worden. Wir erwarteten außerdem nicht, dass die Bewohner abstinent leben würden. Das war das innovative und sicherlich auch riskante Moment unseres Vorhabens.
- In unserem dezentralen Wohnheim, das sich mitten in den Stadtteilen befindet, hatten wir immer wieder Menschen mit Mehrfachproblematiken und massiven sozialen Auffälligkeiten aufgenommen. Das hatte aber auch regelmäßig zu Problemen in der Nachbarschaft geführt. Aufgrund der Widerstände des Umfeldes wurde die Idee geboren, für diese Zielgruppe ein Haus in einer Umgebung einzurichten, in der Nachbarn nicht gestört würden. Dies war gekoppelt an die Hoffnung, sich völlig auf die Bewohner und deren individuelle Bedürfnisse konzentrieren zu können und nicht immer wieder Energien in das Schlichten von Konflikten mit Nachbarn, bisweilen auch mit der Presse und nicht zuletzt mit Mitarbeitern, investieren zu müssen.
- Für ein Wohnheim entschieden wir uns nicht nur aus den pragmatischen Gründen der einfacheren Finanzierbarkeit. In Zusammenarbeit mit der Psychosozialen Arbeitsgemeinschaft der Stadt Duisburg, die einen Bedarf von ca. 80 Plätzen durch Umfrage ermittelt hatte, und den Trägern vor Ort, trafen wir die Entscheidung, in diese Einrichtung

Menschen aufzunehmen, die aufgrund der vorliegenden Mehrfachproblematik als »kaum betreubar« galten und vor allem durch selbst- oder fremdaggressives Verhalten und/oder unkontrollierbaren Suchtmittelmissbrauch auffielen. Viele von ihnen waren wohnungslos. Aufgabe der Einrichtung sollte daher sein, auf einem sehr niedrigen Level einen Überlebensraum zu schaffen. Dass diese Notwendigkeit bestand, wurde uns erschreckend klar, als sich im Vorfeld der Belegung des Hauses unsere Anmeldeliste verkürzt hatte, weil etliche Interessenten die Zeit bis zur Aufnahme ins Wohnheim tatsächlich nicht überlebt hatten.

Im Juli 1999 konnte Regenbogen Duisburg das Wohnheim Worringer Reitweg eröffnen.

## Veränderungen in unserer Zielgruppe

Die überwiegende Anzahl der Klienten des Wohnheimes Worringer Reitweg ist männlich. Der Frauenanteil ist mit 20 bis 25 Prozent über die Jahre des Bestehens konstant geblieben. Deutliche Veränderungen gab es allerdings bei den Erkrankungsbildern des betreuten Personenkreises. In den ersten Jahren überwogen die Personen mit psychotischen Erkrankungen und Alkoholabhängigkeit. Die Biografien der meist zwischen 35 und 55 Jahre alten Klienten waren oft geprägt durch längere Phasen der Wohnungslosigkeit, Inhaftierungen, zahlreiche Aufenthalte in psychiatrischen Kliniken, erfolglose Entzugs- und Entwöhnungsbehandlungen und disziplinarische Entlassungen aus anderen Wohneinrichtungen. In einigen Fällen war der Konsum illegaler Substanzen aus der Vorgeschichte bekannt, trat jedoch im Alltag kaum in den Vordergrund. Neben Verhaltensweisen, die in der psychotischen Erkrankung ihren Ursprung hatten, waren bei diesen Klienten starke Defizite im Sozialverhalten erkennbar. Misstrauen, massive Verwahrlosungstendenzen, sexuelle Übergriffe und Aggression als einzige zur Verfügung stehende Möglichkeit zur Konfliktlösung bildeten den Alltag und den Betreuungsbedarf ab. Weiterhin litten die meisten Klienten an verschiedenen körperlichen Erkrankungen. Einerseits sind hier direkte Folgeerkrankungen durch den jahre- bis jahrzehntelangen Konsum wie Polyneuropathien, Leber- und Herzerkrankungen oder Entzündungen der Bauchspeicheldrüse zu nennen. Andererseits führte die Lebenssituation vor Einzug in das Wohnheim Worringer Reitweg auch häufig dazu, dass die Klienten andere Erkrankungen oder Unfallfolgen unbehandelt ließen, weil ein Arztbesuch angst- oder schambesetzt war oder weil sie keinen Versicherungsschutz besaßen.

Seit Mitte 2000 häufen sich Anfragen und Aufnahmen von Menschen, deren Problematik sich deutlich von der des bis dahin gewohnten Personenkreises unterscheidet: junge Erwachsene in der Altersspanne von gerade erst erreichter Volljährigkeit bis Ende 20 mit Persönlichkeitsstörungen in der Regel vom Borderline-Typ und multiplem Substanzmissbrauch legaler und illegaler Art. Begleitet wird dieses Erkrankungsbild von den bekannten Symptomen wie Suizidalität, selbstverletzendem Verhalten, Promiskuität etc. Die Lebensgeschichten dieser Klienten sind gekennzeichnet von schwierigen familiären Verhältnissen, teilweise mit bekannter Alkohol- oder Drogenabhängigkeit der Eltern, Aufenthalten in verschiedenen Einrichtungen der Jugendhilfe und von einem sehr frühen ersten Konsum von Substanzen. Auch die jungen Klienten haben zum Teil Phasen der Wohnungslosigkeit erlebt und ihren Konsum durch Beschaffungskriminalität und/oder Prostitution finanziert.

Die Menschen dieser Zielgruppe sind in einigen lebenspraktischen Bereichen wesentlich kompetenter als die Klientel der ersten Jahre. Probleme mit Körper- und Umfeldhygiene, Schwierigkeiten Haushaltsgeräte zu bedienen oder sich eigenständig eine Mahlzeit zuzubereiten, spielen bei den jungen Klienten kaum eine Rolle. Die Hintergründe und Zusammenhänge bei behördlichen Angelegenheiten können sie besser nachvollziehen. Ursächlich für diesen Unterschied scheint die Tatsache zu sein, dass die jungen Menschen auf einige erlernte Kompetenzen zurückgreifen können. Minussymptomatiken treten aufgrund des Krankheitsbildes und hirnorganischer Abbauprozesse in diesem Alter nicht auf. Auch die Notwendigkeit kontinuierlicher pflegerischer Tätigkeiten besteht weniger. Nötig ist vielmehr eine akute Versorgung nach Selbstverletzungen oder Intoxikation.

Prägend in der Betreuung der jüngeren Klientel sind die emotionale Instabilität, die damit einhergehenden Impulsdurchbrüche, kaum vorhandene Absprachefähigkeit und ein scheinbar wahlloser Konsum. Die subjektiven Zielsetzungen sind oft nur schwer mit der Realität und den tatsächlich vorhandenen Ressourcen vereinbar, was die gemeinsame Hilfeplanung vor völlig neue Herausforderungen stellt.

Durch die Erweiterung der Zielgruppen des Wohnheimes Worringer Reitweg ist der derzeit betreute komorbide Personenkreis äußerst heterogen und facettenreich hinsichtlich des individuellen Betreuungsbedarfs.

## Zielsetzungen der Arbeit

Bei der Betreuung von Menschen mit Doppeldiagnose galt es zunächst Elemente der Psychiatrie und der Suchthilfe, zwei unterschiedliche Versorgungssysteme mit zum Teil konträren »Behandlungsphilosophien«, passgenau auf die Klientel zusammenzufügen. Während der Ansatz der Psychiatrie integrativen und beschützenden Charakter hat und am Erleben der Betroffenen orientiert ist, ist das Selbstverständnis der Suchthilfe oft durch konfrontative Arbeit, die die Eigenverantwortung der Klienten betont und Abstinenzmotivation voraussetzt, geprägt.
Gemeinsam ist allen Klienten des Wohnheimes Worringer Reitweg, dass das Zusammenspiel von schwerer psychischer Erkrankung und Abhängigkeit eine Abstinenzfähigkeit oder -motivation zunächst noch nicht zulässt. Dies als Bedingung für das Leben im Wohnheim vorzugeben, wäre somit eine Überforderung und nicht zielführend.
Ob die Klienten aus Gründen der Selbstmedikation konsumieren, ob die psychische Erkrankung drogeninduziert ist oder ob erhöhte Vulnerabilität als Disposition für beide Erkrankungen zur Doppeldiagnose geführt hat, mag in den vielen Einzelfällen unterschiedlich gelagert sein. Tatsache ist jedoch, dass die oft noch als Königsweg geltenden Maßnahmen der Suchthilfe, wie körperliche Entzugsbehandlung mit anschließender Entwöhnung, für die Menschen mit Doppeldiagnose keine Hilfe darstellen. Auch von der »Leidensdrucktheorie«, die besagt, dass Personen eine Abstinenzmotivation entwickeln, wenn ihre Lebenssituation nur unerträglich genug ist, muss hier Abstand genommen werden. Realistischer ist eine Anlehnung an den Ansatz der Harm Reduction der akzeptierenden Suchthilfe.

### Grundlegende Existenzsicherung

Im Wohnheim Worringer Reitweg liegen die Schwerpunkte der Arbeit also zunächst in der Überlebenssicherung. So stehen zu Beginn einer Betreuung oft die Grundbedürfnisse Wohnraum, regelmäßige Ernäh-

rung und ein hygienischer Mindeststandard im Zentrum. In dieser Phase kann es häufig bereits als Betreuungserfolg gewertet werden, wenn die Betroffenen diese Hilfe annehmen, nicht wieder in das gewohnte Lebensumfeld auf der Straße entweichen, in der Lage sind, Sanitäreinrichtungen zu benutzen und Konflikte ohne Tätlichkeiten zu lösen.
Das Wohnheim Worringer Reitweg bietet den Klienten insbesondere in der Anfangszeit Raum, um zur Ruhe zu kommen, sich körperlich zu erholen und Schutz zu finden vor Drogenszene, Gläubigern, Freiern etc.

## Verbesserung der gesundheitlichen Situation

Ist die grundlegende Existenzsicherung weitestgehend gewährleistet, rückt als Zielsetzung nun die Verbesserung der gesundheitlichen Situation in den Vordergrund. Dies gilt sowohl hinsichtlich des psychischen Befindens als auch im Hinblick auf den allgemeinen körperlichen Gesamtzustand. Die Klienten erfahren Unterstützung bei der Inanspruchnahme haus- und fachärztlicher Versorgung. Häufig ist hier intensive Motivation und engmaschige Begleitung vonnöten, da viele Betroffene mit der Organisation von Arztbesuchen, mit der Wahrnehmung und Schilderung von Beschwerden und mit der regelmäßigen Einnahme von Medikamenten überfordert sind.
Bei einigen Klienten ist bereits nach Sicherstellung der Grundbedürfnisse, dem Vorhalten eines Mindestmaßes an Tagesstruktur und regelmäßiger Einnahme einer neuroleptischen Medikation eine deutliche Reduzierung des Konsums zu beobachten. Hier handelt es sich meist um Menschen, deren Komorbidität durch die Selbstmedikationstheorie erklärbar ist. Oft wird nun jedoch das Ausmaß der psychischen Erkrankung offenbar. Hier bilden der Erhalt einer größtmöglichen psychischen Stabilität und die Entwicklung von Bewältigungsstrategien außerhalb des Substanzgebrauches den Schwerpunkt der Betreuungsarbeit.
In der Mehrzahl der Betreuungen muss der Konsum der Klienten jedoch kleinschrittig und durch kontinuierliche Bezugsbetreuung begleitet reduziert werden. Je nach individuellem Konsummuster kann es Ziel sein, auf weniger gefährliche Suchtmittel oder risikoärmere Konsumformen zurückzugreifen. Konkret kann dies z. B. den Verzicht auf harte Alkoholika oder intravenösen Konsum bedeuten. Heroinabhängige Klienten werden bei der Inanspruchnahme einer Substitutionsbehandlung motiviert und unterstützt.

## Konsumreduzierung

Auch die Reduzierung der Konsummenge oder -häufigkeit ist oft Bestandteil der Hilfeplanung. In den verschiedenen Einzelfällen wird hier über abstinente Tage oder auch nur Tageszeiten und über eine zu konsumierende Menge verhandelt. Neben einem weniger schädigenden Substanzgebrauch soll durch diese Zielsetzungen auch ein weiteres Abgleiten in die Dissozialität durch Beschaffungskriminalität und Prostitution verhindert werden.

Ein wichtiger Aspekt in den Gesprächen über den Konsum ist Transparenz und Offenheit über Menge und Art. Natürlich versuchen Klienten – gerade in der Anfangsphase der Betreuung – Substanzgebrauch zu leugnen oder zu bagatellisieren, sodass es häufig notwendig ist, Drogen-Screenings einzusetzen. Ein wesentlicher Bestandteil der Arbeit des Wohnheimes Worringer Reitweg ist es, den Konsum immer wieder zum Thema der Hilfeplanung zu machen und nicht durch Abbruch der Hilfe zu sanktionieren.

Einigen Klienten gelingt es, die abstinenten Phasen auf Wochen und Monate auszuweiten. Dies setzt einen gezielten Ausbau persönlicher Fähigkeiten voraus, wie die Auseinandersetzung mit der eigenen Erkrankung, der eigenen Geschichte, dem Umgang mit Stress, Frust und Misserfolgen. Dieser Entwicklungsschritt, zu dem nicht alle Betroffenen in der Lage sind, geht oft einher mit der Entwicklung von ganz konkreten weiterführenden Perspektiven, wie z. B. dem Ziel der Arbeitsaufnahme in einer Werkstatt für Menschen mit Behinderung oder dem Wechsel in eine andere Wohnform mit mehr Selbstständigkeit.

Grundsätzlich muss erwähnt werden, dass nicht jeder Bewohner die dargestellten Phasen der unterschiedlichen Zielsetzungen hinsichtlich des Konsums erreicht und durchläuft. Je nach Schwere und Art der psychischen Erkrankung, schon vorhandener körperlicher und hirnorganischer Abbauprozesse und auch Lebensalter ist in jedem individuellen Einzelfall die realistische Zielsetzung zu finden.

Die Zielsetzungen bezüglich der psychischen Erkrankungen sind naturgemäß ebenfalls individuell und lassen nur langsame Entwicklungen zu. Jedoch unterscheidet sich die Zielsetzung hier nur unwesentlich von dem grundsätzlichen Betreuungsbedarf chronisch psychisch erkrankter Erwachsener. Da beide Erkrankungsbilder aber in besonderer Wechselwirkung zueinander stehen, ist der Integrationsbedarf deutlich erhöht.

## Methoden und Maßnahmen

Niederschwelligkeit kennzeichnet die Arbeit des Wohnheimes Worringer Reitweg in besonderem Maße.
Mit der Anpassung an eine dichte Struktur von Regeln und Anforderungen wären die Bewohner zunächst überfordert. Die Basis bilden lediglich zwei Regeln, die seit Eröffnung des Hauses gültig und nicht verhandelbar sind:

- Das Verbot des Konsums von Alkohol und illegalen Drogen im Haus und auf dem Grundstück.
- Das Verbot von Gewalt gegen Mitbewohner und Mitarbeiter.

Auf einen Verstoß gegen die beiden Grundregeln folgen immer Konsequenzen, die jedoch der einzelnen Situation angepasst sind. Dabei ist zu berücksichtigen, welche Umstände zum Regelverstoß geführt haben und inwieweit der betreffende Klient in der Lage war, sein Verhalten zu steuern. Die Auflagen, sich in ärztliche Behandlung zu begeben, die Medikation regelmäßig einzunehmen, ein Gespräch mit der Heimleitung zu führen oder die Zimmer kontrollieren zu lassen führen meist zur Verhaltensänderung. Dabei vermitteln wir den Bewohnern, dass das Wohnheim kein rechtsfreier Raum ist. Werden illegale Drogen gefunden oder Körperverletzungen begangen, wird dies zur Anzeige gebracht.

### Tagesstrukturen

Der Ablauf des Alltags fußt auf wenigen, aber kontinuierlichen Punkten. Die Mahlzeiten nehmen die Bewohner täglich zu festen Zeiten gemeinsam mit den Mitarbeitern ein. Selbstversorgung ist nicht grundsätzlich vorgesehen, da ein Großteil der Bewohner durch diese tägliche Notwendigkeit überlastet wäre. Spezialernährung aus medizinischen, religiösen oder ethischen Gründen ist selbstverständlich. Aufgrund der Vorgeschichte der Klienten sind die Maßstäbe für angemessene Tischmanieren unterschiedlich. Auch das übermäßige Horten von Lebensmitteln ist bei Menschen, die jahrelang obdachlos waren, nicht selten. Die Anwesenheit von Mitarbeitern soll eine entspanntere Atmosphäre während der Mahlzeiten sichern, in der Konflikte aggressionsfrei ausgetragen werden können.

Geregelte Zeiten zur Medikamenten- und Geldausgabe bilden weitere Eckpunkte im Tagesablauf. Durch die Anleitung der Mitarbeiter werden lebenspraktische Kompetenzen trainiert.
Dazu gehört auch die Einbeziehung der Klienten in die täglichen Verrichtungen des Alltags. Durch die Übernahme von Gemeinschaftsdiensten (z.B. Tische decken, Spülen, Blumen gießen, Aschenbecher leeren, Wecken etc.) übernehmen die Klienten Mitverantwortung für den Ablauf des Wohnheimalltags. Viele Bewohner müssen sich auf diese Weise erstmals oder nach langer Zeit wieder mit verbindlichen Aufgaben auseinandersetzen.
Diese Gemeinschaftsdienste werden in einer täglichen kurzen Hausversammlung, der Morgenrunde, verteilt, und die Erledigung der Dienste des Vortages wird abgefragt. Bewusst wurde hier ein kurzer Zeitraum gewählt, da längerfristige Verbindlichkeiten durch die Bewohner oft nicht einzuhalten sind.
Die Morgenrunde ist ferner ein wesentliches Instrument der sozialen Auseinandersetzung und des Informationsaustausches, an der alle Klienten und Mitarbeiter teilnehmen. Ein Bewohner moderiert und protokolliert die besprochenen Themen. Jeder Teilnehmer kann aktuelle Themen einbringen und zur Diskussion stellen. Die Inhalte können sich sowohl auf organisatorische Anliegen als auch auf Konflikte unter den Bewohnern beziehen. Ziel ist es, gemeinsame kurzfristige Lösungen zu finden, deren Wirksamkeit in einer der nächsten Runden überprüft werden kann.
Die Fähigkeit, die Ursache von Konflikten zu erkennen, angemessen Kritik zu äußern und entgegenzunehmen sowie passende Lösungsmöglichkeiten zu finden, ist bei den Bewohnern des Wohnheimes Worringer Reitweg in unterschiedlichem Maße vorhanden. In ihrer Vergangenheit standen sozialer Rückzug, verstärkter Konsum oder aggressives Verhalten als Konfliktlösungsstrategien im Vordergrund. Daher bietet die Morgenrunde ein Übungsfeld für den Ausbau und die Erweiterung sozialer Kompetenzen wie Kompromissfähigkeit, Flexibilität, Respekt oder Einfühlung in die Perspektive anderer.

## Ergotherapeutische Angebote

Die ergotherapeutischen Angebote bilden einen weiteren wesentlichen Baustein des Tagesablaufs und der individuellen Hilfeplanung.
Durch ihre seelische Erkrankung und Abhängigkeit sind viele Bewohner nie einer Berufstätigkeit nachgegangen. Bei anderen liegt die letzte berufliche Beschäftigung Jahre zurück. Grundlegende Fähigkeiten, wie Pünktlichkeit, Abmeldung bei Erkrankung, Einhalten von Absprachen oder Erkennen der eigenen Belastbarkeit, müssen oftmals erst (wieder) erlernt werden. Daher geschieht die Heranführung an die Arbeitstherapie sehr kleinschrittig. Manche Bewohner sind mit täglich zwei Stunden Ergotherapie bereits überfordert.
Die Räumlichkeiten der Ergotherapie, die sich auf dem Gelände des Wohnheimes befinden, haben an jedem Werktag geöffnet. Die Ergotherapie hat zunächst das Ziel, die Fähigkeiten des Einzelnen einzuschätzen und anschließend eine individuelle Förderung zu planen. Darauf basierend vereinbaren die Ergotherapeuten mit dem Bewohner konkrete Arbeitszeiten und Aufgaben, wobei Holzwerkstatt, Werkraum und Außengelände unterschiedliche Tätigkeiten mit abgestuften Anforderungen bieten. Auf dem Gelände werden auch Hühner und Katzen gehalten, für deren Versorgung die Bewohner – unter Anleitung der Mitarbeiter – verantwortlich sind.
Zum Abschluss eines jeden Arbeitstages findet eine Reflexion über die eigene Tätigkeit und die Arbeitssituation in der Gruppe statt. Darüber werden soziale Kompetenzen und die Fähigkeit zur Kooperation trainiert.
Die Ergotherapeuten unterstützen und begleiten die Bewohner auch bei arbeitstherapeutischen Maßnahmen außerhalb des Wohnheims. Dies können trägerinterne oder externe Praktika, aber auch eine Beschäftigungsaufnahme in einer Werkstatt für Menschen mit Behinderung sein.

## Freizeitgestaltung

Ebenso wie die Fähigkeit zur Arbeit trainiert werden muss, ist es häufig auch notwendig, Freizeitgestaltung und Beschäftigung wieder zu erlernen. Vor Aufnahme ins Wohnheim drehte sich der Alltag oft ausschließlich um die Beschaffung von Suchtmitteln. Persönliche Interessen oder Hobbys wurden entweder gar nicht entwickelt oder lange Zeit vernachlässigt. Zwar gelingt es Bewohnern im Wohnheim oft, den Konsum zu reduzieren, dennoch bleibt die Gestaltung der Freizeit deutlich konsumorientiert und beschränkt sich auf Fernsehen, Kaffee trinken oder die Inanspruchnahme der von den Mitarbeitern initiierten Aktivitäten. Mangelnder Antrieb und nicht vorhandene Ideen und Alternativen zur Gestaltung der freien Zeit stehen hier als Hindernisse im Vordergrund. Durch abwechslungsreiche Angebote sollen bestehende Interessen und Fähigkeiten erhalten und gefördert oder neue hinzugewonnen werden. Ziel ist es, den Bewohnern Alternativen zum Konsum aufzuzeigen, die psychische Stabilität zu erhöhen und damit die Lebenszufriedenheit zu vergrößern.

In der Beschäftigungstherapie bieten die Ergotherapeuten handwerkliche Tätigkeiten, bildnerisches, plastisches und textiles Gestalten zur individuellen Förderung an. Verschiedene Techniken und Materialien, wie z. B. Seide, Holz, Stein und Wolle, stehen zur Verfügung. Die angewandten Techniken werden nach Interesse und Fähigkeiten der Bewohner ausgewählt und in Kleingruppenarbeit oder Einzelbetreuung umgesetzt.

Zusätzlich werden von allen Mitarbeitern wechselnde Neigungsgruppen in den Bereichen Sport, Malen, Entspannung, Kochen, Nutzung neuer Medien oder Auseinandersetzung mit dem eigenen Suchtverhalten angeboten.

Regelmäßig finden auch Aktivitäten außerhalb des Wohnheimes statt, wobei die Klienten direkt an der Planung und Organisation beteiligt werden, um eine passive Freizeitorientierung zu vermeiden.

## Individuelle Betreuung

Die individuelle Betreuung der Klienten erfolgt in einem Bezugsbetreuersystem, bei dem zwei Mitarbeiter gemeinsam diese Funktion übernehmen, um auch eine kontinuierliche Urlaubs- oder Krankheitsvertretung zu gewährleisten.

Aufgrund der schwierigen Vorgeschichte steht bei neuen Klienten zunächst der Beziehungsaufbau im Vordergrund. Erfahrungen aus der Wohnungslosigkeit oder Drogenszene haben viele Betroffene misstrauisch gegenüber Beziehungsangeboten gemacht. Häufig besteht hier die Furcht vor einer Bewertung des früheren Lebensstils oder Angst vor großem Veränderungsdruck.

In regelmäßigen Hilfeplangesprächen vereinbaren Bezugsbetreuer und Bewohner Ziele und Schritte zur Umsetzung. Die Zielvereinbarungen

orientieren sich an den Wünschen, Fähigkeiten und Bedürfnissen der Bewohner und sind natürlich individuell sehr unterschiedlich. Aufgrund der Vorgeschichte steht jedoch – wie oben ausgeführt – die psychische und gesundheitliche Stabilisierung meist im Vordergrund. Aber auch das Erlernen von lebenspraktischen Fähigkeiten und Sozialkompetenzen, das Einüben eines Freizeitverhaltens außerhalb der Sucht, die Eingliederung in Arbeit oder die Wiederaufnahme des Kontaktes zu Angehörigen sind häufige Ziele. Hinsichtlich des Substanzmissbrauchs thematisieren wir das Konsummuster und arbeiten suchtfördernde Verhaltensweisen und Situationen heraus. Ist die Reduzierung des Konsums als Ziel gesetzt, ist es wesentlich, Risikosituationen zu erkennen und den Umgang mit Suchtdruck zu erlernen, um auf alternative Verhaltensweisen zurückgreifen zu können. Auch die Aufklärung über die Wechselwirkungen zwischen verordneter Medikation und psychotropen Substanzen ist ständiges Thema der Hilfeplangespräche.
Eine weitere Aufgabe der Bezugsbetreuer ist es, das oft sehr umfangreiche Netzwerk der Hilfesysteme (Ärzte, gesetzliche Betreuung, Schuldnerberatung, Bewährungshilfe etc.) zu koordinieren.

## Rahmenbedingungen

In abgelegener Stadtrandlage bietet das Wohnheim Worringer Reitweg 20 Einzelzimmer und Bäder, Gemeinschaftsbereiche, Büros und Küche sowie Räumlichkeiten für die Arbeits- und Beschäftigungstherapie. Vielfältige Möglichkeiten für Arbeit, Beschäftigung und Tagesstruktur eröffnet zudem das 7 000 qm große Grundstück.
Für Frauen, deren Lebensgeschichte oft von Gewalterfahrungen geprägt ist, entstand ein separierter Wohnbereich innerhalb des Hauses, den auf Wunsch nur sie selbst und die Mitarbeiter betreten können.
Vier Einzelzimmer liegen in einem Nebengebäude, aber in direkter Nähe des Haupthauses. Hier steht den Klienten eine geräumige Wohnküche mit entsprechender Ausstattung zur Verfügung, sodass bei individuellem Bedarf Selbstversorgung und eigenständiges Haushalten intensiv trainiert werden können, ohne jedoch den Schutz- und die Kontrollmöglichkeiten einer stationären Einrichtung aufgeben zu müssen.

## Hohe Anforderungen an die Mitarbeiter

Die Betreuung von Menschen mit sowohl quantitativ als auch qualitativ hohem Hilfebedarf lässt sich nur durch ständige Mitarbeiterpräsenz gewährleisten, da viele Leistungen nur durch einen Betreuungsschlüssel im Verhältnis 1:1 oder auch zu unüblichen Tageszeiten durchgeführt werden können. Dies setzt einen hohen Personalschlüssel und eine entsprechende Fachkraftquote voraus.
Im Wohnheim Worringer Reitweg sind rund um die Uhr Mitarbeiter anwesend. Aufgrund des häufig gestörten Tag-Nacht-Rhythmus der Bewohner, ist die Anwesenheit einer Nachtwache förderlich.
Das Mitarbeiterteam setzt sich aus Vertretern von pädagogischen, medizinischen, ergotherapeutischen und hauswirtschaftlichen Berufen zusammen.
Die Arbeit in einer Einrichtung für Menschen mit Doppel- oder Mehrfachdiagnosen erfordert die fortlaufende Entwicklung der fachlichen und persönlichen Qualität der Mitarbeiter. Diese stellen wir durch interne und externe Fortbildungen, 14-tägige Teamsitzungen, Supervision und Kasuistiken sicher.

## Zusammenarbeit mit anderen Einrichtungen

Weiterhin ist die Regenbogen Duisburg GmbH Mitglied in einem Konsulentenverbund, sodass auch bei schwierigen Betreuungsverläufen im fachlichen Austausch mit anderen Trägern Lösungen gefunden und Betreuungsabbrüche vermieden werden können.
In den letzten Jahren ist das Wohnheim Worringer Reitweg – gemeinsam mit dem ambulant Betreuten Wohnen und zwei weiteren Wohnheimen – zum Wohnverbund der Regenbogen Duisburg GmbH verschmolzen. Der Wohnverbund bietet Jugendlichen und erwachsenen Menschen mit psychischer Behinderung, geistiger Behinderung und/oder Suchterkrankung Begleitung und Unterstützung bei ihrer Lebensgestaltung. Mitarbeiter, die sowohl im ambulant Betreuten Wohnen als auch in den Wohnheimen arbeiten, gewährleisten, dass die Wechsel von ambulant zu stationär oder von stationär zu ambulant mit möglichst wenig Beziehungsabbrüchen für die betroffenen Klienten verbunden sind.
Im Rahmen der Wohnverbundentwicklung wurden zum Jahresbeginn zwei Appartements auf dem Grundstück des Wohnheims am Worringer

Reitweg fertiggestellt. Hier sollen Klienten, die in akuter Notsituation unmittelbar Unterstützung benötigen, Wohnraum und Hilfen angeboten werden. Die Hilfsangebote richten sich an ambulant betreute Menschen in Krisensituationen. Darüber hinaus besteht die Möglichkeit, wohnungslose psychisch erkrankte Menschen aufzunehmen, bis ein regulärer Wohnheimplatz zur Verfügung steht oder andere passende Hilfen installiert sind. Schon in relativ kurzer Zeit konnten drei Menschen in diesen Appartements Wohnraum und durch die permanente Präsenz von Mitarbeitern im benachbarten Haupthaus die Sicherheit finden, um krisenhafte Phasen zu überstehen bzw. Zeiträume zu überbrücken, bis andere Hilfen organisiert waren.
Zur effizienten Klientendokumentation und zur Vernetzung der Mitarbeiter wird ein elektronisches Dokumentationssystem genutzt, das laufend den Anforderungen der Arbeit angepasst wird. Das System dient auch als Intranet und als »Wissensspeicher« für alle Mitarbeiter.
Zur Sicherung und Weiterentwicklung der Qualitätsstandards wurde bereits vor Jahren ein Qualitätsmanagement nach der DIN-Norm EN 9001:2000 implementiert, das in Details regelmäßig fortgeschrieben wird.
Vertreter der Regenbogen Duisburg GmbH sind in wichtigen Gremien der Gemeindepsychiatrie und Suchthilfe in Duisburg und Mülheim/Ruhr aktiv. Mit den regionalen Fachkliniken bestehen Kooperationsverträge. Mit diesen und den Sozialpsychiatrischen Diensten des Gesundheitsamtes findet ein regelmäßiger fachlicher Austausch statt.

## Entwicklung des Konzeptes und inhaltliche Arbeit

Für die praktische Arbeit mit Menschen mit Doppeldiagnosen ohne Abstinenzgebot im Rahmen der Eingliederungshilfe gab es 1999 kaum Leitfäden, die den Mitarbeitern Hilfe im Alltag bieten konnten. Zu Beginn stand die Grundhaltung, ein dauerhaftes Angebot für sogenannte »Systemsprenger« zu schaffen und der Wunsch, die Problematik der Menschen nicht mit dem Argument, andere Einrichtungen seien geeigneter oder es bestehe keine »Wohnheimfähigkeit«, zu delegieren.

Dabei sollten – wie oben dargestellt – die Ansätze der akzeptierenden Drogenarbeit mit denen der Gemeindepsychiatrie kombiniert werden. Diese theoretischen Gedanken auf praktisches Alltagshandeln herunterzubrechen, stellte jedoch eine große Herausforderung dar. Die ersten Mitarbeiter kamen aus unterschiedlichen beruflichen Kontexten und brachten ihre jeweils eigenen Sichtweisen aus den Bereichen Klinik, Drogenberatung, Gemeindepsychiatrie etc. ein. Auf Basis dieser unterschiedlichen Professionen und den praktischen Erkenntnissen, welche Maßnahmen zum Erfolg führen und realistisch sind, entwickelte sich schließlich das praktische »Handwerkzeug« der Mitarbeiter. Einige konzeptionelle Überlegungen der ersten Stunde, darunter z. B. eine Betreuung im Gruppensystem, wurden verworfen, weil sie sich als nicht praktikabel herausstellten. Es soll hier nicht verschwiegen werden, dass die meisten der ersten Mitarbeiter den Anforderungen und der Unsicherheit in der inhaltlichen Arbeit nicht gewachsen waren. Das führte zu Kündigungen auf beiden Seiten. Nach etwa eineinhalb Jahren fand das Mitarbeiterteam jedoch zu großer Stabilität und Sicherheit im Handeln.

Seit dem Bestehen des Wohnheims haben 62 Menschen dieses Wohn- und Betreuungsangebot genutzt. Nach wie vor bedeutet jeder neue Bewohner eine neue individuelle Herausforderung und stellt damit das Konzept und die Arbeit immer wieder auf die Probe. Einige Klienten leben seit 1999 im Wohnheim. Ihre Lebenssituation hat sich – meist auf chronifiziertem Niveau – stabilisiert. Oft sind jedoch die Auffälligkeiten im Sozialverhalten noch so groß, dass ein Umzug in eine stationäre Einrichtung mit nachbarschaftlichem Umfeld für alle Beteiligten mit viel Stress belastet wäre. Einige Klienten mussten in Pflegeeinrichtungen umziehen, weil eine adäquate Versorgung im Wohnheim Worringer Reitweg durch notwendig gewordene Apparatemedizin nicht mehr gewährleistet werden konnte.

Einige Bewohner verstarben während ihres Aufenthaltes, keiner davon jedoch infolge einer akuten Intoxikation, sondern durch Herzversagen nach langjährigem Konsum. Einige Klienten konnten durch das Konzept nicht erreicht werden. Sie hielten sich trotz vorhandenem Wohnheimplatz überwiegend auf der Straße auf und verweigerten die Rückkehr. Nur wenige wurden »disziplinarisch« entlassen. Ursächlich waren wiederholte massive Tätlichkeiten gegen andere. Sie verzogen zumeist in Einrichtungen der Wohnungslosenhilfe und lehnten die angebotene

Nachbetreuung durch die Regenbogen Duisburg GmbH ab. Viele der Klienten haben sich psychisch so stabilisiert und eine gänzliche oder weitestgehende Abstinenz erreicht, sodass der Auszug in eine weniger intensiv betreute stationäre Wohnform oder sogar in eine eigene Wohnung möglich war. Sie erhalten weiterhin Unterstützung durch das ambulant Betreute Wohnen. Durchschnittlich waren vier bis fünf Jahre intensive Betreuung im Wohnheim nötig, bis der Schritt zur selbstständigen Wohnform vollzogen werden konnte. Ein Klient lebt nach sieben Jahren Aufenthalt im Maßregelvollzug und weiteren zehn Jahren im Wohnheim Worringer Reitweg nun stabil – ohne Konsum und Delinquenz – in der eigenen Wohnung.

Rückblickend kann gesagt werden, dass das Konzept des Wohnheimes Worringer Reitweg bei der Betreuung von Menschen mit Psychose und Sucht sehr erfolgreich ist. In fast allen Betreuungen gab es positive Verläufe, die durch Stabilisierung der psychischen Situation und Reduktion des Konsums geprägt waren.

Positive Entwicklungen, aber auch deutlich schwierigere Betreuungsverläufe, sind bei den Menschen mit Persönlichkeitsstörungen und Abhängigkeit zu benennen. Aber auch bei einigen Personen dieser Zielgruppe konnten nach gelungener Stabilisierung Auszüge mit langfristigem Erfolg umgesetzt werden. Dennoch waren bei diesem Personenkreis wesentlich mehr Betreuungsabbrüche, Einweisungen nach dem PsychKG aufgrund von Selbstverletzungen und Suizidalität und insgesamt langsamere Stabilisierungen zu verzeichnen.

Woran liegt es, dass die Betreuung von jüngeren Menschen mit Persönlichkeitsstörungen und Abhängigkeit die Hilfesysteme an Grenzen stoßen lässt? Zum einen sind es sicher die Symptome der Erkrankung, die Mitarbeiter oft irritieren. Schwarz-Weiß-Denken, das Schwanken zwischen Idealisierung und Entwertung anderer, manipulatives Verhalten, geringe Impulskontrolle und extreme Gefühlslagen der Betroffenen führen in den Teamsitzungen immer wieder zu heftigen, konträren Diskussionen über die angemessenen fachlichen Maßnahmen. Die Problematik der Klientel geht einher mit dem fortgesetzten Konsum, ständigem Unterwegssein mit entsprechendem Aktionsradius und zahlreichen externen Kontakten. Durch diese Verhaltensweisen entziehen sich die Bewohner oft dem Zugriff der Mitarbeiter. Das macht es wesentlich schwieriger, die Einhaltung von Absprachen zu überprüfen und kurzfristig zu intervenieren.

Immer wieder muss aber auch die Frage gestellt werden, an welchen Punkten sich das Konzept des Wohnheimes Worringer Reitweg auf diese wachsende Zielgruppe einstellen und verändern muss. Das zeigt die Notwendigkeit einer intensiveren Auseinandersetzung mit der Frage, inwieweit diese Zielgruppen, die zudem häufig auch Entwicklungsverzögerungen aufweisen, einer stärkeren Strukturierung im Alltag bedürfen, um sich orientieren und erproben zu können. Die wenigen und leicht verständlichen Regeln des Hauses, die Raum geben für ein Leben »mit der Verrücktheit«, sind ein adäquates Setting für die Doppeldiagnose von Psychose und Sucht. Aktuell erweitern wir unsere Konzeption um Angebote für Menschen mit neuen, auch nicht stoffgebundenen Süchten. Da Persönlichkeitsstörungen und Sucht nach stetiger Anpassung des Handwerkszeuges verlangen, gilt es auch in Zukunft die bestehenden Angebote bedarfsgerecht für junge Menschen mit einer Doppeldiagnose zu modifizieren.

***Elisabeth Hofmann,*** *Jahrgang 1951, Dipl.-Pädagogin, Geschäftsführung Regenbogen Duisburg GmbH.*

***Britta Asch,*** *Jahrgang 1970, Dipl.-Sozialarbeiterin, Bereichsleitung Wohnverbund Jugendhilfe und Projektmanagement und von 2004 bis 2009 Heimleiterin des Wohnheimes Worringer Reitweg.*

***Jeannine Lübke-Werny,*** *Jahrgang 1972, Dipl.-Pädagogin, stellvertretende Heimleitung Wohnheim Worringer Reitweg.*

*Regenbogen Duisburg GmbH*
*Wohnheim Worringer Reitweg*
*Worringer Reitweg 8*
*45479 Mülheim/Ruhr*
*Tel. 0208 58057-60*
*Fax 0208 58057-70*
*www.regenbogen-duisburg.de*

# Fertigkeitentraining für Männer mit Sucht und psychischer Erkrankung

*Maike Finger und Oliver Renner*

Die Diagnose Emotional Instabile Persönlichkeitsstörung vom Typ Borderline wurde lange Zeit vorrangig mit Frauen in Verbindung gebracht. Daher wurden Interventionen zunächst nur für Patientinnen entwickelt. Inzwischen ist deutlich geworden, dass eine große Gruppe psychisch kranker Männer ebenfalls unter Persönlichkeitsstörungen mit ähnlichen Symptomen leidet.

Das Skills-Training der Dialektisch Behavioralen Therapie nach Marsha Linehan wird sowohl für Frauen als auch für Männer erfolgreich angewendet. Der Versuch, genau dieses Training in einer Männergruppe, die unter Emotional Instabilen Persönlichkeitsstörungen und Sucht litten, zu etablieren, hatte wenig Erfolg. Die Fehleranalyse ergab als wichtigsten Aspekt, dass Männer und Frauen unterschiedliche Fertigkeiten zur Spannungsreduktion benötigen. Männer entspannen sich gut in sportlichen Aktivitäten, im Leistungsvergleich mit anderen Männern und in Gruppen, die gemeinsam Spaß haben. In unserem Programm werden daher nach einer kurzen psychoedukativen Theoriephase Aktivitäten von den Teilnehmern ausprobiert und in ihrer entspannenden Wirkung ausgewertet, mit dem Ziel, Strategien der Spannungsreduktion zu erwerben. Die Skills sind dabei vielfältig und reichen von gemeinsamen sportlichen Aktionen wie z. B. Bowling bis zu sozialen Aktivitäten wie den Besuchen von Konzerten oder Sportereignissen.

Die teilnehmenden Männer lernen, ihre Spannungskurven zu erkennen und zu einem frühen Zeitpunkt spannungsreduzierende Fertigkeiten einzusetzen bzw. solche Fertigkeiten als festen Bestandteil in ihren Wochenplan zu integrieren. Wir streben an, weitere Einheiten zu trainieren und später die Therapieerfolge empirisch zu belegen.

## Das Setting

Das schön gelegene sozialpsychiatrische Wohnhaus Schwanensee bietet erwachsenen Menschen mit seelischen Erkrankungen und zusätzlicher Abhängigkeitsproblematik ein vorübergehendes Zuhause mit einer Rund-um-die-Uhr-Betreuung. Seit 2001 besteht die Einrichtung als Teilbereich des »Kieler Fensters«. Die Betreuung erfolgt durch ein multiprofessionelles Team aus erfahrenen Mitarbeitern verschiedener Berufsgruppen. Die ärztliche und fachärztliche Behandlung wird durch niedergelassene Ärzte sichergestellt. Die übergreifende therapeutische Grundhaltung folgt dem Prinzip der Stärkung der Selbstverantwortung, beinhaltet jedoch auch Kontrollmaßnahmen nach dem Zufallsprinzip.

Durch die Verknüpfung aufeinander abgestimmter psychotherapeutischer Konzepte und Hilfen in den verschiedenen Lebensbereichen wird sowohl ein schützender und strukturierender als auch anregungsreicher Rahmen geboten, der die Stabilisierung und Weiterentwicklung der Hausbewohner fördert. Die Versorgung und Betreuung der Bewohner wird im Rahmen eines Bezugstherapeutensystems gewährleistet. Für jeden Bewohner wird mit allen an der Behandlung Beteiligten ein individuelles therapeutisches Konzept erarbeitet, das fortlaufend überprüft und aktualisiert wird.

Die Mehrheit unserer Bewohner sind Männer. Häufig treten zusätzlich zu affektiven und schizophrenen Psychosen Symptome einer Persönlichkeitsstörung auf. Eine herausragende Rolle spielen hierbei Schwierigkeiten bei der Spannungsreduktion und Spannungswahrnehmung. Die zusätzliche Abhängigkeitserkrankung verschärft die Problematik und führt häufig dazu, dass Klienten sich vor die Alternativen Selbstverletzung, Fremdverletzung oder Konsum gestellt sehen. Unser Ansatz ist, basale Verhaltensmuster, in denen Männer sich im alltäglichen Leben von Frauen unterscheiden, als Ressource zur Spannungsreduktion zu nutzen, weil wir hoffen, dass bereits bestehende Verhaltensmuster effektiver und schneller anwendbar sind als neu erlernte Fertigkeiten. Die bestehende Abhängigkeitserkrankung unserer Bewohner verlangt zudem eine genaue Analyse von Situationen, die mit dem Konsum von Suchtstoffen gekoppelt werden. Diese Situationen mussten für das Training so verändert werden, dass das Suchtgedächtnis nicht angesprochen wird (z.B. Besuch eines Handballspiels anstelle eines Fußballspiels, in Begleitung abstinenter Freunde das Stadion besuchen etc.) oder es mussten bereits Fertigkeiten vorhanden sein, die die Rückfallgefahr verkleinerten (Fähigkeit zur Erstellung einer Pro- und Kontraliste zum Konsum bzw. eines Krisenplans).

## Situationen und Aktivitäten zur Spannungsregulation

Wir erarbeiteten unterschiedliche Situationen und Aktivitäten zur Spannungsregulation, die zum Teil mit Drogenkonsum gekoppelt sind, zum Teil aber auch dem Konsum von Suchtstoffen entgegenstehen.
Unsere Beobachtungen und Lebenserfahrung ergaben folgende bevorzugte Spannungsregulatoren bei Männern:

- Sportliche Aktivitäten alleine (Kraftsport, Jogging) oder in der Gruppe (Fußball, Handball, Bowling)
- Leistungsvergleich mit anderen Männern (Schach, Billard, Armdrücken)
- Gruppenunternehmungen (Konzertbesuche; Musik machen, hören)

Zusätzlich erprobten wir unterschiedliche Entspannungsmethoden wie Aufenthalte im Snoezle-Raum und Progressive Muskelrelaxation (PMR).

## Konzept des Fertigkeitentrainings

In einer psychoedukativen Theoriephase besprechen wir mit den Patienten zunächst den Aufbau von Stress und Anspannung und die dazu gehörigen Gefühle wie Wut, Angst, Trauer, Scham und treffen gemeinsam Krisenvereinbarungen. Danach führen wir in die Selbstbeobachtung und Dokumentation der Anspannung ein. Das anschließende Training gliedert sich in vier Teile:

1. Einstimmung und Aufgabenstellung
2. Übung mit Gruppenleiter
3. Übung ohne Gruppenleiter (dreimal)
4. Auswertung und Übertragbarkeit

Die vier Teile werden bei jedem neuen Skill wiederholt.
Im Abschlussteil werten wir dann die Erfahrungen und Veränderungen aus, benennen gemeinsam bevorzugte Skills und erstellen einen individuellen »Notfallkoffer« mit Sachen, die bei der Entspannung helfen können (z. B. Knabbersachen, Massagebälle, Musik-CDs etc.). Entscheidend ist aber auch die Vereinbarung innerhalb der Gruppe, bestimmte Fertigkeiten regelmäßig gemeinsam anzuwenden, um einen zu starken Spannungsanstieg zukünftig von vornherein zu vermindern.

### Theorieteil des Trainings: Einstimmung und Aufgabenstellung

Nach einer Einführung in allgemeine Gruppenregeln beginnt der Theorieteil mit folgenden Punkten:

- Theorien zum Aufbau von Stress und Anspannung
- Psychoedukation zur Gefühlswahrnehmung, zur evolutionären Sinnhaftigkeit von Gefühlen und zur Generalisierung dieser Gefühle auf verschiedene Situationen
- Möglichkeiten des Spannungs- und Stressabbaus
- Vorstellung einer Skala zur Messung der eigenen Anspannung: Jeder erarbeitet seine eigene Skala von 1 bis 10 und benennt die Zahlen von 1 bis 10 mit eigenen Begriffen (z. B. 1 = total entspannt, 5 = genervt, 7 = könnte durchdrehen, 10 = Ich drehe total ab)
- Besprechung des Tagebuchs: Jeder Teilnehmer protokolliert regelmäßig seine Anspannung in Tagebüchern, nämlich direkt vor der Übung, direkt danach, eine Stunde später und 24 Stunden später
- Vereinbarungen und Verhaltensweisen, die in Krisenfällen eingesetzt werden sollen, werden mit den Teilnehmern getroffen.

Am Ende des ersten Teils werden die Übungen von den Teilnehmern ausgewählt und die Rahmenbedingungen besprochen. Im ersten Durchlauf des Trainings standen folgende Aktivitäten zur Auswahl:

- Squash
- Radfahren
- Telefonbuch zerreißen
- Ins Café gehen und Frauen angucken
- Fußballspielen
- Essen
- DVD gucken

- Musik hören
- Snoezeln im Entspannungsraum
- Holzhacken
- Fußballspiel besuchen
- Handball
- Boxkampf
- Sandsacktraining
- Armdrücken

Die von uns untersuchte Gruppe erarbeitete die Aktivitäten Squash, Snoezeln im Entspannungsraum und, zusätzlich zu den oben genannten Aktivitäten, Bowling.

### Praktischer Teil des Trainings: Übungen mit und ohne Gruppenleiter

Vor Beginn des praktischen Teils steht immer die Besprechung der gewählten Aktivität, z.B. Squash. Wir klären, wer den Sport kennt, was erfahrungsgemäß passiert und wie die Konsequenzen aussehen können (innere Konsequenzen, äußere Konsequenzen, körperliche Konsequenzen).
Danach werden folgende Punkte abgesprochen:

- Zeitplan: Was geschieht bei den Übungen (z.B. Einschätzung der Spannung, mindestens dreimal fünf Minuten am Stück spielen, Einschätzung der Anspannung direkt danach, Einschätzung der Anspannung nach einer Stunde, Einschätzung der Anspannung nach 24 Stunden)
- Krisenplan: Welche Probleme könnten auftauchen, was kann ich tun, was kann die Gruppe tun (schriftlich festhalten). Zeichen für »Bleibt weg« und »Seid da« vereinbaren
- Time-out: Vereinbarung von Richtlinien, z.B. was ist der richtige Zeitpunkt für ein Time-out (individueller Zeitpunkt: körperliche, seelische Symptome)

Anschließend beginnt der praktische Teil mit den ersten Übungsstunden in Squash. Zunächst gehen alle gemeinsam mit den Gruppenleitern zum Fitnesscenter und ziehen sich um. Dann schätzen alle Teilnehmer ihre Spannung ein und tragen dies ins Tagebuch ein. Jetzt können die Teilnehmer mit dem Squashspielen beginnen, wobei sich immer zwei Paare einen Court teilen. Immer abwechselnd können je zwei Teilneh-

mer fünf Minuten spielen, fünf Minuten pausieren und dann wieder fünf Minuten spielen. Nach vier Wechseln erfolgen die Einschätzung ihrer Anspannung und der Eintrag ins Tagebuch. Zum Schluss gehen alle wieder gemeinsam zurück. Nach einer Stunde sollen die Teilnehmer dann erneut ihre Spannung einschätzen und eintragen.
Nach dieser ersten Übungsstunde finden die drei nächsten Übungsstunden ohne Gruppenleiter statt. Vor Beginn muss die Gruppe eine kurze Info an die Gruppenleiter oder andere Mitarbeiter geben. Dann geht die Gruppe ohne Gruppenleiter gemeinsam zum Fitnesscenter. Wieder schätzen alle Teilnehmer vor dem Spiel ihre Spannung ein und tragen dies ins Tagebuch ein. Jetzt geht es auf den Court: fünf Minuten spielen, Pause, fünf Minuten spielen, Pause, fünf Minuten spielen. Anschließend Einschätzung der Anspannung und Eintrag ins Tagebuch. Nach der Übungsstunde gehen wieder alle gemeinsam zurück und melden sich kurz bei einem Mitarbeiter, wenn möglich beim Gruppenleiter. Nach einer Stunde sollen die Teilnehmer erneut ihre Spannung einschätzen und eintragen.
Nach der ersten Einheit wird der Ablauf mit einer anderen Aktivität wiederholt. Hier hat sich gezeigt, dass es sinnvoll sein kann, Aktivitäten auszuprobieren, die sich deutlich von der ersten unterscheiden.

### Auswertung und Übertragbarkeit des Trainings

Nach der Übung gibt es ein Treffen im Gruppenraum. Bei der Auswertung werden folgende Fragen thematisiert:

- Wie war die erste Übung?
- Was ist passiert?
- Gab es Krisen?
- Wie wurden die Krisen bewältigt?
- Was geschah mit der Anspannung?
- Gab es Unterschiede während der verschiedenen Durchläufe?
- Können die Teilnehmer sich vorstellen, die Übungen fortzusetzen?
- Welche Voraussetzungen benötigen sie dafür?

Die zweite Übungseinheit wird ebenso ausgewertet und abschließend wird besprochen, welche der beiden Übungen als angemessener bewertet wurde.
Dieser Teil endet mit einem Ausblick auf die nächste Übungsrunde. Die Übungsrunden können beliebig oft wiederholt werden. Dabei war es

uns wichtig, immer höchstens zwei Übungen auf einmal gemeinsam auszuwerten.
Im Idealfall könnte sich aus der Trainingsgruppe eine selbst organisierte Gruppe entwickeln, die nach einiger Zeit nur noch sporadisch therapeutisches Feedback benötigt.

## Erfahrungen mit der Durchführung des Trainings

Das erste Training, das wir durchführten, erstreckte sich über etwa sechs Monate. Dabei nahmen die Übungen ohne Gruppenleiter die meiste Zeit in Anspruch.
Gleich zu Beginn wurden die ersten Schwierigkeiten deutlich: So erstarrte ein Teilnehmer jedes Mal, wenn er dazu aufgefordert wurde, schriftlich zu arbeiten und konnte nur in mühevoller Kleinarbeit dazu bewegt werden, die Spannungsskala zu benennen und Tagebuch zu führen; ein anderer Teilnehmer konnte anfänglich lediglich binäre Spannungszustände beschreiben.
Während aller Theoriephasen berichtete ein Teilnehmer immer wieder von seinen Gewaltfantasien. In Supervisionssitzungen und Fortbildungen zu diesem Thema entwickelten wir die Hypothese, dass es sich hierbei um den Ausdruck sekundärer Emotionen handeln könnte, die der Vermeidung primärer Emotionen dienten. Wir entschlossen uns daher, diese Äußerungen nur am Rande zu erörtern und stattdessen nach den Emotionen zu fragen, die den Gewaltfantasien und Hassgefühlen vorausgingen.
In der folgenden Diskussion wurde deutlich, dass der Teilnehmer sowohl unter Versagens- und Einsamkeitsängsten als auch unter Schamgefühlen in unterschiedlichen Ausprägungen litt. Wir wertschätzten die Äußerung dieser Gefühle und erarbeiteten Aufträge für die parallel laufende Einzeltherapie.
Es zeigte sich, dass wir für eine genaue Psychoedukation, Vorbereitung und Planung ausreichend Zeit benötigten. Die »aktiven« praktischen Übungen wurden von den Teilnehmern gut angenommen und zum großen Teil auch ohne Gruppenleiter fortgeführt. Die Gruppe stellte dabei Un-

terschiede zwischen »Auspower«-Sportarten und Konzentrationssportarten fest. Konflikte in der selbstständigen Durchführung der Übungen gab es hingegen bei dem Thema Entspannungstraining. Wir benötigten viele Sitzungen, um Vorbehalte und Verweigerungshaltungen zu klären. Ein Teilnehmer machte deutlich, dass er mit dem Begriff Entspannung sofort unangenehme Erinnerungen an Traumreisen etc. verband. Nachdem allen klar war, dass es sich um eine reine Muskelentspannung handelte, waren die Teilnehmer eher zum Mitmachen bereit.
Die Teilnehmer führten während der Übungsphase regelmäßig Spannungstagebücher. Bereits nach wenigen Übungsstunden berichteten sie, dass die Anspannung auch über mehrere Tage niedrig blieb, wenn vorher schnelle Sportarten trainiert wurden. Gleichzeitig kam es bei den Teilnehmern durch den gemeinsamen Spaß während der Übungsstunden zu einer deutlich verbesserten Stimmung. Die gemeinsamen Aktivitäten wurden allerdings nach Abschluss der Gruppenübungen nur kurze Zeit fortgesetzt.

## Fallbeispiel eines Teilnehmers des Fertigkeitentrainings

Herr K. ist ein junger Mann Anfang 30. Er kam mit den Diagnosen Polytoxikomanie und Emotional Instabile Persönlichkeitsstörung vom Typ Borderline ins Wohnhaus Schwanensee (WHS).
Nachdem er zunächst gut am Programm des WHS teilnahm, entwickelte er zunehmend Ängste, insbesondere soziale Phobien aufgrund seiner Gewichtszunahme. Es gelang ihm, die Regeln des WHS und den beschützenden Rahmen so zu nutzen, dass er über einen längeren Zeitraum das Wohnhaus Schwanensee nie ohne Begleitung verlassen musste, sodass die Angststörung durch vermeidendes Verhalten ausgeprägter wurde.
Gleichzeitig stieg die Anspannung von Herrn K. massiv an und er verhielt sich aggressiv gegenüber den Mitbewohnern. Er setzte diese unter Druck und bedrohte sie, ohne dass dies den Mitarbeitern bekannt wurde, und ohne dass es ihm jemals nachgewiesen werden konnte. Andererseits berichtete er in Therapiegesprächen von Gewaltfantasien.

Herr K. konnte die Theorie über die Entwicklung von übermäßiger Anspannung gut in sein Krankheitskonzept einbauen und äußerte sich sofort reflektiert. Es gelang ihm auch herauszufinden, wann seine Gewaltfantasien sekundäre Emotionen waren, also Emotionen, die der Vermeidung anderer Gefühle dienten. Die primären Emotionen erkannte und benannte er als Scham, Hilflosigkeit und Angst.
Im Fertigkeitentraining erlernte Herr K. zunächst den Umgang mit dem Spannungstagebuch. Dabei konnte er zunächst nur binäre Zustände, also totale Entspannung oder totale Anspannung benennen. Im Verlauf der Sitzung wurde es ihm allmählich möglich, auch Abstufungen zu benennen. In der Zeit, in der der Theorieblock des Fertigkeitentrainings durchgeführt wurde, klagte Herr K. vermehrt über starke Spannungszustände. Zu dieser Zeit fiel neben seinem verbal aggressiven Verhalten gegenüber den Mitarbeitern auf, dass er zusätzlich Fressattacken erlebte.
Auch in der Sitzung, in der ein Krisenplan für den Aktionsteil des Trainings erstellt wurde, sprach Herr K. erneut über Gewaltfantasien, konnte aber sowohl ein Signal für die Gruppe bei übermäßiger Anspannung benennen als auch einen Krisenplan erstellen. Der Aktionsteil verlief dann während der Squash-Übung undramatisch. Herr K. entwickelte viel Spaß: Er beschrieb seine Anspannung vorher mit 7–8 (Skala 1–10), direkt danach mit 3 und eine Stunde nach dem Training mit 4. Er nahm die nachfolgende Übungseinheit ohne Gruppenleiter einmal wahr und beschrieb ähnliche Effekte nach dem Training. Die beiden weiteren Übungseinheiten machte er mit der Begründung, unter somatischen Beschwerden zu leiden, nicht mit.
Für den nächsten Aktionsteil wählten die Teilnehmer Bowling als Aktivität aus. Herr K. geriet in der ersten gemeinsamen Stunde erheblich unter Anspannung, da an diesem Tag auf allen Nachbarbahnen Schulklassen aktiv waren. Seine Spannungskurve steigerte sich daher während des Trainings leicht (von 5 auf 7). An dieser Übung nahm Herr K. alle drei Male teil. Obwohl alle Teilnehmer in der Auswertung über einen deutlichen Spannungsabfall nach der Aktivität berichteten, beschrieb Herr K. weiterhin Gewaltfantasien, die sich im Laufe der Therapiestunde als Vermeidungsstrategien für Scham herausstellten.
Für den dritten Aktionsteil wählten wir das Thema Entspannung aus. Dazu erklärten wir den Zusammenhang zwischen Kognitionen, Emotionen und Verhalten.

Die dazugehörigen Übungen führten bei allen Teilnehmern zu erhöhten Spannungszuständen, die dann als Symptom für ansteigende Angst gedeutet werden konnten.
In diesem Teil der Gruppe verweigerten alle Teilnehmer zunächst die theoretische Einstimmung und dann auch die Teilnahme an den Übungen. Erst nach längerer Diskussion waren die Teilnehmer dazu bereit, sich auf einen Versuch einzulassen. Nachdem die erste Übung der Progressiven Muskelentspannung durchgeführt worden war, zeigte sich Herr K. positiv davon überrascht, dass er keine Imagination, sondern reine Muskelentspannung erlernen sollte. Im weiteren Verlauf übte er regelmäßig die Entspannungsübungen, aber nicht oft genug, um länger anhaltende Effekte zu erzielen. Er beschrieb aber eine deutlich erkennbare kurzfristige Spannungsreduktion.
Zusammenfassend lässt sich für Herrn K. feststellen, dass die Aktionsteile des Fertigkeitentrainings durchaus spannungsreduzierende Effekte für ihn hatten. Ein Transfer in sein Alltagsgeschehen auch über das Training hinaus, gelang Herrn K. nur zeitweise. Er versuchte aber die neu erlernten Methoden in Anspannungssituationen bzw. zur generellen Grundspannungsreduktion einzusetzen.
Er selbst beschrieb die Kombination aus psychoedukativen und aktiven Anteilen im Fertigkeitentraining als eine gute Methode, um die Notwendigkeit und Sinnhaftigkeit des Spannungsabbaus bei sich selbst zu erkennen und daraus die Motivation zur Anwendung der aktiven Übungen zu schöpfen.

## Ausblick

Wir werden das Fertigkeitentraining für Männer weiterhin durchführen. Im nächsten Durchgang planen wir, mit mindestens acht Männern zu beginnen, denn die Erfahrung zeigt, dass etwa ein Drittel unserer Teilnehmer diese Art des Gruppentrainings nicht durchhält. Außerdem werden wir ein größeres Gewicht auf die Zustimmung der Teilnehmer zu der Gruppe und den einzelnen Teilen legen und mehr Zeit benötigen, um Akzeptanz zu erzielen. Wir überlegen, die Übungseinheiten mit kürzeren Zwischenabständen zu planen (zweimal pro Woche), um auf diese Weise mehr Übungseinheiten in kürzerer Zeit absolvieren zu

können. Die Evaluation erfolgt über Fragebögen zur Stimmung und zur selbst empfundenen Anspannung vor, während und nach der Gruppe und zusätzlich wollen wir einen Fragebogen zum Einsatz der erlernten Skills nach einem halben Jahr entwerfen.
Um eine größere Gruppe von Probanden zu erreichen, freuen wir uns, wenn sich interessierte Kollegen bei uns melden und unser Training ebenfalls probieren und evaluieren.

***Maike Finger**, Jahrgang 1966, Dipl.-Psychologin, Psychologische Psychotherapeutin (VT), seit 2001 stellvertretende Leiterin des sozialpsychiatrischen Wohnhauses Schwanensee in Kiel.*

***Oliver Renner**, Jahrgang 1967, Dipl.-Sozialpädagoge, Sozialtherapeut Sucht (i. A.), seit 2001 Leiter des sozialpsychiatrischen Wohnhauses Schwanensee in Kiel.*

*Wohnhaus Schwanensee*
*Klausdorfer Weg 50b*
*24148 Kiel*
*Tel. 0431 799646*
*Fax 0431 79964799*
*wohnhaus-schwanensee@kieler-fenster.de*
*www.kieler-fenster.de*

# THERAPEUTISCHE ZUGÄNGE DURCH KREATIVES HANDELN UND ARBEIT

# Ergotherapie für Menschen mit Doppeldiagnose: Praxisbeispiele und Methodik

*Daniela Groß*

Dieser Artikel basiert auf den Erfahrungen mit den ergotherapeutischen Angeboten im Wohn- und Betreuungsverbund Markus-Haus Essen, einer Facheinrichtung der Eingliederungshilfe speziell für Menschen, die von der Doppeldiagnose Psychose und Sucht betroffen sind. Dabei sollen bewährte Vorgehensweisen aus der Praxis dargestellt werden. Bei der Entwicklung des ergotherapeutischen Angebots liegt der Fokus auf folgenden Fragestellungen: Wie kann ich ein ergotherapeutisches Angebot gestalten, das den Menschen, die wir betreuen, gerecht wird? Ein Angebot, das sie fördert und ihnen Wege aufzeigt, Verantwortung zu übernehmen und das die kleinen Impulse in die richtige Richtung verstärkt und sie ermutigt weiterzugehen.

## Das ergotherapeutische Angebot

Abbildung 1 zeigt zunächst einen Überblick über unser derzeitiges Therapieangebot. Aus diesen Angeboten wird für alle Klienten ein individueller Plan erstellt. Hierbei wird eine Auswahl getroffen, die zu den Bedürfnissen und Fähigkeiten des Einzelnen passt. Dabei gibt es keine festgelegte Reihenfolge, in der die Angebote durchlaufen werden müssen.

Wir bieten den Menschen, die zu uns kommen, die Möglichkeit, sich im Rahmen der Ergotherapie durch ein speziell auf sie zugeschnittenes Therapieangebot zu entwickeln. Sie haben die Chance, ihre Möglichkeiten und Grenzen zu entdecken und Wege zu finden, diese zu erweitern oder zu lernen, damit umzugehen.

**ABBILDUNG 1 Therapieangebote im Ergo- und Arbeitstherapiebereich**

**Einzeltherapie**
- Alphabetisierung
- Ausbildungs- und Schulunterstützung
- ADL, Unterstützung der selbstständigen Haushaltsführung
- Arbeitsreflexion als Wiedereinstiegshilfe ins Berufsleben
- Musizieren

**Kunsttherapeutisches Angebot**
(1–2 Klienten)

**Computertraining**
(Einzel- oder Arbeitstherapie)
Internetführerschein, Hirnleistungstraining, Fremdsprachen, Schulunterstützung, Büroarbeiten, Bewerbungstraining

**Gedächtnis- und Hirnleistungstrainingsgruppen**
(4–5 Klienten)

**Kochgruppe**
2x wöchentlich
(6 Klienten)

**Einzeltherapie in der Gruppe**
(jeweils 4 Klienten)

**Kurzzeit-Projekte**
- Meeting-Komitee
- Adventsgruppe
- Sommerfestgestaltung
- Theatergruppe
- ZERA-Gruppe

**Flyergruppe (AT)**
Belastungs- und Ausdauertraining zur körperlichen Fitness

**Aktivierungsgruppen**
(ca. 7 Klienten)
- Aktivgruppe
- Move-Gruppe
- Move-fit-Gruppe

**Themengruppen**
- Zeitungsgruppe
- Fotogruppe
- E.f.A.– Gruppe (Einsatz für Andere)
- Türkischkurs
- Skulpturen aus Draht
- Kreativ-Treff (Acrylmalerei)

**Arbeitstherapieangebote**
Holz-, Fahrrad- und Kerzen-Werkstatt, Snack-Eck, Auftragsarbeiten, Näh-AT, Büroarbeiten, Raumpflege, Wäschedienst, Hof- und Wegedienst, Hausmeisterei, Gartenpflege

## Zielsetzung: Wahrnehmung des Selbstbildes

Durch ihre Erkrankung ist besonders die Wahrnehmung unserer Klienten gestört oder verändert. Die Möglichkeit, die Ideen, die sie haben, bei uns in die Tat umzusetzen, hilft ihnen, ihre Gedanken mit der Realität abzugleichen. Dabei versuchen wir ihnen die Umsetzung der Projekte zu ermöglichen, soweit es nicht unsere Räumlichkeiten oder unser Budget

**Ergotherapie verfolgt individuell folgende Ziele:**

**Ich-Stärkung, Wahrnehmung und Förderung des Selbstbildes**

- Selbsteinschätzung, Selbstvertrauen, Selbstständigkeit
- Umgang mit physischen und psychischen Grenzen
- Verantwortung
- Differenzierung der Wahrnehmung
- Strukturgewinnung, Wahrnehmung von psychischer »Innen«- und »Außenwelt«

**Aktivierung, Antriebssteigerung und Belastungsfähigkeit**

**Beziehungsfähigkeit**

- zum Objekt
- zu Personen
- Rollenverhalten
- Konfliktfähigkeit

**Förderung von speziellen Fähigkeiten**

- schöpferische Fähigkeiten
- handwerklich-technisches Verständnis
- Hirnleistung

**Grundarbeitsfähigkeiten**

- Ausdauer, Zuverlässigkeit, Sorgfalt, Genauigkeit, Zeiteinteilung, Konzentration, Aufmerksamkeit, Gedächtnisleistung, Körperhaltung

überstrapaziert. Im Entstehungsprozess erleben sie, ob das Umsetzen ihrer Idee so funktioniert, wie sie es sich vorgestellt haben. Denken und Handeln werden miteinander konfrontiert und wieder angenähert. Die dabei aufkommenden Fragen wie z.B.: »Schaffe ich das, was ich mir vorgestellt habe?«, »Habe ich mich überschätzt?« oder »Kann ich viel mehr, als ich mir vorgestellt habe?« werden im Prozess des Handelns beantwortet. Gleichzeitig kann die Person ihre Handlungsmöglichkeiten ausprobieren und erweitern.

Was passiert, wenn der Handelnde auf Probleme stößt oder ihm etwas misslingt? Die erste Reaktion ist oft Ablehnung des Geschaffenen, Abwertung der Tätigkeit und die Rückführung des Erlebnisses auf das Selbstbewusstsein: »Ich kann so etwas nicht.« Das Gefühl der Unzulänglichkeit und Unfähigkeit tritt auf. In kleinen Schritten ermutige und unterstütze ich meine Klienten, das Problem, das aufgetreten ist, anzugehen und Lösungsmöglichkeiten zu finden. Daraufhin erweitert sich

der Handlungsspielraum der Klienten und die Erfolgserlebnisse stärken das Selbstbewusstsein. Das Vertrauen zu mir als Ratgeberin und das Vertrauen in die eigenen Fähigkeiten wachsen im Laufe der Zeit und mit der Erfahrung, Hindernisse überwunden zu haben. Dieser langwierige Prozess dauert oft Jahre.
Suchtmittelfreiheit ist hierbei sehr wichtig, denn erst im Abstand zum Suchtmittel können die Klienten diese Erfahrungen machen und positiv für sich nutzen. Bei Suchtmittelgebrauch tritt das Rauscherlebnis, das Jagen nach der unmittelbaren und prompten Befriedigung der aktuellen Bedürfnisse, wieder an erste Stelle und überschattet die nun folgenden Erlebnisse. Die direkte Folge wird in Ungeduld und Lustlosigkeit durch mangelnde emotionale Schwingungsfähigkeit während der Therapie spürbar. Gleichzeitig sind die Affekte auch durch die Psychose bei vielen verflacht.

## Zielsetzung: Beziehungsfähigkeit

In der gestörten Beziehungsfähigkeit liegt eines der größten Probleme der Menschen, die wir betreuen. In kleinen Schritten zeigen wir ihnen Möglichkeiten, mit sich selbst, mit dem, was sie tun und schließlich mit anderen Menschen umzugehen.
Eine einfache Ebene des Beziehungsaufbaus können unsere Klienten auch im Kontakt zu den Haustieren, die zu unserer Einrichtung gehören, erlernen. Einige von ihnen haben Freude daran, die Katzen und Hühner zu versorgen. Eine Klientin, Frau D., hatte sich so sehr mit dem Wohlergehen unserer Katze identifiziert, dass sie es als persönlichen Angriff ansah, wenn die Katze aus guten Gründen weniger Futter bekommen sollte. Diese oder ähnliche Begebenheiten ergaben immer wieder Anlass, das Beziehungsverhältnis von Frau D. zur Katze in therapeutischen Einzelgesprächen mit dem Psychologen zu beleuchten und dadurch die Parallelen der Vernachlässigung in ihrem Leben zu ergründen.
Die ergotherapeutische Einzeltherapie bietet einen niedrigschwelligen Einstieg bei der Zielsetzung der Beziehungsfähigkeit. Hier besteht die Herausforderung des Klienten in der Beziehung zu seinem Projekt und zur Therapeutin. Die Einzeltherapie in der Gruppe ist die nächste Steigerung. Hier ist der Klient zwar mit seinem eigenen Projekt beschäf-

tigt, erlebt aber im geschützten Rahmen ein gemeinschaftliches Arbeiten neben anderen. Die Bewährungsprobe für diese Zielsetzung liegt in den Gruppenangeboten, in denen es darauf ankommt, miteinander zu kommunizieren und Hand in Hand zu arbeiten. Dabei gehören die Aktiv- und Move-Gruppe, die Hirnleistungstrainingsgruppe und die meisten Arbeitstherapiegruppen eher zu den Einstiegskategorien. Die größere Herausforderung sind die Zeitungsgruppe, die Kochgruppe, die E.f.A. (Einsatz für Andere)-Gruppe, die Fotogruppe und die Arbeitstherapieangebote im Garten, im Snack-Eck (Bistro) und in der Haustechnik.

Interessant ist folgendes Beispiel aus der Aktivgruppe, in der neben dem Schwerpunkt der Aktivierung und Wahrnehmung, die Zielsetzung auf der Interaktion liegt. Ich konnte beobachten, wie anfangs sehr viel Distanz unter den Gruppenmitgliedern herrschte und z. B. bei Spaziergängen jeder einzeln, ohne Kontaktaufnahme zu anderen, seinen Weg ging. Durch die Rahmenbedingungen und die Klarheit der Regeln des Miteinander-Umgehens, die ich ihnen erklärt und vorgelebt habe, gewannen die Mitglieder der Gruppe Sicherheit und fühlten sich in der Gruppe zunehmend wohl. Wir übten, respektvoll miteinander umzugehen und jeden mit seinen Möglichkeiten und Grenzen anzunehmen, so wie er ist. Wichtig bleiben das Eingreifen und das Regulieren der Beziehungen von meiner Seite, um einer Eskalation vorzubeugen, die durch Missverständnisse oder bloße Unwissenheit, wie man Beziehungen gestaltet, entstehen kann. Ein Beispiel für den Integrationsprozess kann die Erfahrung mit Herrn S. geben.

→ **Beispiel** Herr S. erzählte mir, er habe früher die Zeit in seiner Wohnung nachts wach und tagsüber schlafend verbracht und möchte möglichst keinem Menschen begegnen. Als er in die Aktivgruppe kam, brauchte er sehr viel Unterstützung von mir. Die ständige Angst, seine Grenzen und Rechte würden verletzt, machte ihn unfähig, die Grenzen und Bedürfnisse anderer zu sehen. Um die Gruppe zusammenzuhalten, musste ich ihn einerseits ernst nehmen und auf seine Probleme eingehen, ihn aber auch andererseits abbremsen, wenn es nur noch um seine Belange ging und ihn daran erinnern, dass noch andere Menschen Teil dieser Gruppe waren. So konnte er mich nicht völlig für sich beanspruchen, wenn wir auf Spaziergängen unterwegs waren. Die Gruppe, wie ich anfangs schon erwähnt habe, war zunächst eine Schar von Einzelpersonen, die nebeneinander hergingen, ohne Kontakt zueinander aufzunehmen. Ich machte es mir zur Gewohnheit, bei jedem Einzelnen ein paar Minuten zu verweilen und mich über dieses und jenes unverfängliche Thema zu unterhalten und die Gruppe auf die Sinneseindrücke aus der Natur und Umwelt aufmerksam zu machen, wie z.B. eine Blume, ein Rauschen, den Himmel, Düfte von Kräutern und Pflanzen sowie Körperwahrnehmungen wie Erschöpfung, Kälte, Wohlbefinden und Ähnliches. Nach und nach begannen die Personen in Zweiergrüppchen zu gehen, sich zu unterhalten und die Gruppe als Möglichkeit zu nutzen, sich zu verabreden. »Kommst du gleich noch mit zu mir auf eine Tasse Kaffee?«, ist eine nicht seltene Frage geworden. Auch die Tatsache, dass sich die Teilnehmer zusammenfinden, wenn die Gruppe mal ausfällt und selbstständig eine Runde spazieren gehen, motiviert mich, in dieser Richtung weiterzumachen und ich freue mich über das Ergebnis meiner ausdauernden Intervention.

Auch Herr S. fing an, sich in der Gruppe zunehmend wohler zu fühlen, merkte, wie er akzeptiert wurde und ließ es zu, dass ich nicht ausschließlich bei ihm war, ohne es als persönliche Ablehnung zu werten. Leider kam es dann (in einer Vertretungssituation) zu einem Konflikt mit einem anderen Mitglied der Gruppe. Dieser Konflikt verletzte Herrn S. so stark, dass er nicht mehr bereit war, ein klärendes Gespräch zu führen und weiterhin an der Gruppe teilzunehmen. Jetzt arbeite ich zunächst in der Einzeltherapie mit ihm und er nimmt die Termine zum Hirnleistungstraining regelmäßig wahr.

Hierbei konzentriert er sich zunächst auf andere Ziele, trainiert seine Konzentrations- und Aufmerksamkeitsspanne und versucht, alle anderen Probleme seiner Welt »draußen« zu lassen, was zunehmend besser gelingt. An der Zielsetzung Beziehungsfähigkeit arbeitet er jetzt auf einem niedrigeren Niveau, weil die Gruppe ihn noch überfordert hat. Kontakte zu anderen hat er zurzeit in seiner Zweierwohngemeinschaft, punktuell in der Arbeitstherapie, in der eine Kollegin mit ihm alleine arbeitet und in der Begegnung mit anderen auf dem Weg zu seinen Terminen. Langfristiges Ziel ist, ihn eventuell wieder an die Aktivgruppe anzukoppeln, wenn er es erneut versuchen will. ×

## Konkretes Vorgehen: Aufnahmesituation und Anpassung des therapeutischen Settings

In unserem Ergotherapiebereich wird jedem ein individuelles Angebot gemacht. Wenn ein neuer Klient mit seiner Wohngruppenleiterin zum Erstgespräch zu mir kommt, ist in diesem Gespräch die erste Kontaktaufnahme das Wichtigste. Die Fragen nach Vorerfahrungen in der Ergotherapie, nach Interessen und Zielen dienen der Orientierung, in welche Richtung die Therapie gehen soll und welche Angebote für diesen Menschen infrage kommen. Dabei ist es sehr wichtig die Belastungssituation und Anspannung der Klienten zu beobachten und nicht zu viele Informationen zu geben oder abzufragen. Das Erstgespräch soll Ängste abbauen und Orientierung geben. Gleichzeitig informiere ich mein Gegenüber über die allgemeinen Ziele der Ergotherapie und versuche herauszufinden, welche Ziele ganz persönlich für diesen Menschen Priorität haben. Während des Gesprächs legen wir einen Therapieplan fest, der zunächst einmal über einen Zeitraum, z. B. zwei Wochen, ausprobiert wird. In dieser Zeit zeigt sich, ob die Ziele und das Setting zu dem Klienten passen. Wir reflektieren danach mit ihm, wie er mit seinem Plan zurechtgekommen ist und ob Über- oder Unterforderungssituationen aufgetreten sind. Überforderung ist ein Faktor, der zu einem Rückfall in die Sucht führen kann. Zusätzlich verringert Stress die psychische Belastbarkeit. Auch eine länger andauernde Unterforderung stellt eine Belastungssituation dar, in der sich die Klienten alleingelassen fühlen können. Nicht genutzte Fähigkeiten gehen verloren. Das Setting sollte in jedem Fall so angepasst werden, dass die Klienten gut damit leben können und die Möglichkeit haben, an ihren Problemen zu arbeiten. Auch Ruhezeiten und Pausen sind wichtig, um das Erlebte zu reflektieren.

Klienten kommen häufig mit Forderungen nach mehr Struktur (mehr Terminen) auf das Team zu, weil sie es nicht schaffen, die entstehende Leere, die durch die Abstinenz vom Suchtmittel entstanden ist, zu füllen. Hier zeigt sich deutlich, dass wir als Mitarbeiter die Erwartung erfüllen sollen, die Funktion des Suchtmittels zu übernehmen; in diesem Fall die Funktion: »Nimm mir meine unangenehmen Gefühle!« Auch in Situationen, in denen sie ein Problem haben, erwarten sie häufig eine sofortige Befriedigung ihrer Bedürfnisse von uns und geben ihre Verantwortung an uns ab. Dabei ist meine Aufgabe, sie auf ihre eigenen Ressourcen zu verweisen und ihnen die Verantwortung zurückzugeben. Ein »Nein« verbinden sie aber leider schnell mit einer Ablehnung ihrer Person. Wenn ich Auslöser für ihr Problem bin, kann ich in den seltensten Fällen sofort Abhilfe schaffen. Deshalb hilft es den Klienten, wenn ich konkret mit ihnen vereinbare, wann ich Zeit für sie habe. Manchmal reagieren sie mit Ärger, aber im Nachhinein erkennen sie, dass es mir nicht möglich ist, ihre Bedürfnisse immer sofort zu erfüllen.

## Konkretes Vorgehen während der Therapie

Einzeltherapie in der Gruppe ist ein ergotherapeutisches Angebot, das den Klienten die Möglichkeit bietet, ihr eigenes Projekt im Ergotherapieraum oder in der Holzwerkstatt neben anderen Klienten zu verwirklichen. Die Einzeltherapie in der Gruppe dient der persönlichen Entwicklung des Einzelnen.

→ **Beispiel** Hat sich Frau X. ein Projekt ausgesucht, das sie in Angriff nehmen will, z. B. eine Geburtstagskarte für ihre Tante herzustellen, kann sie sich aus den Materialien etwas für sie Passendes heraussuchen und beginnen. Dabei geht es darum, dass Frau X. die Idee, die sie hat, in die Tat umsetzt und ausprobiert, ob das, was sie sich vorgestellt hat, auch so funktioniert. Was muss sie tun, damit die Karte die richtigen Maße für den Briefumschlag bekommt? Wie schafft sie es, sauber zu kleben? Ist sie mit ihrer Farbwahl zufrieden? Sie möchte am liebsten, dass ich ihr vorgefertigte Produkte gebe, damit sie schnell zu einem befriedigenden Ergebnis kommt. Ich begleite sie in diesem Herstellungsprozess und versuche, mit ihr Handlungsmöglichkeiten zu erarbeiten. Durch das Ausprobieren entdeckt sie ihre Möglichkeiten. Denken und Handeln werden aufeinander abgestimmt (Realitätsabgleich). Sie kann neues Selbstvertrauen gewinnen, Selbstbewusstsein entwickeln oder ihre Grenzen erkennen. Sollte Frau X. erkennen, dass sie sich zu viel vorgenommen hat oder ihr das Vorhaben nicht gelingt, bin ich gefordert, mit ihr das Erlebte zu reflektieren, ihr zu helfen mit ihrer Frustration umzugehen, sie zu unterstützen, eine Problemlösung zu finden und die Ausdauer mit ihr zu trainieren. Ich ermutige sie, an ihrem Projekt dranzubleiben, einen anderen Weg zu gehen, Fehler zu korrigieren oder es noch einmal zu versuchen. Während der Therapie erkenne ich oft Parallelen in der Art und Weise, wie die Klienten mit ihrem eigenen »Projekt« und sich selbst umgehen. Wenn Frau X. das Erarbeitete als wertlos ansieht und unachtsam damit umgeht, kann ich daran erkennen, wie sie sich selbst sieht. Im Prozess über mehrere Projekte lassen sich Veränderungen erkennen, und die Integration von Denken und Handeln schreitet langsam voran. Das heißt, Frau X. schätzt ihre Fähigkeiten besser ein, überfordert sich nicht mehr und wagt sich peu à peu an schwierigere Aufgaben heran. Sie lernt die Dinge, die sie herstellt, wertzuschätzen, z. B. wenn sie merkt, dass ihre Karte gut von ihrer Tante angenommen wird. Das gibt ihr wiederum mehr Selbstvertrauen. ×

Am Ende jeder Therapieeinheit bitte ich Frau X., wie auch die anderen Klienten, eine Reflexionskarte auszufüllen. Sie soll kurz aufschreiben, was sie getan hat, und welche Gefühle in dieser Zeit aufgetaucht sind. Dieses Ritual hat folgendes Ziel: Frau X. soll sich bewusst machen, was sie geschafft hat und die Chance nutzen, ihre Gefühle besser kennenzulernen. Über die Dauer der Therapie wird so eine Veränderung leichter erkennbar. Das Wahrnehmen der Gefühle hat eine besondere Bedeutung vor dem Hintergrund der Suchterkrankung. Viele Klienten mit dieser Problematik kennen nur noch die zwei extremen Stimmungslagen wie: »Ich fühle mich gut« oder »Ich fühle mich schlecht«. Die vielen Zwischentöne, wie z. B. : angespannt, gelassen, zufrieden, aufgeregt, genervt, erwartungsvoll, nehmen sie erst wieder wahr, je weiter sie sich von der Suchterfahrung entfernen. Nachdem sie den »ultimativen Kick« durch Drogen erlebt haben, empfinden sie ihre Welt als grau und eintönig. Ihre Affekte sind verflacht. Auch für die von Psychose beeinflusste Gefühlswelt ist das Benennen von Gefühlen eine Übung, die der Verbesserung der Wahrnehmung dient. Da sich die anschließende Reflexion auf der Karteikarte nur auf das begrenzte Zeitfenster der Therapieeinheit und auch nur auf das Erleben in Bezug auf das jetzige Projekt bezieht – nicht auf das gesamte Lebensgefühl – wird sie greifbarer. Diese Rahmenbedingungen erleichtern die Aufgabe.

Oft gehört zu dem Prozess des Realitätsabgleichs während der Therapie auch die Erkenntnis, dass jemand nicht mehr so viel schaffen kann, wie vor der Erkrankung, und eine Ernüchterung in Bezug auf die Zukunftsperspektiven tritt ein. Manchen Klienten wird bewusst, dass sie ein früheres, in den Zeiten vor ihrer Erkrankung gestecktes Lebensziel, nie erreichen werden. Dieses Erleben ist ein schmerzhafter Prozess, den die Klienten besser bewältigen können, wenn sie merken, dass sich neue Perspektiven auftun und durch unsere Arbeit (auch im Rahmen der Arbeitstherapie) erkennen, dass auch kleinere Ziele erstrebenswert sind und sie hierin befriedigende Erfolgserlebnisse erreichen können. So sind z. B. die Berufsausbildung zum Kommunikationselektroniker oder die Tätigkeit als Arzthelferin durch die Erkrankung zu einer Überforderung geworden. Neue Ziele können in der Erweiterung der eigenen Fähigkeiten liegen, wenn z. B. ein Computerkurs gemacht wird, praktische Fertigkeiten (z. B. Nähen mit der Nähmaschine) erlernt oder künstlerische Fähigkeiten entdeckt werden. Der Einsatz für andere Menschen oder für Tiere, z. B. im Rahmen eines Ehrenamtes, oder das Arbeitsleben und die Begegnung mit Kollegen in der Werkstatt für Menschen mit psychischen Behinderungen, können zu einem befriedigenden Lebensgefühl verhelfen. Auch die Arbeitsmöglichkeiten im Haus oder im Bistro »Snack-Eck« geben unseren Klienten neue Perspektiven.

## Die Zusammenarbeit mit den Kollegen aus der Gruppenleitung

Die Entwicklung der Klienten besprechen wir in wöchentlichen Treffen mit den verantwortlichen Gruppenleitern, tauschen Beobachtungen aus und gleichen dabei das Vorgehen miteinander ab. Gibt es Probleme in der Zusammenarbeit mit den Klienten, ist ein »Dreiergespräch« hilfreich.

→ **Beispiel** Wenn Herr Y. sich weigert, die Termine wahrzunehmen, wenn er sich häufig aufgrund scheinbar lapidarer Umstände abmeldet oder ein Verhalten zeigt, das im Rahmen der Therapie nicht tragbar ist, setzen wir ein solches »Dreiergespräch« an. In der Runde Klient, Gruppenleiter und Ergotherapeutin treffen wir uns dann in einem ruhigen Raum, um die Situation zu klären. Dabei wird bei Herrn Y. deutlich, welche Gefühle in der Arbeitstherapie bei ihm aufkommen, wenn er aufgefordert wird, etwas zu tun, wenn er kritisiert wird oder wenn er einen Abbruch der Therapie provoziert. Es kristallisiert sich heraus, dass bei Herrn Y. das Gefühl der Ablehnung entsteht, wenn er nicht besondere oder mehr Beachtung bekommt, als die anderen im Raum. In diesem Gespräch habe ich die Möglichkeit, Herrn Y. verständlich zu machen, wie es mir in dieser Situation geht: nämlich, dass ich mich um jeden in der Gruppe kümmern muss und ihn nicht ablehne, wenn ich ihm sage, was er noch verbessern muss, sondern dass dieses Verhalten zu meiner Rolle gehört. Ich betone, dass ich mir ein positives Miteinander wünsche und mir seine Mitarbeit in der Arbeitstherapie wichtig ist. Wenn die Standpunkte geklärt sind, schauen wir gemeinsam an, ob etwas am therapeutischen Setting verändert werden soll, wie z.B. die Stundenanzahl, ob vor der Therapieeinheit eine größere Pause nötig ist oder Ähnliches. Im Fall von Herrn Y. haben wir die Möglichkeit einer »Auszeit« vereinbart. Das bedeutet, wenn Herr Y. beginnt, einen Abbruch der Therapie zu provozieren, z.B. indem er auf Fragen anderer an meiner Stelle antwortet oder bei jeder Ansprache von mir so tut, als habe er mich nicht verstanden, erinnere ich ihn an unsere Abmachung, ein positives Miteinander zu üben. Ich biete ihm die Möglichkeit, sich eine »Auszeit«, eine kurze Pause außerhalb des Raums, zu nehmen. Diese Zeit nutzt Herr Y., um aus der Situation zu gehen und über sein Verhalten nachzudenken. Eine wichtige Vereinbarung dabei ist, dass er spätestens nach zehn Minuten wiederkommt. Meistens entschuldigt sich Herr Y. beim Zurückkommen und die Arbeitsatmosphäre entspannt sich. Ich nenne diese Intervention »ihn auf eine positive Schiene setzen«. Mittlerweile reicht schon die Erinnerung an ein positives Miteinander, damit Herr Y. sein Verhalten ändern kann. Zu Ihrem Verständnis: Herr Y. hat in seiner Vergangenheit und Kindheit – als das jüngste von vielen Kindern – überwiegend durch negatives Auffallen (»negative Schiene«) Beachtung gefunden. Beispiele hierfür sind sein störendes Verhalten in der Schule als Klassenclown, regelmäßiges Schwänzen, der frühzeitige Abbruch des Schulbesuchs und der dadurch entstandene Analphabetismus sowie sein Einstieg in die Hooligan-Szene. ×

## Einzeltherapie

Im Rahmen der Ergotherapie steht bei uns die ganzheitliche Entwicklungsförderung im Mittelpunkt. Dabei ist uns wichtig, alle Belange der Klienten im Blick zu haben und sie an der Stelle zu unterstützen, wo es nötig ist und wohin sie sich entwickeln möchten. Unter anderem gehört dazu auch ein Lese- und Schreibtraining. Analphabetismus kommt in unserer Einrichtung nicht selten vor. Die Tatsache, nicht lesen und schreiben zu können, ist für die Betroffenen oft sehr schambesetzt und stellt für sie einen Makel dar, den sie verbergen möchten. Dieser Punkt hindert sie daran, ein gesundes Selbstbewusstsein zu gewinnen. Meistens liegen schon etliche Fehlversuche hinter ihnen. Um die Therapie beginnen zu können, gilt es zunächst eine Vertrauensebene in anderen ergotherapeutischen Bereichen aufzubauen, was durchaus ein bis zwei Jahre dauern kann. Erst wenn z.B. Herr Y. weiß, dass ich ihn nicht überfordere, dass er meiner Einschätzung seiner Fähigkeiten vertrauen kann und dass ich ihn nicht bloßstellen werde, indem ich z.B. vor anderen davon rede, geht er einen Versuch ein, dieses Hindernis zu überwinden. Für diese Therapie nutze ich zunächst das Schreiben von Buchstaben nach dem Lautsystem und nicht nach dem Alphabet. Oft muss das Alphabet erst wieder »verlernt« werden, weil es den Zugang zu den Worten versperrt. Während der Therapie werden wir zu Detektiven, die den Buchstaben auf die Spur kommen, die sich in Silben und Wörtern versteckt haben. Auf spielerische Weise und mit Hausaufgaben und Erstlesebüchern als Ergänzung schreitet die Fähigkeit zu lesen, eher als die zu schreiben, in winzigen Schritten voran. (Die Therapie ergänze ich auch durch LÜK-Materialen und Tintenklex-Legasthenie-Software.) Als Herr Y. nach etwa zwei Jahren sein erstes Buch gelesen hatte, feierten wir das mit Kaffee und Kuchen.

Weitere Gründe für eine Einzeltherapie sind bei folgenden Therapieinhalten gegeben: bei individuellem Hirnleistungstraining, bei einem Einführungskurs in die Computerwelt, bei der Unterstützung der Verselbstständigung im häuslichen Bereich, bei regelmäßigen Reflexionsgesprächen nach einer Weitervermittlung in externe Arbeitsangebote, zur Unterstützung beim Lernen für einen Schulabschluss oder eine Berufsausbildung sowie als ein Angebot für jemanden, den ein Gruppenangebot überfordert.

# Die Arbeitstherapie

Unser Arbeitstherapieangebot steigert sich von dem Bereich der Mini-Jobs über Plusstunden zur Steigerung der Verantwortlichkeit und Selbstständigkeit bis hin zu unterschiedlichen belastungssteigernden Angeboten oder der Vermittlung an externe Auftraggeber.

**ABBILDUNG 2 Arbeitstherapie-Übersicht**

**BASISTRAINING:**

**MINI-JOBS**
(2 Stunden pro Woche, Steigerung möglich bis zu 10 Stunden pro Woche)

Bereiche:
- Holzwerkstatt
- Kerzenwerkstatt
- Nähen
- Fahrradwerkstatt
- Gartengruppe
- Raumpflege
- Wäschedienst
- Kreativ-AT
- Lederarbeiten
- Töpferwerkstatt
- Kartenherstellung
- Flyer- Gruppe (Steigerung der physischen Belastbarkeit)

↓

**ERWEITERUNG:**

**PLUS-STUNDEN**
Selbstständiges Arbeiten mit vorheriger Absprache und anschließender Kontrolle / Reflexion

Arbeitsbereiche:
- Kerzenwerkstatt
- Holzwerkstatt
- Hof- und Wegedienst
- Garten
- Hühnerversorgung
- Raumpflege
- Fensterputzdienst
- Wäschedienst

↓

**VERMITTLUNG IN WEITERGEHENDE AT-ANGEBOTE**
Ziele: **Erweiterung der Arbeitszeit** oder **Steigerung der Leistungsfähigkeit** oder **Erhöhung der Selbstständigkeit**

Interne Angebote des Markus-Hauses:
- Snack-Eck, Bistro
- Hausmeisterei
- Raumpflege
- Zentraldienst
- Arbeits-Trupp (Arbeiten im realitätsnahen Rahmen)

Ehrenamtliche Tätigkeit

Externe Angebote:
- WfbM (Werkstatt für behinderte Menschen)
- Integrationsfirmen / Zweckbetriebe
- Angebote der Arbeitsagenturen
- Berufstrainigszentren

Wir produzieren in der Regel für den Verkauf (Holzwerkstatt, Näh-Arbeitstherapie, Kerzenwerkstatt, Kartenproduktion, Kreativ-Arbeitstherapie, Snack-Eck), arbeiten zum Nutzen des Hauses (Gartengruppe, Hausmeisterei, Arbeitstrupp, Wäschedienst, Hof- und Wegedienst, Raumpflege, Versorgung der Hühner), als Nachbarschaftshilfe (Fahrradwerkstatt) oder übernehmen Aufträge (Holzwerkstatt, Flyergruppe).

Die Klienten bekommen für ihren Einsatz eine Aufwandsentschädigung als Motivationshilfe und um den Arbeitscharakter der ausgeübten Tätigkeit zu betonen. Die Aufwandsentschädigung ist leistungsabhängig und beinhaltet einen Grundbonus für Anwesenheit. Ein Bewertungsbogen ist angehängt. Nach entweder zehn Arbeitstherapiestunden, zweiwöchentlich oder monatlich zahlen wir die Aufwandsentschädigung im Rahmen eines Reflexionsgesprächs aus oder überweisen sie anschließend auf das Taschengeldkonto bei der Gruppenleitung, falls der Umgang mit Geld für die Person problematisch ist.

## Reflexionsgespräch und Selbsteinschätzung

Vor dem Reflexionsgespräch werte ich die vergangene Arbeitsperiode mithilfe des Beurteilungsbogens (s. Abb. 3, S. 288) aus und gebe anschließend im Gespräch den Klienten Rückmeldung über ihr Arbeitsverhalten. Dabei muss ich jedoch sehr genau einschätzen, wie kritikfähig ein Klient gerade ist. Wenn ich merke, dass jemand sehr nervös und angespannt, das Vertrauen in sich selbst gering ist und er sich im Kontakt eher von mir zurückzieht, führe ich ein motivierendes Gespräch. Ich hebe die positiven Seiten seiner Arbeit hervor. Vielleicht greife ich einen kritischen Punkt heraus, den der Klient leicht nachvollziehen kann, z. B. seine Unpünktlichkeit, und begründe meine Kritik mit den Worten: »Wenn Sie sich auf einen Arbeitsplatz vorbereiten wollen, ist es wichtig, pünktlicher zu werden, damit Ihr zukünftiger Chef mit Ihnen zufrieden ist.« Dann würde ich noch einmal die positiven Seiten wiederholen und das Geld zur Verfügung stellen. Durch diese eher sanfte Behandlung stelle ich mich auf die verminderte Kritikfähigkeit ein.

Wenn der Klient jedoch zuversichtlich und motiviert erscheint, frage ich ihn nach der eigenen Einschätzung seiner Arbeit, lobe seine Fortschritte z. B. im Bereich Genauigkeit und Arbeitstempo, erwähne die Unpünktlichkeit als verbesserungswürdig und gehe dann auf meine

## ABBILDUNG 3 Beurteilungsbogen AT

### BEURTEILUNGSBOGEN – ARBEITSTHERAPIE

Name: ..........................................................

Zeitraum: ..........................................................

Arbeitsfeld: ..........................................................

| Datum | geleistete Stunden | mögliche Stunden | Bemerkungen |
|---|---|---|---|
| | | | |
| | | | |
| | | | |
| | | | |
| | | | |
| | | | |
| | | | |
| | | | |
| | | | |

**KRITERIEN:**

| | | |
|---|---|---|
| **1. Einstellung zur Arbeit / Zuverlässigkeit**<br>Er / Sie nimmt sehr unregelmäßig teil, zeigt eine abwartende, passive Haltung und arbeitet nur nach Aufforderung. | 1 2 3 4<br>☐☐☐☐ | Er / Sie nutzt das Angebot positiv fur sich und ist regelmäßig und aktiv dabei. |
| **2. Belastungsfähigkeit / Ausdauer / Arbeitstempo**<br>Er / Sie arbeitet sehr langsam, braucht viele zusätzliche Pausen und bleibt weit hinter dem Arbeitsziel zurück. | 1 2 3 4<br>☐☐☐☐ | Er / Sie arbeitet sehr konzentriert an der gestellten Aufgabe, erreicht das angestrebte Arbeitsziel und bleibt im Leistungsrahmen. |
| **3. Selbstständigkeit**<br>Er / Sie braucht viel Anleitung und fragt ständig nach Hilfestellung, ohne vorher nach einem eigenen Lösungsweg zu suchen. | 1 2 3 4<br>☐☐☐☐ | Er / Sie arbeitet nach Absprache der Aufgabe selbstständig, hält bei wichtigen Entscheidungen Rücksprache und benötigt nach einer Einarbeitungszeit keine Hilfe mehr. |
| **4. Arbeitsplanung / Arbeitsausführung**<br>Er / Sie geht planlos vor. Das Arbeitsergebnis ist ungenau, fehlerhaft und er / sie muss mehrmals nachbessern. Die Verantwortung für Arbeitsplatz und Material fehlt. | 1 2 3 4<br>☐☐☐☐ | Er / Sie geht planvoll und durchdacht vor und kommt zu guten Arbeitsergebnissen. Er / Sie achtet auf Material und Werkzeug und richtet sich den Arbeitsplatz effektiv ein. |
| **5. Pünktlichkeit / Einhaltung von Pausen**<br>Er / Sie kommt jedes Mal zu spät und hält die Pausenzeiten nicht ein. | 1 2 3 4<br>☐☐☐☐ | Er / Sie ist immer pünktlich und hält die Pausenzeiten ein. |
| **6. Umgang mit Kollegen und Therapeuten**<br>Er / Sie arbeitet sehr isoliert, und sucht keinen Kontakt zum Therapeuten oder er / sie lässt sich gerne durch andere ablenken und nutzt die Arbeitszeit ausschließlich zur Kommunikation. | 1 2 3 4<br>☐☐☐☐ | Er / Sie verhält sich gegenüber Vorgesetzten und Kollegen kooperativ und hilfsbereit. Er / Sie kann sich gut auf die eigene Arbeit konzentrieren. Bei Problemen wendet er / sie sich in angemessener Weise an den Therapeuten. |

**Berechnung der Prämie: Punktwert x Faktor x anrechenbare Arbeitszeit = Arbeitsprämie (Aufwandsentschädigung)**

Beobachtungen in puncto Selbstständigkeit ein. Mir ist aufgefallen, dass dieser Klient sehr oft nachfragt, bevor er selbst nach Lösungen sucht und viel Bestätigung fordert. Dieses Verhalten tritt verstärkt auf, wenn es ihm psychisch nicht so gut geht und persönliche Konflikte, z.B. in der Wohngruppe, existieren. In diesem stabileren emotionalen Zustand kann ich dem Klienten meine Wahrnehmung zur Verfügung stellen. Durch das Erkennen dieses Zusammenhangs kann er sein Arbeitsverhalten besser einordnen und versuchen, es zu verändern.
Hat eine Person eine sehr unrealistische Selbsteinschätzung oder weiß nicht genau, welche Grundsätze an der Arbeitsstelle wichtig sind, nehme ich den Selbsteinschätzungsbogen zu Hilfe. Schon beim Ausfüllen merkt die Person, auf welche Verhaltensweisen es ankommt. In den meisten Fällen ist es dann gar nicht mehr nötig, meine Einschätzung mitzuteilen. Das würde viele Klienten in ihrer Kritikfähigkeit überfordern. Die Verhaltensänderung während der Arbeitstherapie zeigt anschließend deutlich den Effekt des Selbsteinschätzungsbogens. Wenn der Klient sich zwischen den Aussagen: »Ich habe mich durch Körperpflege und richtige Kleidung auf die Arbeit vorbereitet« und »Ich bin unvorbereitet zur Arbeit gekommen. Mein Äußeres spielt keine Rolle« entscheiden muss, fällt ihm von selbst auf, dass er diesen Punkt bisher nicht beachtet hat und weiß nun, worauf es ankommt (s. Abb. 4, S. 290).

## Beispiel: Holzwerkstatt

Die Holzwerkstatt wird für die Arbeitstherapie sowie für die ergotherapeutische Einzeltherapie in der Gruppe genutzt. Im arbeitstherapeutischen Bereich stellen wir Dekorations- und Gebrauchsgegenstände aus Holz her, im Einzelfall auch spezielle Einzelaufträge von Kunden. Hierbei hat sich eine zu individuelle Aufgabenstellung, für die es nicht einmal Pläne gibt, nicht bewährt. Am Anfang habe ich auf Wunsch der Klienten versucht, Gegenstände nach Abbildungen oder freien Ideen, aber ohne Vorlagen zu bauen. Das Objekt musste neu entwickelt und konstruiert werden. Da der Klient, Herr B., jedoch nicht in der Lage war, diese komplexe Planungsarbeit zu übernehmen, habe ich mit ihm jeden Schritt während des Entstehungsprozesses zusammen überlegt. Das vorausschauende Denken und das Absprechen jedes einzelnen Schrittes haben ihn aber überfordert. Gleichzeitig war es für mich zu viel, neben seinem aufwendigen Projekt auch noch die anderen Klienten

## ABBILDUNG 4 Arbeitstherapie-Reflexion

**ARBEITSTHERAPIE-REFLEXION:**

Name: ........................................

Datum: ........................................

Aufgabe: ........................................

| A | A trifft zu. | Neigt eher zu A. | Neigt eher zu B. | B trifft zu. | B |
|---|---|---|---|---|---|
| Ich bin pünktlich gekommen. | ☐ | ☐ | ☐ | ☐ | Ich habe mich sehr verspätet. |
| Ich hatte viele zusätzliche Pausen. | ☐ | ☐ | ☐ | ☐ | Ich brauchte keine zusätzlichen Pausen. |
| Ich bin selbstständig mit meiner Arbeit angefangen. | ☐ | ☐ | ☐ | ☐ | Ich war schwer zur Arbeit zu bewegen. |
| Ich hatte Schwierigkeiten mit meiner Aufgabe. | ☐ | ☐ | ☐ | ☐ | Es ging mir alles glatt von der Hand. |
| Ich habe sehr langsam gearbeitet. | ☐ | ☐ | ☐ | ☐ | Ich habe sehr schnell gearbeitet. |
| Ich hatte viel Ausdauer. | ☐ | ☐ | ☐ | ☐ | Ich hatte wenig Ausdauer. |
| Ich konnte mich gut konzentrieren. | ☐ | ☐ | ☐ | ☐ | Ich konnte mich schlecht konzentrieren. |
| Ich habe mich durch Körperpflege und richtige Kleidung auf die Arbeit vorbereitet. | ☐ | ☐ | ☐ | ☐ | Ich bin unvorbereitet zur Arbeit gekommen. Mein Äußeres spielt keine Rolle. |
| Ich hatte heute andere Dinge im Kopf. | ☐ | ☐ | ☐ | ☐ | Heute habe ich nicht an private Dinge während der Arbeit gedacht. |
| Ich brauchte wenig Unterstützung bei der Arbeit. | ☐ | ☐ | ☐ | ☐ | Ich brauchte viel Unterstützung bei der Arbeit. |
| Ich fühlte mich von Kollegen gestört. | ☐ | ☐ | ☐ | ☐ | Ich fühlte mich unter den Kollegen wohl. |
| Alleine arbeiten gefiel mir heute besser. | ☐ | ☐ | ☐ | ☐ | Mit anderen arbeiten gefällt mir heute besser. |
| Ich habe häufig nachgefragt, wie ich meine Arbeit machen soll. | ☐ | ☐ | ☐ | ☐ | Ich habe selten nachgefragt, wie ich meine Arbeit machen soll. |
| An der Qualität meiner Arbeit war nichts auszusetzen. | ☐ | ☐ | ☐ | ☐ | An der Qualität meiner Arbeit war viel auszusetzen. |
| Ich konnte Kritik von meiner Vorgesetzten leicht annehmen. | ☐ | ☐ | ☐ | ☐ | Ich konnte Kritik von meiner Vorgesetzten schlecht ertragen. |
| Ich wollte meine Arbeit gut machen. | ☐ | ☐ | ☐ | ☐ | Mir war egal, wie das Ergebnis wird. |
| Bei Schwierigkeiten und Misserfolg habe ich nicht aufgegeben. | ☐ | ☐ | ☐ | ☐ | Bei Schwierigkeiten und Misserfolg habe ich schnell aufgegeben. |
| Ich habe mir heute wenig zugetraut. | ☐ | ☐ | ☐ | ☐ | Ich habe mir heute einiges zugetraut. |
| Ich bin mit Werkzeug und Material sorgfältig umgegangen. | ☐ | ☐ | ☐ | ☐ | Ich habe auf Werkzeug und Material nicht geachtet, Hauptsache, ich bin vorangekommen. |
| Ich habe keine Geduld mehr gehabt und habe schnell noch oberflächlich aufgeräumt. | ☐ | ☐ | ☐ | ☐ | Ich habe meinen Arbeitsplatz sauber und aufgeräumt verlassen. |

mit ihren Aufgaben zu betreuen. Es ging zu viel Energie in die Planung des Objekts und die Erfolgsergebnisse von Herrn. B. waren gering, weil er sich als abhängig von meiner Planung und somit als unselbstständig und inkompetent erleben musste. Der einzige positive Effekt war die enge Zusammenarbeit mit dem Klienten. Die Zuwendung wurde jedoch durch das Abhängigkeitsgefühl und die Wartezeiten, in denen ich anderen Teilnehmern Hilfestellung geben musste, untergraben.

Daher würde ich diese Arbeitsweise im Rahmen der Arbeitstherapie nicht empfehlen. Ich bin deshalb dazu übergegangen, nur noch Holzobjekte nach vorhandenen Vorlagen nachzubauen. Hierbei können die Klienten selbstständiger arbeiten. Sie brauchen zwar am Anfang Hilfe, erleben sich aber beim Wiederholen als kompetenter und werden nach und nach zum Fachmann für ihr Objekt.

### Beispiel: Kerzenwerkstatt

Die Kerzenwerkstatt im Bereich der Arbeitstherapie besitzt drei Faktoren, die individuell für die Einzeltherapie unserer Klienten wichtig sind.

**Reizarme Arbeitsatmosphäre:** Der Raum liegt im Untergeschoss und ist relativ klein, sodass nur zwei Klienten dort arbeiten können. Diese Arbeitssituation ermöglicht den Klienten, sich besser auf die Arbeit zu konzentrieren und ihre Hemmungen vor zu vielen Menschen (soziale Phobie) mit nur einem anderen Teilnehmer und mir langsam anzugehen.

**Regelmäßige wiederkehrende Arbeitsabläufe:** Die Arbeitsschritte in der Kerzenwerkstatt sind immer gleich und je nach Fähigkeit der Klienten kann der Schwierigkeitsgrad angepasst werden. Regelmäßig wiederkehrende Arbeitsabläufe sind für einige unserer Klienten wichtig, weil sie so Sicherheit gewinnen können, sich als kompetent erleben und weil eine Taktung (Regelmäßigkeit in den Arbeitsabläufen) das Ordnen der inneren psychischen Unordnung bewirkt. Das Kerzengießen besteht aus zehn einfachen Schritten: die Wasserstandskontrolle, das Einschalten, das Vorbereiten der Kerzengießformen, das Einsetzen des Dochtes, das Überprüfen der Wachsfarbe, das Gießen, das Reinigen der Gefäße, das Herauslösen der Kerzen, das Verpacken und Zuordnen und am Ende das Ausschalten und Aufräumen. Klienten, die komplexere Abläufe beherrschen, können aufwendigere Kerzen (Tropfenkerzen, Kerzen mit eingegossenen Gegenständen, schrägen Schichten etc.) gestalten. Viele Klienten brauchen Hilfe beim Einsetzen des Dochtes. Wichtig ist, dass die Farben vorher abgesprochen werden. Sonst ergeben sich schnell unverkäufliche Varianten.

**Geringe Anforderung an die körperliche Belastbarkeit:** Die Arbeit in der Kerzenwerkstatt ist auch für körperlich schwache Klienten gut leistbar und steht damit am Anfang einer Wiederbelastung in Richtung Arbeit oder ist für manche unserer Klienten das maximal erreichbare Leistungsniveau.

## Organisation und Verzahnung der Angebote innerhalb des Teams

Durch die stetig voranschreitende Erweiterung unserer Arbeit hat es sich ergeben und bewährt, dass Kollegen aus anderen Arbeitsbereichen Angebote innerhalb des ergotherapeutischen Bereichs machen, die ihren besonderen Fähigkeiten entsprechen. Eine Kollegin bietet den Kreativtreff an, in dem sie ihre Freude und ihr Wissen an Acrylmalerei mit unseren Klienten teilt. Ein Kollege ist Musiklehrer in seinem ersten Beruf und bietet musikalische Einzelförderung an. Eine Kollegin hat ein Faible für Skulpturenbau aus Draht, eine andere hat eine Begabung fürs Theaterspielen und auch ein Türkischkurs ist so Teil unserer Angebote geworden. In der Arbeitstherapie bietet eine Kollegin Näharbeiten an und es gibt arbeitstherapeutische Angebote, die durch Kolleginnen der Hauswirtschaft und Kollegen der Haustechnik betreut werden. Das neueste Arbeitstherapieangebot ist im letzten Jahr entstanden, unser Bistro »Snack-Eck«. Hier können sich die Klienten in der Vorbereitung von Speisen, der Bedienung von Kunden, dem Kassieren und in Küchentätigkeiten erproben. Die Spanne der Arbeitszeit kann von einer bis zu 20 Wochenstunden individuell festgelegt und so für unsere Klienten optimal an ihre Belastungsfähigkeit angepasst werden.

Das breite Spektrum unserer Angebote bereichert die Arbeit sehr und wir können unseren Klienten auf diese Weise viele individuelle Entfaltungsmöglichkeiten bieten. Die Koordination der Termine übernehmen meine direkte Kollegin (Ergotherapeutin) und ich für den stationären Bereich in Absprache mit den Gruppenleitern der Wohngruppen. Für das Betreute Wohnen ist eine weitere Ergotherapeutin zuständig.

## Wesentliche Therapiefaktoren für den ergotherapeutischen Bereich

In der folgenden Aufstellung habe ich die Therapiefaktoren, die für unsere Arbeit wichtig sind, im Überblick zusammengefasst:

**Annahme der Person und Wertschätzung** (Bedingungen für Beziehungsaufbau und Vertrauen)

**Nähe und Distanz regulieren** (Grenzen setzen)

**Sicherheit bieten** (dem Klienten zur Seite stehen, ihn nicht mit der Aufgabe alleine lassen)

**Klarheit** (deutlich reden; erklären, aber nicht verwirren, zu viel bewirkt das Gegenteil)

**Einnehmen einer berechenbaren Rolle**

**Wahrnehmung von Gefühlen stärken** (die während der Therapie auftretenden Gefühle soll der Klient wahrnehmen und differenzieren lernen)

**Über- und Unterforderung vermeiden**

**Realitätsabgleich ermöglichen** (der Klient kann seine Ideen in die Tat umsetzen)

**Emotionale Nachreifung zulassen** (den Klienten trotzdem als Erwachsenen ansprechen, seine kindlichen Bedürfnisse nicht belächeln, sondern Fortschritte honorieren)

**Veränderungspunkte ansprechen** (Verhaltensweisen hinterfragen; die eigene Wahrnehmung dem Klienten zur Verfügung stellen)

**Ermutigen, neue Wege zu gehen**

**Kontinuität in der Beziehung erwirken** (z. B. bei Therapieabsagen der Klienten: mit Verständnis eine Teilnahme trotz Unwohlgefühl nahebringen; den Grund für das Absagen erforschen, wie z. B. Angst vor Überforderung, Unlust, ungünstiger Termin, ungünstiges Setting; dem Fernbleibenden nachgehen und zeigen, dass ich am Kontakt interessiert bin; Konflikte nicht versanden lassen, eventuell mit einem Dritten klären)

**Rückfälligkeit in die Sucht nicht sanktionieren** (oft treten Verschlossenheit und Versagensgefühle auf: Ergotherapie fortführen, Therapiepause nur bei anhaltendem Konsum, Erfolgserlebnisse vermitteln, verändertes Verhalten dem Patienten spiegeln, z. B. Lustlosigkeit; gesunkene Frustrationstoleranz thematisieren; Ausdauer neu trainieren)

**Therapieziele und Zukunftsperspektiven mit dem Klienten erarbeiten**

Unsere Klienten stabilisieren sich im geschützten Rahmen unseres Wohn- und Betreuungsverbundes zunehmend und nutzen die Angebote von tagesstrukturierenden Maßnahmen, Einzelgesprächen, Therapiegruppen und individueller Betreuung zur persönlichen Weiterentwicklung. Jedoch ist es ein langwieriger Prozess zu mehr Selbstständigkeit und innerer Stärke, der für viele aufgrund der Schwere der Erkrankung nicht bis zum eigenständigen Leben führt.

***Daniela Groß***, *Jahrgang 1970, staatlich anerkannte Ergotherapeutin seit 1993; erster Kontakt zur Klientel durch eine ehrenamtliche Tätigkeit unter Obdachlosen und Drogenabhängigen in der Essener Straßenszene. Seit 1999 Aufbau und Entwicklung des ergotherapeutischen Bereichs im Wohn- und Betreuungsverbund Markus-Haus Essen.*

*Wohn- und Betreuungsverbund Markus-Haus Essen*
*Zentrum Psychose und Sucht*
*Kerckhoffstr. 10–12*
*45144 Essen*
*Tel. 0201 9462996-0*
*Fax 0201 9462996-50*
*info@markushaus.de*
*www.markushaus.de*

# Kunsttherapie – ein weiterer Zugang zu Menschen mit komorbiden Störungen

*Carina Soschinski*

Therapeutisches Arbeiten heißt immer auch Beziehungen gestalten, Begegnungen ermöglichen und miteinander Perspektiven zu erarbeiten. Eine Methode, Menschen mit Doppeldiagnose (z. B. Sucht und Psychose, Alkoholabhängigkeit und Posttraumatische Belastungsstörung etc.) zu begegnen, ist die Kunsttherapie. Ich beziehe mich in meiner Arbeit auf die klassische Kunsttherapie nach Pütz (1993) und die Integrative Therapie nach Petzold (1996). Anhand meines Patienten Herrn A. möchte ich einen Einblick in meine Arbeit mit Doppeldiagnose-Patienten vermitteln.

Im klassischen Therapiegespräch setzt der Therapeut sich erst einmal sprachlich mit dem Patienten auseinander. Die verbale Kommunikation über Emotionen und Erlebtes erfordert bestimmte Voraussetzungen:

- die Fähigkeit, sich sprachlich differenziert auszudrücken,
- die Fähigkeit, reflektiert zu denken und
- die Fähigkeit und die Bereitschaft, über seine Emotionen sprechen zu können und zu wollen.

Auf die mit diesen Fähigkeiten einhergehenden Schwierigkeiten verweist auch das Motto zu Robert Musils Roman »Die Verwirrungen des Zöglings Törleß« (1906), das er aus Maurice Maeterlincks »Le Trésor des Humbles« aus dem Jahr 1896 entnahm:

» Sobald wir etwas aussprechen, entwerten wir es seltsam. Wir glauben in die Tiefe der Abgründe hinabgetaucht zu sein und wenn wir wieder an die Oberfläche kommen, gleicht der Wassertropfen an unseren bleichen Fingerspitzen nicht dem Meere, aus dem er entstammt. Wir wähnen eine Schatzgrube wunderbarer Schätze entdeckt zu haben und wenn wir wieder ans Tageslicht kommen haben wir nur flache Steine und Glasscherben mitgebracht; und trotzdem schimmert der Schatz im Finsteren unverändert. «

Dieses Phänomen der sprachlichen Kommunikation ist bereits in der Interaktion psychisch gesunder Menschen eine Quelle vieler Missverständnisse. Aber gerade bei Patienten mit Doppeldiagnose ist die Fähigkeit zu kommunizieren oft stark eingeschränkt. Die psychischen Probleme, z. B. ein verzerrtes Bild der Realität, Wahrnehmungsstörungen oder das Kreisen der Gedanken in einer Schleife, stehen einem klaren Gedankenablauf im Weg. Zusätzlich sind die Emotionen durch jahrelangen Drogenkonsum verschüttet, häufig wurde versucht die eigene Emotionalität zu verdrängen oder fremdzusteuern (z. B. durch den Drogenkonsum).

In der Kunsttherapie wird nicht nur versucht, wieder einen Zugang zu den eigenen Emotionen zu finden, sondern auch wieder einen Ausdruck für sie zu finden. Der kreative Ausdruck steht nicht im Widerspruch zur verbalen Kommunikation, sondern dient als weitere Möglichkeit, den Patienten besser zu verstehen, sich anders einfühlen zu können und damit den therapeutischen Prozess anders zu gestalten und die verbalen Möglichkeiten auszubauen.

Auch wenn bei entsprechender Indikation problem- oder konfliktorientiert gearbeitet werden kann, ist die Kunsttherapie nicht primär auf Konfrontation aufgebaut, sondern sie versucht zu entlasten und ressourcenorientiert vorzugehen. Patienten mit Doppeldiagnosen sind oft sehr angespannt und erleben nur selten wirkliche Entspannungsphasen. Selbstregulation ist für diese Personen ein ständiges Problem. In der Kunsttherapie können sie ihren Themen auf ganz andere Art begegnen. Nach dem Abbau der ersten Hemmungen erleben viele Menschen in der kreativen Arbeit eine starke Entspannung. Indem sie mit einer Tätigkeit verschmelzen, werden andere Themen ausgeblendet. Dann ist nur die gerade ausgeübte Tätigkeit wichtig, und alles andere spielt für diesen Moment keine bedeutsame Rolle. Viele Betroffene beschreiben diese Therapieform als angenehm und entlastend. Sie können sich entspannen und erfahren durch das haptische Erleben ein anderes Körpergefühl. Ein zentrales Paradigma der Kunsttherapie ist, dass Therapie nicht nur als Anstrengung wahrgenommen wird, sondern dass der Patient Freude bei der Arbeit hat und die Therapie genießen kann.

## Die Vorbereitung

Am Anfang der gemeinsamen Arbeit ist es wichtig, den Patienten kennenzulernen. Einfühlendes Verstehen ist eine Voraussetzung jeder Therapieform und begleitet den ganzen therapeutischen Prozess.

→ **Beispiel** Herr A. ist Ende 30, er kam aus einer forensischen Klinik und lebt im Rahmen der Eingliederungshilfe seit zwei Jahren in einer Wohn- und Betreuungseinrichtung für Menschen mit Doppeldiagnosen. Nach dem ICD-10 der internationalen Klassifikation der Krankheiten leidet Herr A. an einer schizophrenen Psychose, einer Alkoholabhängigkeit, einer polyvalenten Abhängigkeit und an einer chronischen Hepatitis C mit beginnender Leberzirrhose. Obwohl Herr A. dem kreativen Arbeiten ängstlich gegenübersteht, möchte er sich auf die Kunsttherapie einlassen. Er ist besorgt, den Aufgaben nicht gewachsen zu sein, und äußert Hemmungen, sich ungewollt zu offenbaren. Herr A. erwähnt auch seine negativen schulischen Erfahrungen im Kunstunterricht. Menschen mit Doppeldiagnosen erleben neue Situationen und unbekannte Aufgaben oft als Druck und Stress. Um diese Empfindungen nicht zu verstärken, werden diese Menschen sehr sanft an die kunsttherapeutischen Aufgaben herangeführt. ×

Im Erstgespräch kann der Patient sich mitteilen, damit Erfahrungen ausgetauscht, Ängste genommen und Wünsche erarbeitet werden können. Es wird versucht herauszufinden, was den Patienten interessieren und Spaß machen könnte, damit das Material auf ihn angepasst werden kann. Die Erfahrung, sich eigene Unwissenheit, Unsicherheit und Umsetzungsschwierigkeiten einzugestehen und um Hilfe zu bitten, ist ein fester Bestandteil der Kunsttherapie. Der Patient kann bei Problemen im praxisnahen Bezug die Erfahrung machen, Hilfe zu bekommen. Der Kunsttherapeut muss die angewendeten Medien so beherrschen, dass er bei Schwierigkeiten den Patienten positiv, kreativ und empathisch beistehen kann. Als Ergebnis der ersten Kontakte ergibt sich, dass Herr A. gerne malen oder zeichnen lernen möchte.

## Die Arbeit

Es ist wichtig, die Beschaffenheit der Materialien zu beachten. Jedes Material spricht bestimmte Bereiche an, z. B. kann beim Arbeiten mit Ton die Gefühlswelt des Patienten angesprochen werden. In der Gefühlswelt gibt es wiederum bestimmte Bereiche, die vermehrt in den Fokus gestellt werden können, z. B. das frühkindliche Erleben oder die Pubertät. Es ist nicht nur wichtig, die Wirkung des Materials zu kennen, sondern auch die Wirkungszentren, die angesprochen werden können. Um den Patienten nicht zu belasten oder emotional zu schaden, gibt es Richtlinien, die bei jeder kunsttherapeutischen Behandlung beachtet werden müssen.
Ein Beispiel ist die Verwendung von erdigem, lehmigem Material, z. B. Ton. Dieser eignet sich nicht für die Anwendung bei Patienten mit einem Hintergrund, bei dem Missbrauch eine Rolle spielt. Das Material spricht oft sehr stark emotionale frühkindliche Erinnerungsinhalte an: »Durch das Medium Ton wird häufig Regression ausgelöst, es kann frühe archaische Gefühle und Szenen beleben, insbesondere, wenn mit geschlossenen Augen und ohne strukturgebende Elemente gearbeitet wird. Die regressive Arbeit mit Ton setzt immer voraus, dass zwischen Patient und Therapeut eine tragfähige Beziehung entstanden ist. Ton ist geeignet, massiven Gefühlen Ausdruck zu verleihen: Wut, Freude usw. können in den Ton hineingedrückt werden. Darüber hinaus bietet sich Ton als Medium an für die Bearbeitung sprachlicher Blockierungen, zwanghafter Folgen von Reinlichkeitserziehung und bei defizitärer Leiberfahrung.« (Rahm et al. 2007)
Bei traumatisierten und in ihrer Gesprächsfähigkeit eingeschränkten Menschen bietet sich die Arbeit mit Farben an, wobei auch hier die Farben weder zu nass noch zu körnig sein sollten. Auch hier liegt der Grund darin, dass das Körpergefühl, das haptische Erleben, nicht zu stark angesprochen werden sollte.
Eine weitere Methode ist das Zeichnen. Hierbei muss der Patient sich auf die realistischen Gegebenheiten seiner Umwelt beziehen, um sie in einer Zeichnung umzusetzen. Diese Methode bietet sich besonders bei Menschen an, die oft in ihrer eigenen Welt versinken. Bei Patienten mit Doppeldiagnose ist eine strukturierende Arbeit wichtig. Strukturgebend sind hierbei z. B. die Vorgaben der Zeichentechnik: Gesichter, Menschenfiguren, Tiere und Landschaften sind auf spezielle Weise aufgebaut.

→ **Beispiel** Da Herr A. ein sehr emotionaler Mensch ist, der gerne in seiner eigenen Welt versinkt, wird zum Zeichnen ein HB-Bleistift und ein leicht gekörntes Zeichenblatt verwendet. Das Zeichnen mit weichen Bleistiften oder Kohle auf stark gekörntem Zeichenpapier kann das emotionale Erleben verstärken.
Herr A. möchte gerne Gesichter zeichnen. In den ersten Schritten wird die Proportion der einzelnen Bildelemente zueinander erarbeitet. Nach einiger Übung weiß er, in welcher Höhe und in welchem Abstand die Augen, Ohren, der Mund und die Nase im Gesicht sitzen. Obwohl er die Proportionen und die einzelnen Bildelemente richtig zeichnet, ist Herr A. mit seinen Zeichnungen nicht zufrieden. ×

In einem Gespräch wird die Zeichnung gemeinsam betrachtet. Der Patient kann seine Umsetzung begutachten und Handlungsbedarf mitteilen. Die Verbalisierung dient hier zur Strukturierung und Konkretisierung sowie als Übungsfeld für neue sprachliche Ausdrucksformen. Im sprachlichen Bereich findet eine Bilanzierung statt, in der zum einen Erfolge herausgestellt und Ressourcen gestärkt werden, zum anderen kann Unzufriedenheit geäußert werden, was für die Planung der nächsten Schritte relevant ist.
Die gemeinsame Bildbetrachtung unterstützt das Therapieziel. Dabei gibt es verschiedene kunsttherapeutische Richtungen, in denen unterschiedlich an die Bildbetrachtung herangegangen wird. In der Integrativen Therapie stehen die Motivation des Patienten und die Gesamtwirkung des Bildes im Vordergrund. In der kunsttherapeutischen Bildbetrachtung werden nach Elke Frieling (1998) acht Bildentstehungselemente berücksichtigt:

- die Verarbeitung
- das Material
- der Strich
- die Fläche
- die Form
- die Farbe
- die Komposition
- das Thema bzw. das Motiv

Die Häufung oder das Weglassen spezifischer Formen, Farben oder Themen kann eine Richtung des Erlebens und des Empfindens des Klienten wiedergeben. Die Frage, aus welchem Grund jemand etwas kreiert hat, ist der erste Ansatz für die Betrachtung. Hier liegt auch der Unterschied zwischen der Therapie und dem professionellen künstlerischen Arbeiten. Viele bekannte Künstler versuchen einen Zeitgeist, eine Empfindung oder auch eine Geschichte sichtbar werden zu lassen. Hier werden ganz bewusst einzelne Bildelemente wiederholt eingesetzt. So ist z.B. der Maler Vincent van Gogh für seine stark gestrichelten Bilder bekannt, Mark Rothko hingegen für die flächige Verarbeitung von Farben.

→ **Beispiel** Herr A. ist mit der zeichnerischen Umsetzung der Augen sehr zufrieden, sieht aber beim Ausdruck der Gesamtzeichnung Möglichkeiten der Verbesserung. Er findet die Zeichnung kindlich und flach. Zudem weist Herr A. eine auffällige Art des Arbeitens auf. Seine Bewegungen sind abgehakt und verkrampft. Die Linie dient nur als Kontur oder zur Abgrenzung der einzelnen Elemente. Hierbei tritt keine fließende Bewegung ein, sondern jede Linie steht für sich. Die einzelnen Elemente stehen in keiner Verbindung, es ergibt sich kein einheitliches Bild. Dann sprechen wir über die Möglichkeit, die Elemente zusammenzubringen, eine Einheit zu schaffen. Wir thematisieren hierzu die Umsetzung von Licht und Schatten im Bild. Eine Lichtquelle wird bestimmt. Durch die Abstufung verschiedener Grautöne entsteht eine Plastizität, durch die eine Abgrenzung durch Konturlinien weniger notwendig wird. ×

In der Integrativen Therapie darf ein bildnerischer Ausdruck stark überzogen werden, um Emotionen auszudrücken und sichtbar werden zu lassen. Die Kunsttherapie versucht hingegen auch beim Ausdruck von Konflikten und Emotionen eine Ausgewogenheit der Elemente zu finden, damit die Möglichkeit besteht, Emotionen in einer neuen Weise zu begegnen und verhärtete Prozesse ein wenig aufzuweichen und neu zu betrachten. Es gilt hier, die überzogenen Auffälligkeiten nicht noch zu fördern, sondern ihnen hilfreiche Formen entgegenzusetzen.
Wie die Erfahrungen in der Praxis zeigen, erleben Doppeldiagnose-Patienten aber in der Überzeichnung ihres einseitigen Ausdrucks eher eine Verfestigung. Diese kann sich in dem Gefühl äußern, eingeengt zu sein. Das Ausprobieren neuer Bildelemente kann einen andern Blickwinkel eröffnen. Die Patienten erleben die Ausgewogenheit im Bild und fühlen sich entspannter.
Durch die Auseinandersetzung mit Konturlinien und Plastizität und somit mit der Abgrenzung oder Verschmelzung von Gesichtern trainiert der Patient, sich und seine Mitmenschen anders zu betrachten. Er setzt

sich über die Zeichnung hinausgehend mit dem Thema Abgrenzung und Konfluenz auseinander:

→ **Beispiel** Herr A. schildert das gesteigerte Erleben von sich als eigenständiger Person und das deutlichere Wahrnehmen von anderen. Die Personen und Emotionen würden nicht mehr so stark ineinanderfließen. In seiner Bewertung hat sich der Blick nach Innen und nach Außen verändert. ×

Kreativität wird in der Therapie als Kraft zur Gestaltung verstanden. Der Mensch wird als schöpferisches Wesen betrachtet, das das grundlegende Bedürfnis hat, etwas zu gestalten und eine ihm angemessene Form zu finden. Der Mensch hat die Möglichkeit, Neues zu kreieren. In der Entwicklung der Sprache, der Kultur und Gesellschaft und in der Kunst bildet der Mensch neue Ausdrucksmöglichkeiten, die ihn und seine Umwelt widerspiegeln. Es entsteht eine Beziehung zwischen Innen und Außen, zwischen Impuls und Kontrolle.
Diese Gestaltungskraft ermöglicht uns, unserem Leben eine angemessene Form zu verleihen. Der Begriff Kunst wird hier auf die Gestaltung gesellschaftlicher Entwicklungen und sozialer Beziehungen bezogen.
Kreativität ist die Voraussetzung etwas kreieren zu können, etwas zu gestalten und zu formen. Viele Patienten mit der Problematik der Doppeldiagnose haben die Fähigkeit des eigenen Gestaltens entweder stark eingebüßt oder sie konnte in der Vergangenheit nicht genug ausgeprägt werden. Das kann zur Folge haben, dass die Patienten Schwierigkeiten haben, sich Situationen zu eigen zu machen oder neue Handlungsformen zu entwickeln.
Um kreativ zu werden, benötigt man zuerst die Fähigkeit, eine vorhandene Situation wahrzunehmen und sich einfühlen zu können. Dazu gehören die Fragen: Was ist vorhanden? Was wird benötigt? Was will ich tun? Wenn der Patient kreativ aktiv werden möchte, muss er sich auf die Gegebenheiten und die vorhandene Situation einstellen. Herr A. sucht sich in jeder Stunde seine Sachen zusammen, mit denen er arbeiten möchte. Er konzentriert sich auf die folgenden Abläufe und erinnert sich an die schon erarbeiteten Schritte. Herr A. lenkt seinen Fokus ganz gezielt auf den nächsten Schritt. Bei Patienten mit Doppeldiagnose sind Wahrnehmungen und Bewusstseinsprozesse oft eingeschränkt. Im kreativen Prozess können sie bei sorgfältiger Anleitung das Einschätzen einfacher, vorgegebener Situationen wieder neu erlernen. Im zweiten

Schritt muss der Patient sich wieder distanzieren, um zu überlegen, was er im dritten Schritt tun möchte. Damit werden die Überlegungen in ein Handeln umgesetzt. Der Patient muss sich auf die Gegebenheiten des Materials einlassen, um seine Vorstellung umzusetzen. Es entsteht ein Kreislauf zwischen dem Sich-Einfühlen in die Situation, der Fähigkeit, sich zu distanzieren und sich wieder neu zu positionieren. Diese Handlungsabläufe bilden die Basis der kreativen Arbeit und werden immer wieder eingeübt. Bei Patienten mit Doppeldiagnosen ist diese Fähigkeit oft beeinträchtigt. Die Kunsttherapie versucht, diese wieder zu aktivieren und zu fördern. Dabei betont PETZOLD (1996): »Die Dämpfung oder Anästhesierung der sinnenhaften Wahrnehmung wie sie uns bei vielen Psychosomatikern, aber auch bei Patienten mit Depressionen, Angstneurosen oder Zwangserkrankungen begegnet kann sicher nicht allein mit verbalen Mitteln beseitigt werden. Hier kommt die Sprache an ihre Grenzen, wenn es darum geht, verlorene Erfahrungsfelder zu erschließen.«

Jedes Material erfordert einen anderen Umgang, ähnlich wie jede Situation und jeder Kontakt zu Mitmenschen. Die Therapie stellt ein Beziehungsangebot dar, der Patient hat die Möglichkeit, den verschiedenen Elementen wieder zu begegnen. In der Kunsttherapie hat der Mensch die Möglichkeit, mit Umgangs- und Handlungsformen wieder in Kontakt zu kommen. Neue dynamische Systeme werden angestrebt, sodass sich neue, miteinander verwobene Gestaltungselemente finden lassen.

In der klassischen Kunsttherapie nach FRIELING (1998) wird dabei ein Gleichgewicht von allen Elementen angestrebt: »Die Therapie liegt darin, einem Menschen wieder einen Zugang zu schaffen zu den ordnenden gestaltenden Kräften, damit er erlebt, dass diese individuell handhabbar, aber nicht willkürlich sind, dass in der Ordnung, Sicherheit und Freiheit liegt. Der Mensch fügt sich wieder ein in diese Kräfte und erlebt sich als zugehörig zum Ganzen, oder er überwindet die krankhafte Bindung an einzelne Kräfte und stellt diese wieder in angemessener Weise dem Gesamten zur Verfügung.«

## Die Abschlussphase

Die abschließende Besprechung des Prozesses soll den Patienten ermöglichen, nicht nur im kreativen Bereich, sondern auch im persönlichen alltägliche Situationen aktiv zu gestalten, sich der eigenen Handlungsmuster bewusst zu werden und andere in Betracht zu ziehen.
Eine gemeinsame Betrachtung des Werkes kann dabei helfen, neue Sichtweisen über das eigene Handeln und seine Wirkung zu formulieren. Hierbei ist es wichtig, dass es für den künstlerischen Ausdruck kein Pauschalrezept gibt. Assoziationen oder Symbole können nur gemeinsam entschlüsselt werden, sonst kann es zu Fehldeutungen kommen. Der Patient wird gefragt, welche Bedeutung er dem Bild als Ganzes und einzelnen Bildelementen zuschreibt, und wie er selbst sein Werk und seinen Enstehungsprozess erlebt hat.
Über kunsttherapeutische Prozesse im Austausch zu sein, kann die kommunikativen Kompetenzen (Fähigkeiten) und Performancen (Fertigkeiten) erheblich fördern und helfen, die Modalitäten zwischenmenschlicher Relationalität, d. h. differenzierter Bezogenheiten im Kontakt oder in der Beziehung, besser zu handhaben. Nur wenn ich die Möglichkeit habe, in Interaktion und Kommunikation die anderen und mich selbst zu erfahren, kann ich zu mir und zu Mitmenschen differenzierte Bezogenheit entwickeln und leben.

→ **Beispiel** Bei Herrn A. kommen wir im Gespräch auf die Schwierigkeit, Plastizität umzusetzen und die einzelnen Elemente miteinander zu verbinden. Es wird deutlich, dass die Themen Abgrenzung und In-Verbindung-Bringen nicht nur in seinen Zeichnungen eine Rolle spielen. Durch Fragen nach den üblichen Bewältigungsstrategien in den entsprechenden Situationen wird Herr A. nachdenklich, er überdenkt seine Reaktionen und stellt vergangene Erlebnisse und seine Reaktionen infrage. ×

In dem Transfer des kreativen Prozesses können die Patienten alte Verhaltensmuster überdenken und ihnen mit einem anderen Blick begegnen. Das neue Bewusstsein und die neuen Verhaltensmuster können ganz konkret, z. B. in Rollenspielen, eingeübt werden. Bewusste Gefühle können in der passenden Form auch im Kontakt zu anderen besser formuliert und eventuell in anderen Therapieformen und Gruppen thematisiert werden. Dabei ist gerade bei Menschen mit einer langen

Krankheitsgeschichte ressourcenorientiertes Vorgehen wichtig, indem vor allem die positiven Erlebnisse, Erfahrungen und Fähigkeiten herausgestellt und gefördert werden.
Besonders positiv erlebe ich in der Kunsttherapie, dass die Menschen durch das verständlichere Bild von sich selbst neugierig werden. Neugierig auf ihr nächstes Bild, ihre nächste Form oder auf ihren nächsten Schritt.

## Literatur

Frieling, E. (1998): Diagnostisch-therapeutische Bildbetrachtung. Stuttgart.

Musil, R. (1906): Die Verwirrungen des Zögling Törleß. Himberg.

Petzold, H. G. (2004): Integrative Therapie. Modelle, Theorien, Methoden schulenübergreifender Psychotherapie. 3 Bände. 2. Aufl. Paderborn.

Petzold, H. G. (1996): Anthropologie des schöpferischen Menschen. Band 1. Paderborn.

Pütz, S. (1993): Evolution. Ottersberger Schriftenreihe für Kunst und Kunsttherapie Nr. 2.

Rahm, D.; Otte, H.; Bosse, S.; Ruhe-Hollenbach, H. (2007): Einführung in die Integrative Therapie. Grundlagen und Praxis. 4. Aufl. Paderborn.

***Carina Soschinski,*** *Jahrgang 1981, Dipl.-Kunsttherapeutin, Suchttherapeutin IT im Wohn- und Betreuungsverbund Markus-Haus Essen.*

*Wohn- und Betreuungsverbund Markus-Haus Essen*
*Zentrum Psychose und Sucht*
*Kerckhoffstr. 10–12*
*45144 Essen*
*Tel. 0201 9462996-0; Fax 0201 9462996-50*
*info@markushaus.de; www.markushaus.de*

# Integra: Ein Zuverdienstbetrieb nimmt die Herausforderung schwankender Leistungsfähigkeit an

*Antje Peitzsch*

Das Dienstleistungsunternehmen Integra Soziale Dienste gGmbH mit Sitz in Gaimersheim im Raum Ingolstadt entstand durch den Bedarf an ambulanter Unterstützung für Menschen mit der Doppeldiagnose Sucht und psychischer Erkrankung. Im Gründungsjahr 2000 waren in der Region zwar ausreichend stationäre Versorgungsstrukturen vorhanden, jedoch gab es keine ambulante Versorgung für Menschen mit einer Suchterkrankung oder Doppeldiagnose. Mit engagierten Mitarbeitern und der konkreten Idee der Reintegration dieser Menschen in die Gesellschaft wurde Integra gegründet und wuchs zu einem Unternehmen heran, welches die Grundsätze »Individualität« und »Ganzheitlichkeit« als Arbeitsgrundlage betrachtet und in dessen Mittelpunkt der einzelne Mensch mit seinen Ressourcen und Problemen steht. Die Betreuung beschränkt sich heute daher nicht nur auf Suchtkranke und Klienten mit der Doppeldiagnose Sucht und Psychose, sondern es finden auch Menschen mit anderen psychischen Störungen hier einen Platz und geeignete Hilfsangebote.

## Differenzierte Beschäftigungsangebote

Aufgrund des großen Bedarfs an Beschäftigungsangeboten für Menschen mit Sucht- und Doppeldiagnose gründete die Integra Soziale Dienste gGmbH im Jahr 2002 eine Zuverdienstfirma, die anfangs 18 Arbeitsplätze in den drei Bereichen Hauswirtschaft, Handwerk und Montage anbot. Integra war und ist stets um ein niedrigschwelliges und offenes Angebot bemüht, in dem durch flexible Arbeitszeitmodelle und verschiedene Arbeitsangebote auf die jeweilige Lebenslage, die aktuelle Belastbarkeit, den Krankheitsverlauf sowie die individuellen Bedürfnisse,

Neigungen und Kompetenzen der Klienten eingegangen werden kann. Die steigende Nachfrage und die Tatsache, dass jedem von Integra betreuten Klienten eine Beschäftigung angeboten wird, machte es unumgänglich, mehr Raum für individuelle Lösungen zu schaffen. So kam es in den folgenden Jahren zu einer ständigen Ausweitung und Differenzierung der Arbeitsfelder.

Heute spannt sich das Angebot von einfachen Beschäftigungen im Bereich der tagesstrukturierenden Maßnahmen über beschützte Arbeitsangebote im Montage-, Garten-, Gastronomiebereich und Verkauf bis hin zu Arbeitsmöglichkeiten im Bereich von Wohnungsrenovierungen und Umbaumaßnahmen. Die Klienten arbeiten an der Pforte, in einem der beiden Secondhandläden, in der Näherei und Wäscherei oder sie übernehmen Aufgaben im Café- oder Kioskbetrieb von Integra. Im Rahmen des Gartenbauprojektes werden Spielplätze gereinigt und Außenanlagen instand gesetzt. Im Bereich Hauswirtschaft bereiten die Klienten nicht nur die angebotenen Mahlzeiten zu, sondern bieten auch Catering an und erledigen Einkaufs- und Putzdienste. In den Werkstätten werden sowohl Möbel restauriert als auch Wohnungsräumungen, Umzugshilfen und Malerarbeiten angeboten und in der Montage reichen die Tätigkeiten vom Kuvertieren oder Sortieren bis hin zum Erstellen von Lieferscheinen. Für Klienten mit einer hohen Leistungsfähigkeit und Belastbarkeit besteht letztlich die Möglichkeit der Wiedereingliederung in ein sozialversicherungspflichtiges Arbeitsverhältnis im Rahmen der Integrationsfirma.

Das jüngste Projekt, das tagesstrukturierende Angebot, richtet sich an Personen, die nicht, beziehungsweise nicht mehr, den Anforderungen der Zuverdienstfirma gerecht werden können. Hier stehen allein die Teilhabe an der Gesellschaft und die Schaffung von Tagesstruktur im Vordergrund. Leichte Montagetätigkeiten, Hilfstätigkeiten und hausinterne Dienste werden hier erledigt. Ebenso gibt es Freiräume für individuelle Beschäftigung und kreative Angebote.

In der Zuverdienstfirma wird wöchentlich zu einem festen Termin ein Informationsgespräch für Interessenten angeboten, bei Bedarf werden aber auch individuelle Informationsgespräche angeboten, bei denen Kenntnisse in bestimmten Bereichen oder Vorlieben abgeklärt werden. Grundsätzlich wird von den Interessenten eine Probephase in Anspruch genommen, während der verschiedene Arbeitsangebote betrachtet werden können, um eine Entscheidungshilfe für den Klienten und die Fachkräfte zu gewähren.

Die Zuverdienst- und Integrationsfirma sowie das tagesstrukturierende Angebot zeichnen sich durch ihre Philosophie aus, für jeden Klienten einen geeigneten Platz zu finden und – wenn nötig – auch ein neues Angebot zu schaffen. Um auch Klienten mit Mobilitätseinschränkungen oder Antriebsschwäche geeignete Bedingungen bieten zu können, wurde ein Fahrdienst eingerichtet. Es gibt ein Frühstücks- und Mittagsangebot und es stehen Aufenthalts- und Sozialräume zum Rückzug zur Verfügung bzw. um soziale Kontakte knüpfen und pflegen zu können.

In allen Arbeitsbereichen sind Fachkräfte beschäftigt, die für die Betreuung der Klienten verantwortlich sind. Eine vertrauensvolle Arbeitsbeziehung ist gerade bei Doppeldiagnose-Patienten unbedingt notwendig, damit Probleme sofort erkannt und notwendige Maßnahmen eingeleitet werden können. In Krisensituationen versuchen die Fachkräfte immer, mit den Klienten gemeinsam Lösungen zu finden, um sie zu überwinden.

Trotz Niederschwelligkeit und Flexibilität bestehen aber auch Verbindlichkeiten, um dem pädagogischen und therapeutischen Auftrag bei Integra nachkommen zu können. So sind stichprobenartige oder bei Bedarf regelmäßige Alkoholkontrollen für viele Personen ein Anreiz zur Alkoholabstinenz. Abstinenz ist hier jedoch nicht das vorrangige Ziel. Der größte Wert für den Klienten liegt in der Teilhabe am sozialen Leben in einer Gemeinschaft, in der Strukturierung und Normalisierung des Alltags und in der Erfahrung von Bestätigung und Anerkennung durch die Arbeit.

Die flexiblen und individuellen Angebote von Integra machen die Betreuung von Doppeldiagnose-Patienten nicht nur im Bereich der Tagesstruktur, Beschäftigung und Arbeit so erfolgreich. Entsprechend dem ganzheitlichen Ansatz bietet Integra begleitend zwei verschiedene Modelle im Bereich des Betreuten Wohnens an.

## Gemeinschaft und Individualität in den Therapeutischen Wohngemeinschaften

Die sechs Therapeutischen Wohngemeinschaften von Integra stellen eine gemeindenahe Versorgung sicher, die dem mittlerweile verbreiteten Grundgedanken »ambulant vor stationär« folgt. Jeder Bewohner lebt in einem Einzelzimmer, das er nach seinen individuellen Wünschen und Vorlieben einrichten und gestalten kann. Neben den Vorzügen einer Gemeinschaft ist so die nötige Rückzugsmöglichkeit für jeden Einzelnen gegeben. Die Stabilisierung des Gesundheitszustandes und der Lebensumstände sowie die Wiedererlangung der Selbstständigkeit in den verschiedenen Bereichen des alltäglichen Lebens stehen dabei als tragende Ziele im Vordergrund.

Das Leben in den Therapeutischen Wohngemeinschaften fördert und fordert die bewusste Auseinandersetzung mit der Erkrankung, mit dem eigenen Verhalten, den Problemen und Ressourcen sowie die Fähigkeit, an einer sozialen Gemeinschaft aktiv teilzuhaben und Prozesse mitzugestalten. Dabei wird großer Wert auf eine gelingende Gruppendynamik und sozial kompetentes Verhalten innerhalb der Gemeinschaft gelegt. Die Bewohner wohnen entsprechend dem Familienmodell nicht nach Altersstufen oder Geschlechtern getrennt. Mit den dadurch gegebenen Möglichkeiten gegenseitiger Unterstützung wurden bisher sehr gute Erfahrungen gemacht. Soziale Kompetenzen werden durch Gruppenaktivitäten gefördert. An den Wochenenden finden regelmäßig betreute Freizeitangebote statt und die Bewohner nehmen täglich mindestens eine Mahlzeit in der Gemeinschaft ein. Lebenspraktische Fähigkeiten werden in den hauswirtschaftlichen Diensten gefördert, die in Plänen festgehalten und abwechselnd von den Bewohnern übernommen werden. Aktuelle Entwicklungen und Probleme werden in wöchentlich stattfindenden WG-Besprechungen erörtert; Rückfälle und krankheitsspezifische Themen finden im therapeutischen Gesprächskreis Beachtung mit dem Ziel, gemeinsam Lösungen zu finden und ein angenehmes Klima in den Wohngemeinschaften zu schaffen. Die Therapeutische Wohngemeinschaft bietet so mit ihren Vorgaben und Strukturen einen Rahmen, der für die psychische Stabilisierung von entscheidender Bedeutung ist. Besonderer Wert wird aber auf die individuellen Bedürfnisse eines jeden Bewohners gelegt, was sich gerade im Umgang und der Betreuung von Doppeldiagnose-Patienten als sehr wichtig herausgestellt hat. Jedem Klienten ist eine Bezugsperson zugeordnet, mit der regelmäßige Gespräche stattfinden, um vergangene Tage zu reflektieren und aktuelle Situationen zu klären. Eine enge und auf Vertrauen basierende Arbeitsbeziehung zwischen Fachkräften und Bewohnern, aber auch innerhalb der Gruppe, ist die Grundlage für ein gelingendes Zusammenleben in der Therapeutischen Wohngemeinschaft und ermöglicht Hilfestellungen in der Lebenspraxis. Der Umgang mit Behörden, Angehörigen oder gesetzlichen Betreuern wird professionell unterstützt und in alltäglichen Angelegenheiten das Prinzip der »Hilfe zur Selbsthilfe« gewährleistet. Obwohl es sich bei den Therapeutischen Wohngemeinschaften um ein ambulantes Angebot handelt, sind die Fachkräfte an 365 Tagen im Jahr im Dienst, was für die Gruppe, aber auch jeden Einzelnen, viel Sicherheit bietet und eine vertrauensvolle, enge Beziehung fördert. Dies alles geschieht mit dem Ziel, die Klienten letztlich in eine eigene Wohnung zu entlassen und sie zu einem zufriedenen, selbstbestimmten und suchtmittelfreien Leben zu befähigen.

Im Jahre 2008 wurde das Wohnen auf dem Bauernhof im Rahmen der Therapeutischen Wohngemeinschaften als ein spezifisches Angebot entwickelt, das sich vorrangig an jüngere und körperlich weniger eingeschränkte Klienten richtet. Die relative Abgeschiedenheit des Hofes schafft bei Bedarf einen erweiterten suchtmittelfreien Rahmen und bietet gleichzeitig die Möglichkeit, spezifische soziale Kompetenzen und lebenspraktische Fertigkeiten zu erwerben bzw. wiederzuerlangen. Die Klienten werden im Rahmen der Therapeutischen Wohngemeinschaft durch Fachpersonal betreut und erhalten die Möglichkeit, auf dem Bauernhof mitzuarbeiten und selbstständig die Versorgung von Kleintieren zu übernehmen. So können individuelle Stärken und Vorlieben sowie eventuelle berufliche Erfahrungen berücksichtigt werden. Die Arbeitsangebote auf dem Bauernhof dienen der Tagesstrukturierung, der Entwicklung von Verantwortungsbereitschaft, Zuverlässigkeit und der Förderung eines kontinuierlichen Arbeitsverhaltens sowie dem Aufbau körperlicher und psychischer Belastbarkeit. Sie werden als notwendige Anforderungen des Zusammenlebens auf dem Hof erlebt. Ihr Nutzen und Sinn ist unmittelbar einsichtig und erfahrbar. Der Umgang mit Tieren kann positive Auswirkungen auf sozialer, physiologischer und psychologischer Ebene haben, beeinflusst die Entwicklung von Selbstwertgefühl, Selbstbewusstsein und Wohlbefinden oft positiv und fördert die motorische Aktivität und Eigenständigkeit. Tiere können entspannend, beruhigend und stimmungsstabilisierend wirken und fordern durch ihre Anwesenheit einen strukturierten Tagesablauf. Sie können Einsamkeit reduzieren und Ängste, vor allem in sozialen Situationen, abbauen helfen. Der Umgang mit Tieren erhöht die Gesprächsbereitschaft Einzelner und die Kommunikation in der Gruppe, kann damit zur Bildung und Stärkung der Gemeinschaft beitragen sowie eine entscheidende Hilfe bei der Eingliederung neuer Bewohner darstellen. Im Zusammenleben und -arbeiten mit Tieren steigen Verantwortungsbewusstsein und Rücksichtnahme sowie Motivation und Antrieb.

## Eigenständiges Alltagsmanagement: Begleitung durch das Betreute Einzelwohnen

Diese Form der ambulanten Betreuung von Klienten in ihren eigenen Wohnungen begann zunächst mit der Zielgruppe des klassisch alkoholabhängigen Klienten. Das Ausschlusskriterium Doppeldiagnose gab es bei Integra zu keinem Zeitpunkt. Im Jahr 2000 waren es vorrangig wohnungs- und arbeitslose Klienten mit Alkoholproblemen, die oft im Rahmen von stationären Entgiftungen in das Hilfesystem gelangten. Mit der Zeit konnte ein Anstieg der Anzahl jüngerer Klienten mit Drogenproblematik beobachtet werden. Heute werden wegen des großen Bedarfs überwiegend Personen mit Doppeldiagnose betreut. Die zunehmende Nachfrage führte zu einer Platzerweiterung und zu einer Ausdifferenzierung der Betreuungsschlüssel von 1:6 bis 1:10. Wie in den Therapeutischen Wohngemeinschaften werden auch im Betreuten Einzelwohnen Menschen jeden Alters betreut. Oft werden Klienten nach Abschluss einer Therapie oder nach längerem Wohnen in der Therapeutischen Wohngemeinschaft aufgenommen, wenn sie den nächsten Schritt in die Selbstständigkeit gehen wollen und können. Im Idealfall wird ein anfangs intensiver Betreuungsschlüssel nach und nach reduziert und der Klient letztlich in ein vollkommen selbstständiges Leben entlassen.
Aber auch umgekehrte Entwicklungen sind nicht selten. So werden Klienten im Betreuten Einzelwohnen aufgenommen, die sich vorerst nur auf ein niedrigschwelliges, aufsuchendes Angebot einlassen können. Nach sich entwickelnder Compliance sind Therapieanregungen oder auch die Eingliederung in eine Therapeutische Wohngemeinschaft möglich, was für viele Doppeldiagnose-Patienten aufgrund der dortigen Strukturen der einzige Weg ist, Abstinenz sowie zunehmende Stabilität im Alltag zu erreichen. Die Angebote des Betreuten Einzelwohnens sind vergleichbar mit denen der Therapeutischen Wohngemeinschaften. Auf

die individuellen Belange zugeschnitten, besteht ein Angebot von psychosozialer Betreuung, Unterstützung im Umgang mit Behörden und bei der beruflichen Rehabilitation sowie in lebenspraktischen Angelegenheiten. Das vielschichtige und bereichsübergreifende Freizeitangebot eignet sich besonders für Doppeldiagnose-Patienten, die sich aufgrund der entstandenen Interessensgruppen in kleinem Rahmen leichter integrieren können. Flexibilität ist sowohl in Krisensituationen notwendig als auch in der gesamten Arbeit mit der Klientel, da sich gerade bei Doppeldiagnose-Patienten die momentane Problemlage schnell ändern kann und die Mitarbeiter hier jeweils individuelle Lösungen gemeinsam mit dem Klienten finden müssen.

Im Betreuten Wohnen wird ebenfalls mit dem Bezugspersonensystem gearbeitet. Intensive Beziehungsarbeit ist hier grundlegend, damit der Klient die Unterstützung überhaupt annehmen kann. Die Betreuung zielt auf die Sicherung eines stabilen Gesundheitszustandes, soziale und berufliche Reintegration und die Förderung einer selbstständigen Lebensführung. Die vollständige Abstinenz von Suchtmitteln ist ein langfristiges Ziel, steht aber nicht an erster Stelle. Beim Betreuten Wohnen sind deshalb regelmäßige und teilweise auch spontane Suchtmittelkontrollen sinnvoll, zu welchen sich die Klienten bereit erklären müssen. Es werden mit den Klienten individuelle Vereinbarungen zum Umgang mit Rückfällen getroffen. Um die im Hilfeplan gesetzten Ziele bestmöglich zu erreichen, arbeiten die pädagogischen Fachkräfte als Casemanager eng mit allen Stellen zusammen, die in der Behandlung und Begleitung des einzelnen Klienten sinnvoll und nötig sind. Um eine ganzheitliche Betreuung zu gewährleisten, besteht natürlich auch eine enge Kooperation und ein intensiver Austausch zwischen dem Wohn- und Arbeitsbereich innerhalb von Integra.

## Bereichsübergreifende Ansätze im Umgang mit Doppeldiagnose-Patienten

In allen Bereichen von Integra gibt es einheitliche Ansätze in der professionellen Arbeit mit Doppeldiagnose-Klienten. So ist eine motivierende Gesprächsführung sowohl im Arbeits- als auch im Wohnbereich von großer Bedeutung, um die gesetzten Ziele zusammen mit den Klienten zu erreichen. Die Stabilisierung des Gesundheitszustandes hat immer oberste Priorität, danach folgt das Erreichen von größtmöglicher Lebensqualität. Ein behutsamer Beziehungsaufbau und die Herstellung von Vertrauen sind unerlässlich für eine gelingende Arbeitsbeziehung zum Klienten. Es muss durch Gespräche und individuell gezielte Motivation auf Compliance, Krankheitseinsicht und Abstinenzbereitschaft der Klienten hingearbeitet werden, denn diese sind die Grundlage für weitere Ziele. Hierin und in der reduzierten, beziehungsweise schwankenden Belastbarkeit besteht die erhöhte Schwierigkeit bei der Betreuung von Doppeldiagnose-Patienten. Standardisierte Programme und Maßnahmen haben hier oft keinen Erfolg, deshalb ist die individuelle Hilfe in allen Bereichen entscheidend. Dies bedeutet, dass ständig neue Wege gesucht und die Konzepte hinterfragt, erweitert, fortgeschrieben oder überarbeitet werden müssen, wo das bestehende Angebot für einzelne Klienten noch nicht geeignet ist. Um diesem Anspruch gerecht zu werden, ist eine enge unbürokratische Zusammenarbeit und Vernetzung der Bereiche von ausschlaggebender Bedeutung. So wurde die Dokumentation in den letzten Jahren schrittweise auf EDV umgestellt, was eine unkomplizierte Informationsübermittlung und einen schnellen Zugriff für alle Mitarbeiter sichert. Das aktuelle Geschehen wird dadurch transparent und ermöglicht ein kooperatives Handeln aller Bereiche. Seit 2008 sind alle Standorte von Integra durch SoziWiki vernetzt, einem Kommunikationssystem nach dem Modell von Wikipedia, das jedem Mitarbeiter eine schnelle Information, unbürokratische Interaktion, Problemlösung und Mitgestaltung ermöglicht. Durch SoziWiki können alle Dienstleistungen von Integra schnell und unkompliziert für den individuellen Bedarf eines jeden Kunden weiter optimiert und koordiniert werden.

## Die Geschichte von Frau M.

Frau M., geboren 1975, wird seit 2005 im Rahmen des Betreuten Einzelwohnens von Integra unterstützt. Sie ist alkoholabhängig und leidet an einer schizodepressiven Störung. Durch eine adäquate Medikamenteneinstellung konnten schizophrene Aspekte eingedämmt werden; depressive Phasen sind jedoch wiederkehrend. Zu Beginn der Betreuung zeigt Frau M. kaum Einsichtsfähigkeit bezüglich des Alkoholkonsums, ist mit der Alltagsbewältigung deutlich überfordert und von Verwahrlosung und Vermüllung bedroht. Die dringende Notwendigkeit einer Tagesstrukturierung besteht. Frau M. wohnt seit ihrem 20. Lebensjahr in einer eigenen Wohnung. Im Jugendalter erlitt sie ein traumatisches Erlebnis, als sie ihre Mutter tot in der Wohnung auffand. Beim Stiefvater konnte sie aufgrund eines sehr angespannten Verhältnisses nicht lange leben, auch das Zusammenleben mit der Großmutter scheiterte. Frau M. hat kein unterstützendes soziales Netzwerk. Im gesamten Bekanntenkreis herrschen Suchtproblematiken vor. Frau M. erlernte nie einen Beruf und ist arbeitslos. Nach mehreren Jahren mit Alkoholkonsum und stationären Aufenthalten wird sie bei Integra aufgenommen. Angestrebt werden die Stabilisierung ihres psychischen und physischen Gesundheitszustandes, die Bewältigung von alltagspraktischen Belangen und die Einführung einer gelingenden Tagesstruktur sowie die Abgrenzung von Bekanntschaften aus kriminellen Kreisen, bei gleichzeitiger Verhinderung von Isolation. Frau M. kann einfache Hausarbeiten nur in stabiler psychischer Verfassung unter ständiger Anleitung durch die betreuende Fachkraft von Integra erledigen. Eine Geldeinteilung wird übernommen und Einkäufe werden gemeinsam getätigt, um eine regelmäßige und gesunde Ernährung zu sichern und eigenständiges Haushalten schrittweise zu fördern. Bei Frau M. zeigen sich kreative Fähigkeiten. Durch Wochenpläne und den Versuch einer Eingliederung in das Beschäftigungs- und Freizeitangebot von Integra soll eine sinnvolle Tagesstruktur erreicht werden.

Im professionellen Umgang mit Frau M. ist ein Vorgehen in sehr kleinen Schritten zur Vermeidung von Überforderung unumgänglich. Die Zusammenarbeit gestaltet sich schwierig, da Frau M. lange Zeit braucht, um ein Vertrauensverhältnis aufzubauen und Hilfe anzunehmen. Spontane aufsuchende Kontakte sind immer wieder nötig. Innerhalb eines Jahres entsteht durch ein flexibel angepasstes Reagieren der Fachkraft eine effektive Arbeitsbeziehung. Gespräche über die traumatischen Erlebnisse sind möglich, und Frau M. kann ihr problematisches Umfeld etwas kritischer reflektieren. Anfangs zeigt sie hysterisches Verhalten in therapeutischen Settings, die Situation entspannt sich aber zusehends. Den Alkoholkonsum kann sie einschränken, es besteht jedoch noch keine Krankheitseinsicht. Die Medikamentengabe erfolgt über einen Pflegedienst. Regelmäßige Arzttermine können trotz Planung einer Begleitung nicht sichergestellt werden. Mit der Unterstützung der betreuenden Fachkraft sind eine gemeinsame Entrümpelung der Wohnung sowie Neuanschaffungen möglich. Die spezifische Problematik aufgrund der Doppeldiagnose erfordert ein geduldiges, aktives und sehr individuelles Handeln der Fachkraft.

Die Eingliederung in das tagesstrukturierende Angebot scheint zunächst erfolgreich, nach kurzer Zeit besucht Frau M. die Beschäftigung aber nicht mehr. Im zweiten Betreuungsjahr werden mit Frau M. immer häufiger Suchtmittelgespräche geführt, die Erfolge zeigen. Der Alkoholkonsum kann weiter eingeschränkt werden. Durch beginnende Krankheitseinsicht und intensive Motivationsarbeit ist mittlerweile eine adäquate medizinische Versorgung gesichert. Von ihren Bekannten distanziert sich Frau M. immer mehr und findet Kontakt zu einer Nachbarin. Unangepasstes und hysterisches Verhalten äußert sich nur noch gelegentlich, Frau M. kann dieses jedoch reflektieren. Im Wohnraum können nun einige Tätigkeiten durch intensive Anleitung erledigt, leichtere Aufgaben von Frau M. selbstständig übernommen werden.

Das Ziel der gesundheitsbewussten und regelmäßigen Nahrungsaufnahme wird durch gemeinsames Einkaufen und Anleitung bei der Zubereitung von Mahlzeiten erreicht. Finanzielle Schwierigkeiten bestehen zwar noch, die Übernahme der Geldeinteilung durch Integra führt aber dazu, dass nur noch eine geringe Neuverschuldung entsteht. Durch die wiederholten Erfolgserlebnisse und deren Wertschätzung steigert sich sowohl das Selbstwertgefühl von Frau M. als auch die Bereitschaft, erneut einer Beschäftigung nachzugehen.

Für Frau M. wird Anfang 2008 eine Alternative gesucht und sie kann in eine Werkstatt für Menschen mit Behinderungen eingegliedert werden. Sie schafft es immer wieder, einige Tage abstinent zu bleiben. Die Distanzierung von den traumatischen Erlebnissen gelingt zunehmend und Frau M. thematisiert diese seltener. Durch Anleitung und Kontrolle der betreuenden Fachkraft nimmt Frau M. unter intensiver Kooperation mit den behandelnden Ärzten ihre Medikamente selbst ein. Eine vollständige Distanzierung von ihrem Bekanntenkreis mit Suchtproblematik findet nicht statt, Frau M. kann jedoch für daraus resultierende persönliche Gefahren sensibilisiert werden. Unter Anleitung und Kontrolle der Wohnraumhygiene durch die Mitarbeiterin des Betreuten Einzelwohnens gelingt es Frau M., ihre Wohnung sauber zu halten.

Eine angemessene Körperhygiene ist auch bei regelmäßiger Anleitung nicht ausreichend zu erzielen. Eine Einbindung in Freizeitmaßnahmen ist nur zum Teil möglich; Frau M. sucht diese nicht von selbst auf, dadurch scheitert eine geplante Teilnahme häufig. Die Beschäftigung in der Werkstatt für Menschen mit Behinderungen ist nicht erfolgreich, Frau M. besucht diese nicht zuverlässig. Sie erkennt zwar die Vorteile einer Arbeitsbeschäftigung, benötigt hier aber intensivere Hilfe. Trotz der regelmäßigen Unterstützung durch das Betreute Einzelwohnen und der erzielten Teilerfolge in einigen Lebensbereichen, fehlt Frau M. nach wie vor eine regelmäßige Tagesstruktur.
Da deutlich wird, dass für Frau M. ein noch individueller auf sie zugeschnittenes Unterstützungsprogramm notwendig ist, wird 2009 Persönliches Budget beantragt. Die Kombination der Hilfeleistung durch Fachkräfte, Fachhilfs- und Hilfskräfte ermöglicht ein noch umfassenderes personenzentriertes Angebot. Die Abholung durch den Fahrdienst erzielt letztendlich die erfolgreiche und regelmäßige Teilnahme am tagesstrukturierenden Angebot. Im Rahmen des Betreuten Einzelwohnens können zusätzlich zur bisherigen Unterstützungsleistung individuelle hauswirtschaftliche und freizeitliche Hilfen in einem ganz anderen Umfang angeboten werden, die eine angepasste Versorgung und weitere Verselbstständigung besser fördern. Frau M. nimmt nun durch Abholung und auch Begleitung regelmäßig an den individuellen Freizeitgruppen und unterschiedlichsten anderen Angeboten teil.
Bei Frau M. sind deutliche Erfolge hinsichtlich ihrer Abstinenz und psychischen Stabilität zu verzeichnen. Sie zeigt mehr Ausdauer und Motivation in allen Lebensbereichen und beginnt als beliebtes Mitglied der Tagesstrukturierenden-Maßnahmen-Gruppe positive Sozialkontakte aufzubauen. Durch die ständige Individualisierung unter Berücksichtigung der Ganzheitlichkeit sowie die enge Verknüpfung der Bereiche konnte eine kontinuierliche Verbesserung der Lebensqualität von Frau M. erreicht werden.

## Literatur

Gouzoulis-Mayfrank, E. (2007): Komorbidität Psychose und Sucht. Von den Grundlagen zur Praxis. 2, Aufl., Darmstadt.
Integra (2006): Konzeption Betreutes Einzelwohnen für Menschen mit einer Suchterkrankung/Doppeldiagnose. Gaimersheim.
Integra (2006): Konzeption Therapeutische Wohngemeinschaft für Menschen mit einer Suchterkrankung/Doppeldiagnose. Gaimersheim.

***Antje Peitzsch**, Jahrgang 1972, Dipl.-Psychologin, Leiterin des Bereichs Therapeutische Wohngemeinschaften und des Psychologischen Dienstes von Integra Soziale Dienste gGmbH in Gaimersheim.*

*INTEGRA – Soziale Dienste gGmbH*
*Ottostr. 3*
*85080 Gaimersheim*
*Tel. 08458 603030*
*Fax 08458 60303099*
*Verwaltung@Integra-gGmbH.net*
*www.integra-ggmbh.net*

# ORGANISATION UND FINANZIERUNG DER HILFEN

# Casemanagement zur Förderung von Teilhabe für Menschen mit Doppeldiagnosen

*Theo Wessel*

Die ambulante und stationäre Behandlung und Rehabilitation von Menschen mit Doppeldiagnosen (Psychose und Sucht) weisen viele Unklarheiten und Unsicherheiten hinsichtlich Diagnose, Indikation, Behandlung und Rehabilitation auf. Widersprüchliche fachliche Anforderungen, Therapieempfehlungen und Leitlinien für psychische Störungen auf der einen Seite und für substanzbedingte Störungen (Alkohol, Medikamente, Drogen) auf der anderen Seite tragen zu dieser hochgradig irritierenden Situation bei. Als Resultat geraten die Patienten in ein »Bermuda-Dreieck« zwischen Psychiatrie, Obdachlosenhilfe und Suchthilfe. Sie werden zwischen diesen jeweils spezifischen Versorgungsbereichen hin- und hergeschoben. Die beiden Störungen werden kaum angemessen behandelt, es kommt zu Verschlechterungen der psychischen Störungen oder zu suchtmittelbezogenen Rückfällen. Daraus ergeben sich dramatische Konsequenzen für die Teilhabe und Inklusion am gesellschaftlichen Leben; vielfältige Benachteilungen und Chronifizierungen der gesundheitlichen Störungen sind die Folgen (Wessel 2002).

Integrative, teilhabesichernde Behandlungs- und Rehabilitationsangebote, die die Trennung der beiden Behandlungssysteme für psychische Erkrankungen und Suchtstörungen aufheben, sind dringend erforderlich. Für die Organisation von personenbezogenen Teilhabehilfen durch Behandlung und Rehabilitation für Menschen mit Doppeldiagnosen ist die Einführung eines klinisch-sozialarbeiterischen Casemanagements von zentraler Bedeutung.

In den derzeitigen Strukturen von Bewilligung und Erbringung von Behandlungs- und Rehabilitationsleistungen für Menschen mit Doppeldiagnosen zeigt sich ein erhebliches Maß an systemimmanenten Problemanzeigen, wie z. B.

- der Mangel an Beratungs- und Orientierungshilfen bei der Zusammenstellung, Organisation, Koordination der Teilhabeleistungen bzw. der Auswahl der Anbieter im System der Teilhabeleistungen;
- eine häufig unzureichende Abstimmung bzw. Zusammenarbeit der sozial- und versicherungsrechtlichen Teilsysteme (Schnittstellen, Übergänge, Kostenregelungen) bei der Bereitstellung, Finanzierung und Koordination der Teilhabeleistung aufgrund unterschiedlicher Zuordnung zu Leistungsbereichen, Institutionen, Leistungsträgern;
- die Zersplitterung leistungsrechtlicher Zuständigkeiten und der Mangel an trägerübergreifender Koordination von Leistungen;
- eine den individuellen Leistungsansprüchen nicht immer hinreichend entsprechende Kosten- und Systemsteuerung im Einzelfall durch einzelne Leistungsträger.

## Notwendigkeit von neuen Strukturen

Diese Probleme führen zu der dringenden Notwendigkeit, qualifizierte und wohnortnahe Beratungs- und Lotseninfrastrukturen zu schaffen. Menschen mit Doppeldiagnosen sind in ihren Wahl- und Entscheidungsmöglichkeiten hinsichtlich der individuell passenden und bedarfsdeckenden Teilhabeleistungen häufig auf Assistenz angewiesen. Es ist zu erwarten, dass komplexe Teilhabebedarfe dieser Menschen zu entsprechenden komplexen Teilhabeleistungen führen, die ein intensives, interdisziplinäres und koordiniertes Zusammenwirken aller am Prozess beteiligten professionellen und informellen Akteure (Anbieter, Leistungsträger, soziale Netzwerke) vor Ort erforderlich machen. Hier muss insbesondere den erheblich gewachsenen Koordinations- und Organisationsaufgaben, die sich aus den Strukturveränderungen des Unterstützungssystems für Menschen mit Doppeldiagnosen ergeben, Rechnung getragen werden. Zur Definition der Zielgruppe für klinisch-sozialarbeiterisches Casemanagement bieten sich folgende Optionen an:

- schwere psychische Störungen mit entsprechender ICD-10-Diagnose, ausgeprägter Schweregrad der Störung und ein überdauernder Störungscharakter mit erheblichen Teilhabebeeinträchtigungen und Behinderungen;

- Substanzmissbruch und Abhängigkeit mit entsprechender ICD-10-Diagnose, die seit mindestens zwei Jahren besteht und in den letzten sechs Monaten hochvirulent ist und erhebliche Folgeprobleme gesundheitlicher und sozialer Art aufweist;
- ausgeprägte Vorbehandlungsgeschichte mit vielen Hospitalisationen, Zwangsbehandlungen und Zeiten der Wohnungslosigkeit in den letzten sechs Monaten, häufiges Nutzen von Kriseninterventionsdiensten ohne angemessene Behandlung zu erfahren, geringe Behandlungsbereitschaft und Compliance für ambulante und stationäre Behandlungsformen.

Mueser et al. (2003) schlagen diese Optionen zur Definition einer Zielgruppe für integrative und umfassende Behandlungs- und Rehabilitationsleistungen vor und weisen auf die wichtige Rolle von Casemanagement in diesem Zusammenhang hin. Ein klinisch-sozialarbeiterisch tätiger Casemanager muss die Verantwortung dafür übernehmen, dass die Hilfebedarfe der Betroffenen festgestellt und dokumentiert werden, eine systematische Bedarfs- und Rehabilitationsplanung erfolgt und umgesetzt wird und dass die erforderlichen Interventionen zur Erlangung und Sicherung von Teilhabe koordiniert und abgestimmt durchgeführt und in ihrer Wirksamkeit überprüft werden. Casemanagement wirkt hier wie ein »Klebstoff«, der die vielfältigen Behandlungskomponenten verbindet und personenbezogen integriert.

Moggi und Donati (2004) weisen auf die besondere Bedeutung gestufter Behandlungsphasen in diesem Zusammenhang hin. Schon vor dem empirisch abgestimmten transtheoretischen Modell der Veränderungsstadien von Prochaska et al. (1992) haben Osher und Kofoed (1989) vier Behandlungsphasen für Menschen mit Doppeldiagnosen beschrieben:

1. Aufbau einer Behandlungsambulanz, eines therapeutischen Bündnisses
2. Überzeugung durch das Fördern von Veränderungsmotivation und einer Entscheidung zur Verhaltensänderung
3. Aktive Behandlung mit Unterstützung bei Substanzreduktion oder -entzug und Behandlung der psychischen Störung
4. Rückfallvorbeugung mit Sensibilisierung für Rückfälle und Rezidivsituationen bezogen auf den Suchtmittelkonsum und die psychischen Symptome sowie Ausweitung der Genesung auf andere wichtige Lebensbereiche (soziale Beziehungen, Arbeit, Freizeit)

Das durch Casemanagement unterstützte und begleitete Durchlaufen dieser vier Behandlungsstufen kann individuell sehr unterschiedlich aussehen und braucht im Einzelfall ausreichend Zeit. Rückschritte in vorherige Phasen müssen einkalkuliert und wieder entsprechend neu behandelt werden. Casemanagement berücksichtigt diese auf Veränderungsstadien bezogene Sichtweise, um Verwirrungen und Widerstände in Form von mangelnder Veränderungsbereitschaft und ausgeprägter Ambivalenz zu vermeiden.
Von wesentlicher Bedeutung ist eine konsequente Ausrichtung des klinisch-sozialarbeiterischen Casemanagements. Es sollte sich sowohl in der Behandlungs- und Rehabilitationsplanung als auch in der Durchführung an den Ressourcen und Stärken der Betroffenen ausrichten. Menschen mit Doppeldiagnosen provozieren den Blick auf ihre Grenzen, Behinderungen und Defizite; die Wahrnehmung und Wertschätzung eigener Stärken und Ressourcen tritt dabei häufig in den Hintergrund. Dazu gehört eine klare Sozialraumorientierung, um dort soziale Unterstützung im Einzelfall anzuregen und Nischen im Gemeinwesen zu identifizieren, in denen Teilhabe erfolgreich gestaltet werden kann.

## Aufgaben des Casemanagements

Klinisch-sozialarbeiterisches Casemanagement für Menschen mit Doppeldiagnosen verknüpft sozialanwaltschaftliches Handeln und die Koordination von Teilhabehilfen mit eigenen Angeboten zur Behandlung und Rehabilitation der zugrunde liegenden psychischen und substanzbezogenen Störungen. Dazu ist ein multidisziplinäres Team als Ausgangspunkt dringend erforderlich. Insbesondere die Einbeziehung von Spezialisten aus den Bereichen Psychiatrie, Pflege, Psycho- und Suchttherapie, Ergotherapie etc. stellt zusammen mit dem Casemanager ein Netzwerk sozialraumintegrierter und umfassender Teilhabehilfen personenbezogen zur Verfügung. Die Verbindung von sozialanwaltschaftlichem und direktem klinischen Handeln gelingt so am besten. Die spezifischen Aktivitäten eines klinisch-sozialarbeiterischen Casemanagements für Menschen mit Doppeldiagnosen fokussieren drei wesentliche methodische Ausrichtungen (Mueser et al. 2003):

- Psychosoziale Therapie
- Sozialanwaltschaftliches Handeln und Koordination der Teilhabehilfen
- Förderung von Rehabilitation und persönlicher Genesung

### Psychosoziale Therapie

Dieser Ansatz ist besonders wichtig im Zusammenhang mit den Aktivitäten zum Aufbau eines tragfähigen Arbeitsbündnisses verknüpft mit aufsuchender Arbeit, dem Angebot individueller Beratung und individueller Psychoedukation und der Angehörigenarbeit. Die Entwicklung von Fähigkeiten zum angemessenen Umgang mit substanzbezogenen und psychischen Störungen steht dabei im Vordergrund. Alle Aktivitäten differenzieren sich in den gestuften Behandlungsphasen.

### Sozialanwaltschaftliches Handeln und Koordination der Teilhabehilfen

Dieser Ansatz bildet den Kern klinisch-sozialarbeiterischen Casemangements. Sozialanwaltschaftliches Handeln ist erforderlich, wenn kognitive Beeinträchtigungen und gravierende Symptomatiken der psychischen Störung und des Substanzmissbrauches dazu führen, dass Menschen mit Doppeldiagnosen nur eingeschränkt für ihre eigenen Belange eintreten können und entsprechende Unterstützung einfordern. Die Koordination von Teilhabehilfen ist erforderlich aufgrund der multiplen Hilfebedarfe und durch die Notwendigkeit des abgestimmten Umgangs mit den verschiedenen Anbietern von Behandlungs- und Rehabilitationsmaßnahmen. Auch die Sicherung der Wirksamkeit dieser Teilhabehilfen erfordert koordiniertes Vorgehen. Zu den spezifischen Aktivitäten gehören:

- Sozialanwaltschaftliches Handeln
- Förderung von Durchhaltevermögen und Selbstverantwortung
- Anbieten praktischer Hilfen und Einräumen von Vorteilen
- Hilfen zur Erlangung und Sicherung von Wohnstabilität
- Koordinieren der medikamentösen Behandlung
- Beachten rechtlicher Rahmenbedingungen
- Umgang mit Krisensituationen

Auch hier differenzieren sich alle Aktivitäten in den gestuften Behandlungsphasen.

### Förderung von Rehabilitation und persönlicher Genesung

Casemanagement unterstützt und assistiert Menschen mit Doppeldiagnosen, ihre Teilhabeziele zu erreichen (Rehabilitation) und inspiriert sie, eigene persönliche Genesungsziele zu entwickeln. Hier geht es um Angebote zur Steigerung der Lebensqualität und um konkrete Maßnahmen zur Erlangung gesellschaftlicher Teilhabe, um Wertschätzung und um die Entwicklung eines positiven Selbstwertgefühls sowie das Erleben gelingender Selbstwirksamkeit.

Zu den spezifischen Aktivitäten gehören:

- Aufbau und Stärkung strukturierter Aktivitäten im Tagesablauf
- Entwicklung sozialer und freizeitbezogener Änderungen des Lebensstils
- Ermöglichung von umfassender gesundheitlicher Genesung und die Entwicklung von Lebensqualität

Auch hier gilt wieder, dass sich alle Aktivitäten in den gestuften Behandlungsphasen differenzieren.

## Fazit: Casemanagement übernimmt Lotsenfunktion

Casemanagement ist das »Herzstück« aller Dienstleistungen in der Behandlung und Rehabilitation von Menschen mit Doppeldiagnosen. Klinisch-sozialarbeiterisches Casemanagement verknüpft so sozialanwaltschaftliches-koordinierendes Handeln mit eigenen psychosozialen Hilfeangeboten. Die aufsuchende soziale Arbeit, das Aufgehobensein des Casemanagers in einem multidisziplinären Netzwerk (Team), die Möglichkeit, eigene psychosoziale Therapieangebote vorzuhalten, die konsequente Ausrichtung an den persönlichen Ressourcen und Stärken der Betroffenen, die Orientierung an vernetzter Arbeit im Sozialraum und der gelingende Aufbau eines tragfähigen Arbeitsbündnisses weisen wirkungsvolles Casemanagement aus. Es lohnt sich, spezifische Behandlungsphasen zu identifizieren und die Aktivitäten entsprechend der Veränderungsmotivation der Betroffenen anzupassen, d.h. Rückfälle und Rückschritte zu akzeptieren und als Chance zu begreifen. Evidenzbasierte kontrollierte Studien weisen die Wirksamkeit von Casemanagement für Menschen mit Doppeldiagnosen in besonderen Maße nach, vor allem die dargestellte Verknüpfung von sozialanwaltschaftlichem Handeln und eigenen psychosozialen Therapieangeboten (Drake et al. 1998; Jerrell und Ridgely 1995).

Klinisch-sozialarbeiterisch ausgerichtetes Casemanagement im Bereich der Teilhabehilfen für Menschen mit Doppeldiagnosen hat das Ziel, eine weitgehend selbstbestimmte und unabhängige Lebensführung und eine Einbeziehung in die Gesellschaft zu ermöglichen. Casemanagement ermittelt, plant und koordiniert – unter aktiver Einbeziehung der leistungsberechtigten Personen mit Doppeldiagnosen – individuelle, personenbezogene und bedarfsdeckende Teilhabeleistungen über einen definierten Zeitraum, netzwerkorientiert und bei Bedarf sektorenübergreifend (beispielsweise bezogen auf Einrichtungen, Dienstleistungen, Ämter, Zuständigkeiten). Casemanagement assistiert dabei der leistungsberechtigten Person bei der Überprüfung und Neukonfiguration der personenorientierten Unterstützungsleistungen. Dies setzt eine entsprechende Kooperations- und Vertrauensbasis insbesondere zwischen dem Casemanager und der Person mit Doppeldiagnosen voraus. Casemangement ist demzufolge einem integrierten Versorgungsansatz verpflichtet, der flexibel und in hohem Maße personenzentriert ist. So ist das Casemanagement in seiner inhaltlichen Ausrichtung und auch leistungsrechtlich in der Eingliederungshilfe deutlich vom Fall- und Teilhabemanagement des Sozialleistungsträgers abzugrenzen. Es übernimmt keine administrativen Aufgaben, sondern übernimmt sozialanwaltschaftliche Beratungs-, Assistenz- und Koordinationsaufgaben in einem sich zunehmend differenzierenden System sozialer Dienstleistungen, das für Menschen mit Doppeldiagnosen teilweise sehr widersprüchliche fachspezifische Anforderungen hervorbringt und so hohen Ausgrenzungsdruck erzeugen kann. Alle möglichen Schnittstellen zwischen dem administrativ ausgerichteten Fallmanagement der Leistungsträger für Eingliederungshilfe und dem klinisch-sozialarbeiterischen Casemanagement müssen identifiziert und entsprechende verbindliche Kooperationsregelungen entwickelt werden. Der Casemanager übernimmt die Lotsenfunktion im System und ist den Klienten als ein gesondert zu finanzierender Bestandteil der Eingliederungshilfeleistungen nach SGB XII oder SGB IX zu gewähren. So kann es gelingen, dass Casemanagement einen wesentlichen Beitrag zur umfassenden gesellschaftlichen Teilhabe für Menschen mit Doppeldiagnosen leisten kann.

## Literatur

DRAKE, R.; MCHUGO, G.; CLARK, R.; TEAGUE, G.; XIE, H.; MILES, K.; ACKERSON, T. (1998): Assertive community treatment for patients with co-occuring severe mental illness and substance disorder: A clinical trial. In: American Journal of Orthopsychiatry, 68, 201–215.

JERRELL, J.; RIDGELY, M. (1995): Comparative effectiveness of three approaches to serving people with severe mental illness and substance use disorders. In: Journal of Nervous and Mental Disease, 183, 566–576.

MOGGI; F.; DONATI, R. (2004): Psychische Störungen und Sucht: Doppeldiagnosen. Göttingen.

MUESER, K.; NOORDSBY, D.; DRAKE, R.; FOX, L. (2003): Integrated Treatment for Dual Disorders – A Guide to Effective Practice. New York.

OSHER, F.; KOFOED, L. (1989): Treatment of patients with psychiatric and psychoactive substance abuse disorders. In: Hospital and Community Psychiatry, 40, 1025–1030.

PROCHASKA, J.; DICLEMENTE, C.; NORCOSS, J. (1992): In search of how people change. Applications to addictive behaviors. In: American Psychologist, 47, 1102–1114.

WESSEL, T. (2002): Im »Bermuda-Dreieck« – Menschen zwischen Psychiatrie, Obdachlosenhilfe und Suchtkrankenhilfe. In: NOUVERTNÉ, K.; WESSEL, T.; ZECHERT, C. (Hg.): Obdachlos und psychisch krank. Bonn.

***Dr. Theo Wessel**, Jahrgang 1952, Dipl.-Psychologe, Gesundheitswissenschaftler, Psychotherapeut und Supervisor. Geschäftsführer des Gesamtverbandes für Suchtkrankenhilfe im Diakonischen Werk der Evangelischen Kirche in Deutschland (GVS), Berlin.*

*Gesamtverband für Suchtkrankenhilfe (GVS)*
*im Diakonischen Werk der Evangelischen Kirche in Deutschland e. V.*
*Altensteinstr. 51*
*14195 Berlin-Dahlem*
*Tel. 030 84312355; Fax 030 84418336*
*gvs@sucht.org; www.sucht.org*

# Eingliederungshilfe und Pflege bei Menschen mit Psychose und Sucht – Chancen der Vernetzung der unterschiedlichen Hilfestrukturen

## Das Beispiel der Betreuungskette Am Seelberg GmbH

*Ulrich Ehrhardt*

Im folgenden Erfahrungsbericht eines Komplementärversorgers von Menschen mit Doppeldiagnosen wird bewusst auf die konzeptionellen Überlegungen des Trägers eingegangen, da diese als Ursprung einer sich immer neu inspirierenden Organisation zu verstehen sind. Dargestellt werden ebenso die Veränderungen der Krankheitsbilder in den letzten Jahren sowie mögliche Antworten darauf. Der Schwerpunkt der Darstellung liegt auf der Versorgung pflegebedürftiger Menschen mit Doppeldiagnosen.

Die Betreuungskette Am Seelberg GmbH ist heute, nach 30-jähriger Entwicklung, ein privater mittelständischer Anbieter psychosozialer Pflege- und Betreuungsleistungen in und um Hannover.

Sie verbindet in ihren Angeboten die unterschiedlich finanzierten Leistungsbereiche der Altenhilfe des SGB XI, der Eingliederungshilfe des SGB XII und der Krankenhilfe des SGB V für Menschen mit Doppeldiagnosen-Symptomatik.

Die ansonsten in der Versorgungslandschaft oft einzeln stehenden Angebote werden durch den Träger gebündelt und vernetzt. So werden Pflegeheime und Wohnheime sowie die Tagesstätte und das ambulant Betreute Wohnen miteinander konzeptionell und praktisch verbunden.

Der folgende Artikel stellt die Chancen einer Vernetzung der unterschiedlichen Hilfestrukturen dar und legt seinen Schwerpunkt auf die Versorgung pflegebedürftiger Menschen mit Doppeldiagnosen-Symptomatik.

Der Träger hat hierfür mit den Kommunen und Pflegekassen eine spezielle Leistungs- und Qualitätsvereinbarung nach § 80a SGB XI zur sozialpsychiatrischen und pflegerischen Versorgung geschlossen, welche sowohl Aspekte der Eingliederungshilfe als auch der Altenhilfe berücksichtigt.

## Unsere Klienten – sicher ist nur der Wandel

Vor 30 Jahren eröffnete der Gründer des Seelbergs eine Pflegeeinrichtung für die Menschen, die schon in den Akutkliniken und noch mehr in den allgemeinen Alten- und Pflegeheimen auffällig und schwer integrierbar waren. Damals handelte es sich überwiegend um depravierte Alkoholiker. Diese Klientengruppe wurde abgelöst von Menschen, die an unterschiedlichstem Substanzmissbrauch und dessen Folgen leiden. Häufig erleben wir eine Kombination aus verschiedenen psychischen Erkrankungen, der Sucht und natürlich einem akuten Pflegebedarf. Keine Kombination chronischer Erkrankungen scheint unmöglich, sodass wir zunächst jegliche Aufnahmeeinschränkung ablehnen und uns in den Erstgesprächen sehr genau um eine phänomenologische Anamnese und eine möglichst genaue Entwicklungsprognose bemühen.
Die in den letzten Jahrzehnten deutlich differenzierteren klinischen Befunde ergänzen und unterstützen dieses Vorgehen.
Die in den klassischen Pflegeeinrichtungen vorherrschende Ausrichtung auf eine eher versorgende und Fähigkeiten erhaltende Struktur, lässt sich im psychiatrischen Bereich nicht aufrechterhalten. Dies stellt zugleich die Hauptproblematik in der Diskussion um Leistungsbeschreibungen und damit um Zuständigkeiten der Kostenträger dar.
Wir erleben häufig eine relativ hohe Pflegebedürftigkeit bei Aufnahme von Klienten aus dem »Selbstständigen Wohnen« oder aus der Obdachlosigkeit. Die körperlichen Einschränkungen resultieren in diesen Fällen aus längerer Verwahrlosung oder nicht behandelten Wunden bzw. den Suchtneben- oder Folgeerkrankungen. Nach erster Einstufung durch den Medizinischen Dienst der Krankenkassen wird in der Regel eine Pflegestufe bestätigt. In den meisten Fällen beobachten wir jedoch schon nach kurzer Zeit (drei bis zwölf Monaten) eine deutliche Reduzierung des Pflegebedarfs. Dies bestätigt die Annahme, dass die Klienten vor der

stationären Versorgung unterversorgt waren und körperlich Schaden genommen haben. Regelmäßige Mahlzeiten, Einhaltung von Tag- und Nachtrhythmus und medizinische Grundversorgung führen schnell wieder zu einer körperlich stabilen Lage.
Eine Prognose über den Verlauf der somatischen Stabilisierung nach der Aufnahme ist jedoch schwierig zu stellen, da mit der somatischen die psychische Entwicklung einhergeht – als ob die frei werdenden Lebenskräfte psychische Phänomene ankurbeln und neu beleben. Nicht selten kommt es nach einer somatischen Verbesserung zur Dynamisierung der psychischen Erkrankung. Somit ist nur sicher, dass es zur Veränderung und Entwicklung des Klienten kommen wird. Hierauf sind die Einrichtungsangebote und Interventionen abzustellen. Dabei aufmerksam und ergebnisoffen zu sein, ist unser professionelles Ziel.

## Grundgedanken zu psychiatrischer Veränderung

» Wir gehen in der Betreuungskette Am Seelberg GmbH davon aus, dass sogenannte psychische Krankheiten nicht angeboren sind und der Verlauf einer Krankheit nicht nach erstmaligem Ausbruch bestimmten Gesetzmäßigkeiten erfolgt.
In einer psychischen Krankheit sehen wir für den betreffenden Menschen eine Ausdrucks-, Verarbeitungs- und Bewältigungsmöglichkeit für bestimmte Erfahrungen bzw. Beziehungen, die diese Person mit ihrer Umgebung und mit anderen Menschen gemacht hat, unter Berücksichtigung der jeweiligen Situation und seiner Ressourcen. Es ist unter den gegebenen Umständen seine beste Lebens- und Überlebensmöglichkeit oder auch -strategie.
Aus vielen Berichten Psychiatrieerfahrener wird deutlich, dass es nicht darum gehen kann, Psychosen, Depressionen und Suchterkrankungen lediglich medikamentös zu behandeln. Es ist absolut notwendig, die Erfahrungen und die Bedeutung der Erkrankung und der jeweiligen Krankheitsphase wahrzunehmen und ernst zu nehmen. Jede Krise kann auch eine Wachstumschance bedeuten. Sie ist eine Herausforderung, die nicht nur den einzelnen Menschen betrifft, sondern oft als Spiegel

die jeweilige Situation und die Beziehungsmuster der Menschen untereinander reflektiert. Daher glauben wir, dass es ebenfalls möglich ist, dass jeder Mensch, ganz gleich, wie oft oder wie lange er schon in einer psychiatrischen Klinik war, unter bestimmten Bedingungen, mit neuen bzw. integrierten (alten) Erfahrungen und vor allem in neuen oder anders erlebten und bewerteten Beziehungen mit sich selbst und mit seinen Mitmenschen, auf seine ganz spezifische Weise aus seinen Kreisen erwachsen kann. Die Erfahrung zeigt, dass es möglich ist, dass die betroffenen Personen wieder Zugang zu ihren positiven Ressourcen, Fähigkeiten und Fertigkeiten bekommen können.

Wir streben daher an, für die Bewohner unserer Einrichtung eine von ihnen anerkannte wichtige Lebensmöglichkeit anzubieten. Es ist unser erklärtes Ziel, die Wege der üblichen ›Versorgung‹ und Zuweisung einzelner Patienten in Institutionen durch Verabredung der Profis untereinander – und nicht selten über die Interessen und Köpfe der Betroffenen hinweg – zu verlassen. Wir möchten in gemeinsamer Arbeit zwischen Betroffenen und professionellen Helfern eine Perspektive entwickeln.

Unser oberstes Ziel ist es, jedem Menschen, der sich mit der Bitte um Hilfe und Unterstützung an uns wendet, in einer offenen und partnerschaftlichen Weise zu begegnen. Wir wollen ihn ernst nehmen (egal wie verrückt er oder sie erscheinen mag) und Angebote machen, die er nutzen kann, um besser mit der persönlichen Situation klarzukommen bzw. sich, wenn möglich, so zu entwickeln, dass er sein Leben weitestgehend nach seinen Möglichkeiten selbstständig und selbstverantwortlich leben kann.

Er kann bei uns in seiner jeweiligen Lebenssituation und Entwicklungsphase aktivierende Pflege erhalten, die zu selbstbestimmter Lebensgestaltung in größtmöglichem Rahmen befähigt; selbstverständlich immer abgestimmt auf den individuellen Zustand und die Möglichkeiten des Betroffenen.

Im Prozess des Sich-Findens in dieser Lebensgestaltung wird dem Einzelnen ständiger Rückhalt vermittelt, um Sicherheit und ein positives Lebensgefühl zu entwickeln.

Gemeinsam mit dem Hilfesuchenden eruieren wir seinen derzeitigen Lebensstandort. Wir erarbeiten mit ihm Ziele, sein Leben neu bzw. anders zu gestalten und beschreiten mit ihm die möglichen Wege dorthin.

Dabei hat der Therapieanspruch nicht für alle Bewohner höchste Priorität, sondern gerade für psychisch stark behinderte Menschen ist es oft sinnvoll, ohne Behandlungs- und Veränderungsdruck in gesicherten Verhältnissen leben zu können. « (Auszug aus dem Seelberg-Konzept)

## Biegsame Strukturen – Individualität als Organisationsspiel

Bei all dem vorher genannten ist es unumgänglich, eine wache und flexible Organisation zu entwickeln, die möglichst viele Entwicklungsräume eröffnen kann. Unser Name »Betreuungskette Am Seelberg« entspringt diesem Gedanken. Die Möglichkeit, in einer Kette vernetzter Angebote das momentan richtige und passende vorzufinden, ist ungleich höher als in einer singulären stationären Einrichtung, gleich welcher Ausprägung. Wir halten mittlerweile nicht nur unterschiedliche Leistungspakete (z. B. Hilfe zur Pflege und Eingliederungshilfe) vor, sondern haben auch diese – durch den Kostenträger jeweils vorgegebenen Pakete – weiter differenziert. Am deutlichsten wird dies an den Wohnformen, welche sowohl im Pflegebereich als auch in den Wohnheimen unterschiedlich angelegt sind.

### Der Pflegebereich

Der Pflegebereich ist das Zentrum des Seelbergs. Hier leben 123 Menschen in sechs Gruppen mit unterschiedlichen Selbstständigkeitsgraden in drei Häusern. Das Pflegeheim ist dabei in einer Spannbreite vom Wohnbungalow für drei mobile und orientierte Bewohner mit teilweiser Selbstversorgung bis zum Pflegebereich mit der Möglichkeit zur Sterbebegleitung differenziert.
Wir können so auf unterschiedliche Selbstständigkeitsgrade und Bedürfnisse mit unterschiedlichen Gruppen reagieren. Insbesondere der Begriff der tragfähigen Gruppen hat uns in diesem Langzeitkontext inspiriert. Nicht nur die therapeutischen Gruppen sind stabilisierend, sondern auch der unmittelbare Lebensraum und seine Dynamik. Hier gilt es immerfort zu reflektieren und die jeweilige Zusammensetzung bewusst zu gestalten. Aus der im Pflegeheim stark standardisierten Pfle-

ge- und Betreuungsplanung nach Krohwinkels Konzept der Aktivitäten und existenzielle Erfahrungen des Lebens (AEDL) haben wir ein Eigen- und Fremdeinstufungssystem entwickelt, welches wir in der Gesamtschau für die Planung der Gruppenzusammensetzungen nutzen.

## Die Wohnheime

Derzeit haben wir 59 Plätze auf drei städtische Häuser und einen Hofbetrieb verteilt. Die unterschiedlichen Standorte haben verschiedene Schwerpunkte hinsichtlich ihrer Gruppenstruktur und bieten jeweils maximal 18 Bewohnern Raum. Zurzeit betreiben wir z. B. ein Haus für »nicht gruppenfähige Einzelgänger« mit hohem Selbstversorgungsgrad (eigene Küchen), ein Haus mit starkem Gemeinschaftscharakter, ein Haus zur Eingangsphase und zur Begleitung bei starker Rückfallgefährdung sowie eine Hofgemeinschaft mit ländlichem Charakter. Wir suchen zudem besonders im Bereich der Eingliederungshilfe die individuelle Integration in den Stadtteil und in die Nachbarschaft. Kleine Einheiten bieten hier den größten Anreiz und lösen auch bei den Anwohnern in der Regel geringere Schwellenängste aus. Bei der Installation der Wohnheime legten wir größten Wert auf die Schaffung von Arbeitsplätzen in den Häusern und im Umfeld. Mit dieser Grundidee im Kopf haben wir z. B. einen Standort (ein Appartementhaus mit 13 Plätzen) mit Bewohnern selbst gebaut.

Die Erfahrungen im Verlauf dieses Bauprojektes ermutigten uns, in der Folge zur Erhaltung und Sanierung der Gebäude eine eigene Baufirma zu gründen. So können wir dauerhaft Praktikumsplätze für Bewohner der Einrichtung anbieten.

## Die Tagesstätte

Wer im stationären Kontext Erfolg hat, »verliert« Klienten. Die Überleitung von Heimbewohnern in das selbstständige Wohnen stellt die akute Frage nach einer nachhaltig sinnvollen Tagesstruktur. Wir haben daher unser Tagesstättenangebot auf das Thema Arbeit für Menschen mit Doppeldiagnosen fokussiert.

Zusätzlich bieten wir ambulante Betreuung in Form von (aufsuchenden) Fachleistungsstunden an.

# Entwicklung – Grenzen überspringen

Wir definieren als Komplementäreinrichtung drei große gestaltbare Bereiche, um unseren Auftrag zu erfüllen:

- Ordnung
- Rhythmus
- Wärme

## Ordnung – Das Außen gestaltet das Innen

Jeder Mensch benötigt eine äußere Struktur. Je chaotischer, verwirrter oder verrückter ein Mensch ist, umso mehr bedarf er einer äußeren Ordnung. Dies bezieht sich nicht nur und nicht immer auf die materiellen Dinge, die Sauberkeit etc., sondern auch auf die gelebten Beziehungen, die Abläufe, die Sprache und die Umgangsformen.

Klare Zuständigkeiten, transparente Abläufe und sichtbare Beteiligungsmöglichkeiten sorgen für Sicherheit und Orientierung. Die Motivation für Ordnung in diesem Sinne entspringt so zunächst dem therapeutischen Grundgedanken und erst sekundär dem Streben der Organisation nach Rationalisierung. So steht der Klient mehr im Mittelpunkt als die Organisation.

Im Hinblick auf die Doppeldiagnose-Problematik – und insbesondere auf ihre Suchtanteile – sehen wir eine besondere Anforderung an Klarheit und Transparenz. Die in anderen Versorgungsstrukturen möglicherweise sinnvolle Trennung zwischen Arbeit und Wohnen haben wir aufgehoben. Insbesondere vor dem Hintergrund permanenter Suchtstrukturen ist ein isoliertes Angebot zur Tagesstruktur kaum sinnvoll. Unsere Versuche, einzelne Bewohner in einer Werkstatt für behinderte Menschen zu beschäftigen, waren angesichts einer deutlichen Zunahme von Rückfällen und Krankschreibungen nicht erfolgreich.

Sinnvoller scheint es uns, eine Struktur anzulegen, welche zeitnah auf die typischen Ambivalenzen reagieren kann. Das Angebot einer Werkstatt für behinderte Menschen kann gleichwohl im Einzelfall genutzt werden. Bei derzeit 182 stationären Plätzen im Pflege- und Wohnheim liegt die Nutzungsrate jedoch durchschnittlich unter einem Prozent.

## Rhythmus – wirkt im Seelenleben

Wir haben die – sicher nicht neue – Erfahrung gemacht, dass rhythmische Abläufe – wie das bewusste Erleben des Tages, der Woche und des Jahreslaufes – stabilisierend wirken. Die zeitliche Orientierung ist besonders im Pflegeheim ein vielschichtiges Arbeitsfeld. Wenn hier durch Wiederholung und diverse Hilfen Sicherheit hergestellt werden kann, wird die Lebenszufriedenheit erhöht.
Sich wiederholende Abläufe geben nicht nur Sicherheit, sondern ermöglichen auch die Einbindung des Einzelnen in die Gemeinschaft. Besonders in geistigen Abbauprozessen werden die rhythmischen Rituale einer Gemeinschaft wichtig. Wir unterscheiden jedoch zwischen lebendigem Rhythmus und starrem Takt. Eine gute Einrichtung liebt und nutzt eben auch die Ausnahmen – wie z. B. die Renovierung der Einrichtungsküche. Alles stockt, gerät aus der Normalität und wird mit Wonne als Raum für Kreativität genutzt. Wir schaffen und nutzen regelmäßig Ausnahmen von der Regel, um uns und die Klienten neu in einer unbekannten Situation zu erleben. Auch im Pflegeheim unternehmen wir daher mit den Bewohnern Urlaubsfahrten mit Eigenversorgungsanteilen.

## Wärme – eine Gruppe ist mehr als die Summe ihrer Teilnehmer!

Wann ist eine Gruppe, eine Gemeinschaft tragfähig? Wann erlebt der Einzelne durch die Gruppe eine Stärkung?
Ein fachlich viel diskutiertes Thema ist die sogenannte »tragfähige Gruppe«. Wir meinen, dass es kein allgemeingültiges Rezept für eine tragfähige Gruppe geben kann, sondern dass nur Regeln und Formen beschreibbar sind, welche Einfluss auf die Tragfähigkeit von Gruppen haben. Wir arbeiten hier mit dem Begriff der Anerkennung. Die Gruppenregeln müssen in jedem Falle sicherstellen, dass der Einzelne beachtet und anerkannt wird. Dies klingt einfach, ist jedoch besonders in den Arbeitstherapie- oder Freizeitgruppen schwer umzusetzen. So ist z. B. die (authentische) Anerkennung eines Gruppenmitgliedes der Hauswirtschaftsgruppe (AT), welches jeden Tag die Treppe fegt, ausgesprochen schwierig. Besonders Arbeitstätigkeiten ohne sichtbares Produkt (Reinigung, Service, Transport) werden wenig beachtet und wertgeschätzt. Wir sehen unsere Aufgabe als Helfer darin, den Sinn dieser Tätigkeiten für die Gemeinschaft deutlich zu machen.

Durchschnittlich sind ca. 65 Prozent der Pflegeheimbewohner in die Arbeitstherapie eingebunden. Ein definiertes Entlohnungssystem im Rahmen der Zuverdienstmöglichkeiten in den stationären Einrichtungen Niedersachsens stellt eine Säule der Anerkennung dar.
Eine weitere Säule ist die Wertschätzung über das Produkt selbst. Immer sollte ein Bezug zum Ganzen hergestellt werden. Wir achten darauf, dass auch bei hoch arbeitsteiligen Tätigkeiten (z. B. Montagearbeit) das Endprodukt und dessen Verwendung bekannt und sichtbar bleiben. In diesem Sinne ist es sehr wichtig, regelmäßig über die Mitwirkung von Bewohnern in Küche, Hausreinigung etc. zu informieren. Wir organisieren hierzu regelmäßig Feste oder Ausflüge der Arbeitsgruppen, berichten in der Hauszeitung und geben Einblick in die betriebswirtschaftlichen Daten (z. B. Wäschemengen, Reinigungsflächen, Gemüseverbrauch etc.).
Wenn möglich, sollte Arbeit allgemein sichtbar sein. Hierfür nehmen wir stellenweise gerne größere Unruhe, Bewegung und auch Reibung in Kauf und haben relativ wenige entlegene Arbeitstherapieräume angelegt. Sehen und gesehen werden, lautet der Grundsatz.
Eigenarbeit ist so dem Einkauf oder Catering vorzuziehen. Auch wenn so manche Einrichtung in der Versorgungslandschaft durch herausragendes Design und hotelartige Einrichtung besticht – aus der Sicht der Bewohner stellt sich hier die Frage nach der Teilhabe und Identifikation umso deutlicher. Es geht nicht um Nestbau zum dauerhaften Verweilen in der Einrichtung, sondern darum, gestalterisch mitzuwirken, etwas im Leben in die Hand zu nehmen. Wer nur konsumiert, verlernt die eigene individuelle Lebensführung.
Demzufolge haben wir in der Arbeitstherapie folgende Produktivbereiche entwickelt, deren Ausprägung und Aufzählung sich jedoch ständig weiterentwickelt:

- Möbelbau (Küchen, Tische, Betten, Regale, Fenster etc.)
- Renovierungs- und Baugruppe (Tapezieren, Malern, Umbauten, Trockenbau)
- Gartenbau (Anlagenpflege, Brennholz, Schnittblumen, Deko, Wetterdienst)
- Tierhaltung (Imkerei, Hühner, Kaninchen, Enten etc.)
- Gemüseanbau
- Buchbinderei, Zeitung, Mailing
- Schneiderei, Wäscherei, Nähstube, Stricken
- Café, Backstube, Kochgruppen

Die Produkte dieser Arbeitsgruppen sind alle zunächst für den Eigenbedarf bestimmt, lediglich der temporäre Überschuss (z. B. im Gemüseanbau) wird verkauft. Sich selbst versorgen, etwas tun, um die eigene Lage zu verbessern, wird so als Alltag erfahrbar.
Schwierig ist bei diesen Arbeitstherapien in gemischten Gruppen die Einhaltung der durch die Kostenträger vorgegebenen Trennung von Eingliederungshilfe und Hilfe zur Pflege. Sie ist in der Realität kaum durchführbar und unseres Erachtens auch nicht sinnvoll. Im Sinne tragfähiger Gruppen sind gerade die altersgemischten Zusammensetzungen effektiv. Die oft problematisierte Mischung von älteren Alkoholikern und jüngeren Polytoxikomanen wird durch das Medium gemeinsamer Arbeit entschärft. Auch die gemeinsame Teilnahme an den edukativen Suchtgruppen erleben wir – anders als vorher angenommen – überwiegend positiv. Hier scheinen familienähnliche Strukturen sowie die im Grunde ähnlichen Suchtstrukturen den Ausschlag zu geben.

## Psychiatrische Pflege bei Menschen mit Doppeldiagnosen

Im Pflegebereich erleben wir auf der somatischen Ebene überwiegend Suchtfolgeerkrankungen. Bezüglich der psychiatrischen Erkrankungen lässt sich eine umgekehrte Abhängigkeit zwischen dem Pflegebedarf und dem psychosozialen Betreuungsbedarf herstellen.

### Typische somatische Erkrankungen und Verläufe

Wir haben es bei unseren Doppeldiagnose-Klienten im Vergleich zu allgemeinen Pflegeheimen überproportional oft mit Erkrankungen der Arterien, des Stoffwechselsystems und mit einer Häufung von Kehlkopf- und Lungentumoren zu tun. Die Abgrenzung von demenziellen Erkrankungen zum Korsakow-Syndrom ist in der Praxis, insbesondere bei Aufnahme im späteren Stadium, nicht einfach.
Die Pflegebedürftigkeit setzt im Vergleich zur Gesamtbevölkerung im Durchschnitt etwa 15 Jahre eher ein und verläuft kürzer. Erklärungen hierfür sehen wir in der massiven Vorschädigung durch langjährigen

Suchtmittelmissbrauch und die ebenso langjährige Einnahme diverser Medikamente im Hinblick auf die psychiatrische Erkrankung.
Dies senkt das Durchschnittsalter der Pflegeeinrichtung auf 65,5 Jahre (allgemeine Pflegeeinrichtungen im Umfeld: 82 Jahre). Die Pflegeeinstufung des Medizinischen Dienstes der Krankenkassen (MDK) trägt nur zögerlich dem Betreuungsaufwand Rechnung, sodass es nach der Eingangsphase überwiegend zur Einstufung in Pflegestufe 1 kommt. Die über Jahre stabile Verteilung der Pflegestufen für Doppeldiagnose-Pflege gliedert sich durchschnittlich wie folgt:

**ABBILDUNG 1 Pflegestufenverteilung in der Betreuungskette Am Seelberg 2005–2009**

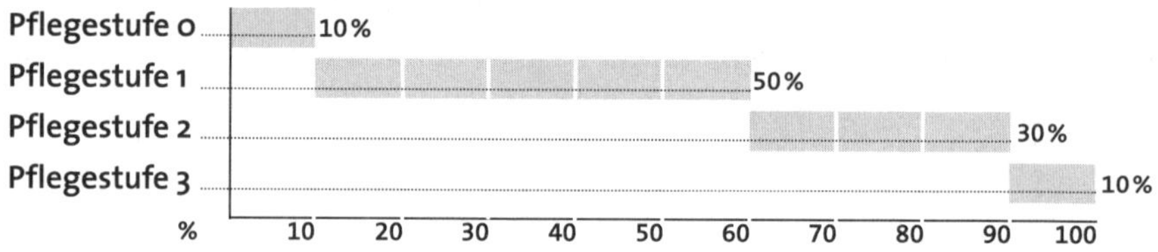


## Auswirkungen auf die Organisation der Pflege und Betreuung

Aus den überwiegenden Krankheitsbildern und aus dem Suchtverlagerungsgebiet des Rauchens ergeben sich folgende pflegerisch relevante Notwendigkeiten, die in Zusammenarbeit mit Fachärzten sichergestellt werden müssen:

- Früherkennung von Krebserkrankungen besonders des Kehlkopfes und der Lunge
- Sturzrisikobetrachtung und Sturzprophylaxe (Lauftraining, Ergo-, Physiotherapie)

Zusätzlich achten wir, aufgrund der in den meisten Fällen vorliegenden Behandlervielfalt, auf Medikamentensicherheit mittels Querverprobung aller verschriebenen Medikamente durch eine Vertragsapotheke.
Gute Erfahrungen haben wir zusätzlich mit erweiterten Pflegemethoden wie der Rhythmischen Einreibung, Kunsttherapie, Qigong, Tai-Chi und diversen Entspannungstechniken gemacht.
Regelmäßige Fallbetrachtungen mit Psychiatern und Hausärzten gehören ebenso zur Versorgung wie Fallsupervisionen und Fachfortbildungen.

## Sterben und Tod

Im Hinblick auf die relativ kurzen Finalpflegephasen stellt sich immer wieder die Frage nach dem Umgang mit Sterben und Tod in der Einrichtung. Bei 123 Pflegeheimbewohnern erleben wir etwa 12 bis 15 Sterbefälle pro Jahr. Mehr als die Hälfte davon können aufgrund des Verlaufes nicht in der Einrichtung, also dem letzten Lebensraum der Betroffenen, gestaltet werden. Häufig werden die Bewohner mit einem relativ unverdächtigen Leitsymptom zur Abklärung in einer Akutklinik aufgenommen, wo sie in der Folge versterben. Somatisch kommt es in vielen Fällen zu Kettenreaktionen in einem von Grund auf geschädigten und geschwächten Organismus. Bedauerlicherweise kann so weder der Sterbende in seinem gewohnten Kontext begleitet werden noch können Mitbewohner, Mitarbeiter, Freunde oder Angehörige Anteil und Abschied nehmen.

Unbefriedigend und unerträglich ist in diesem Zusammenhang umso mehr die Praxis der Sozialhilfeträger, Beerdigungen in ihrer Kostenträgerschaft komplett anonym zu organisieren. Da Sterben und Tod zur Realität unserer Gemeinschaft zählen, hat unsere Einrichtung dafür Rituale entwickelt.

## Vernetzung mit psychosozialer Betreuung

Die Vernetzung der Altenpflege mit psychosozialer Betreuung ist die Hauptherausforderung psychosozialer Pflegeeinrichtungen.

Das Berufsbild der Alten- und Krankenpflege und der stetig steigende Haftungsdruck führten in den letzten zehn Jahren zur Überbetonung der Pflegeleistung gegenüber der psychosozialen Betreuung.

Bei Menschen mit Pflegestufe 2 – dem Hauptanteil unserer Klientel – werden 180 Minuten Pflege pro Tag durch die Kostenträger als notwendig anerkannt. Die restlichen 1 260 Minuten des Tages finden dagegen sowohl in allen Leistungs- und Qualitätsvereinbarungen als auch in den Ausbildungsplänen kaum Beachtung.

Durch die Übernahme von Qualitätssicherungssystemen aus dem industriellen Bereich kam es immer mehr zu einer Technisierung der Pflegeleistung bis hin zur Bildung von Minutenwerten für jede einzelne Pflegeverrichtung und neuerdings zum pauschalierenden Schulnotensystem für die gesamte Einrichtung. Vor diesem Hintergrund geraten Pflegefachkräfte immer mehr in ein System des permanenten Misstrauens und der Strafverfolgung. Das Ergebnis ist der verständliche, aber tragische Haltungswechsel einer ganzen Berufsgruppe, weg von der ganzheitlichen Pflege und Betreuung, hin zur Erfüllung von rechnerischen Normen und Vorgabewerten. Die meisten Pflegekräfte erleben diese Entwicklung als Spagat zwischen eigenem Anspruch und einer angstbesetzten Wirklichkeit und reagieren mit den entsprechenden Burn-out-Symptomatiken.

Wie die meisten Einrichtungen arbeiteten wir im Seelberg mit einem vom Pflegepersonal getrennten Betreuungsdienst. Erst in den letzten Jahren organisierten wir die Teams multiprofessionell, um die in den Pflege- und Betreuungsplanungen ermittelten Bedarfe ohne Wertung ihrer Prüfrelevanz decken zu können.

Die Leitung der Pflegeeinrichtung wird von Pflegeleitung und Betreuungsleitung gemeinsam ausgeübt, um auch hier zu gewährleisten, dass die psychosoziale Betreuung nicht erst dann stattfindet, wenn alle pflegerischen Anforderungen erfüllt sind.

Die mit den Kostenträgern (Krankenkassen und Sozialhilfeträger) nun verhandelte Leistungs-, Qualitäts- und Prüfungsvereinbarung weist ab 2007 zum ersten Mal ausdrücklich einen in die Pflege integrierten Betreuungsaufwand aus. Der besonderen Pflegeeinstufungssituation Rechnung tragend, wurde für die Pflegestufen 0, 1 und 2 ein um Betreuungskräfte erweiterter Personalschlüssel vereinbart. In Pflegestufe 3 wird, wie bereits beschrieben, ein geringerer Betreuungsaufwand angenommen. Gleichzeitig erfolgte die Öffnung der bisherigen Pflege-Fachkraftquote für Kunst- und Ergotherapeuten, Heilerziehungspfleger und Sozialpädagogen.

**TABELLE 1 Personalschlüssel der Betreuungskette Am Seelberg GmbH (Stand: ab 02/2007)**

| Pflegestufe | Personalschlüssel psychiatrische Pflege (ohne Pflege und Betreuungsleitung) |
|---|---|
| Pflegestufe 0 / G | 1 : 4,28 |
| Pflegestufe 1 | 1 : 2,36 |
| Pflegestufe 2 | 1 : 1,95 |
| Pflegestufe 3 | 1 : 1,83 |

## Chancen für die Zukunft

Die Betreuungskette Am Seelberg leistet im Grunde seit Jahren Eingliederungshilfe und Hilfe zur Pflege gleichzeitig. Diese bis heute scharf abgegrenzten Hilfearten sollten zukünftig zusammengeführt werden, da auch psychisch kranke Menschen älter und pflegebedürftiger werden. Die Chance besteht dabei in der Wahrnehmung der ausgeprägten Individualität dieser Klientel. Hier ist wenig standardisierbar – wir sollten dies akzeptieren und eine Kultur der Entwicklung und des Vertrauens mit allen Beteiligten aufbauen. Die entstehenden Konzepte könnten die derzeitige Kostenspirale in der Altenpflege unterbrechen, da sie sich an der Verantwortungsübernahme und nicht an der Haftungsabwehr orientieren.

Bezüglich der Ambivalenzproblematik bei Doppeldiagnose-Patienten wäre der Einsatz ambulanter psychiatrischer Krankenpflege im Rahmen der integrierten Versorgung nach SGB V eine sinnvolle und kostendämpfende Alternative zur klinischen Versorgung.

Nicht unerwähnt sollte in diesem Kontext der hohe Fortbildungsaufwand bleiben. Mitarbeiter einer psychiatrischen Pflegeeinrichtung müssen in pflegerischen und psychiatrischen Themen geschult werden. Dies sollte Berücksichtigung in den Leistungs- und Entgeltvereinbarungen für psychiatrische Pflegeeinrichtungen finden.

Zusammenfassend lässt sich sagen, dass die Versorgung von Menschen mit Doppeldiagnosen die Option der Gesamtversorgungsverträge benötigt, um individuell das Nötige zu organisieren, Synergien von Angeboten zu nutzen und letztlich die künstliche Trennung zwischen Eingliederungshilfe und Hilfe zur Pflege aufzuheben.

*Ulrich Ehrhardt, Jahrgang 1967, Dipl.-Sozialpädagoge, Geschäftsführender Gesellschafter der Betreuungskette Am Seelberg GmbH, Vorstandsmitglied Deutsche Fachgesellschaft Psychose und Sucht (DFPS e. V.), Vorstandsmitglied Deutscher Verband der Leitungskräfte in Alten- und Behinderteneinrichtungen (DVLAB e. V.).*

*Betreuungskette Am Seelberg GmbH*
*Denickeweg 5*
*30629 Hannover*
*Tel. 0511 958980; Fax 0511 9589899*
*info@seelberg-hannover.de; www.seelberg-hannover.de*

# Marktorientierte Dienstleistungen für Menschen mit chronifizierten Mehrfacherkrankungen als Hilfe zur Teilhabe am Leben

## Aus der Praxis der SuPA GmbH in der Region Hannover

*Uwe Reichertz-Boers und Timo Hemmesmann*

Menschen mit Mehrfachdiagnosen, die neben ihrer Abhängigkeitserkrankung auch unter weiteren psychischen Störungen, wie zum Beispiel Psychosen und Depressionen leiden, fallen häufig aufgrund der bestehenden Aufteilung des Hilfesystems durch das Netz der Angebote. Die SuPA GmbH schließt hier in der Region Hannover eine Versorgungslücke. Der Name SuPA steht dabei für **Su**cht-**P**sychiatrische **A**mbulanz-Dienstleistungen.

Die SuPA GmbH bietet Menschen mit Doppel- oder Mehrfachdiagnosen ambulante Begleitung in der eigenen Wohnung an, in Form von ambulanter lebens- und alltagsweltorientierter Unterstützung und sozialer Beratung. Durch gezielte Bedarfsermittlung, individuelle Hilfeplanung in enger Vernetzung mit anderen Einrichtungen des Versorgungssystems und regionalen Angeboten werden Lebensperspektiven mit und für Menschen mit chronischer Abhängigkeitserkrankung und Mehrfachdiagnosen entwickelt.

Im Zuge der Entstehung der Sozialpsychiatrie wurde sich stets darum bemüht, Menschen mit einer psychischen Erkrankung ein Leben zu gewähren, das so normal wie möglich verlaufen sollte. Der Begriff der Normalität orientiert sich hierbei an dem alltäglichen Leben psychisch gesunder Menschen. Die Alltagsnormalität als Richtwert zu installieren, bedeutete für den Lebensbereich Wohnen, dass Versuche unternommen wurden, die häufig stationär untergebrachten Patienten nach Möglichkeit ambulant zu versorgen. So gab es in der Region Hannover bis Mitte der 1990er-Jahre im Rahmen der früheren Eingliederungshilfe nach BSHG ambulant Betreutes Wohnen für psychisch Kranke, wobei chronifizierte Suchtkranke in der Regel nicht aufgenommen wurden. Für diesen Personenkreis gab es nur die Möglichkeit einer stationären Unterbringung. So wurden Menschen mit Mehrfacherkrankungen weiterhin stationär in Institutionen untergebracht. Dabei gilt für die überwiegende Zahl dieser Wohneinrichtungen, dass sie tendenziell immer noch die charakteristischen Merkmale einer totalen Institution aufweisen, wie sie bereits von GOFFMAN (1973, S. 11) beschrieben wurden: »Eine totale Institution lässt sich als Wohn- und Arbeitsstätte einer Vielzahl ähnlich gestellter Individuen definieren, die für längere Zeit von der übrigen Gesellschaft abgeschnitten sind und miteinander ein abgeschlossenes, formal reglementiertes Leben führen.« Dabei betont er, dass totale Institutionen gerade die Handlungen unterbinden oder entwerten, »die in der bürgerlichen Gesellschaft die Funktion haben, dem Handelnden und seiner Umgebung zu bestätigen, dass er seine Welt einigermaßen unter Kontrolle hat – dass er ein Mensch mit der Selbstbestimmung, Autonomie und Handlungsfreiheit eines ›Erwachsenen‹ ist« (ebd., S. 49).

Daher ergibt sich die Frage, inwieweit in einer stationären Einrichtung, die die Charakteristika einer totalen Institution aufweist, überhaupt eine Vorbereitung auf die Rückkehr in die Gesellschaft gelingen kann. Wir haben die Erfahrung gemacht, dass Betroffene die stationären Aufenthalte häufig als frustrierend erleben, und dass sie sich negativ auf das Selbstbild der Betroffenen auswirken können. Sie erleben sich nicht mehr als Subjekt ihres Lebens, sondern machen die Erfahrung, dass ihnen ihr Leben aus der Hand genommen und über ihren Kopf hinweg entschieden wird, was das Beste für sie ist.

Die Gründungsidee der SuPA GmbH basiert daher auf den oben genannten Überlegungen und der mehr als zehnjährigen praktischen Tätigkeit im Sozialdienst einer psychiatrischen Klinik. Daraus entwickelten sich für die SuPA folgende spezifische Grund- und Handlungsziele.

## Grund- und Handlungsziele der SuPA GmbH

Die Hilfeleistung durch die SuPA ist umfassend. Sie bezieht bedarfsorientiert die persönlichen, sozialen und wirtschaftlichen Lebensbezüge der betreuten Menschen ein. Ziel soll es sein, den Betroffenen dahingehend zu unterstützen, ein eigenverantwortliches Leben in Würde und Selbstachtung zu führen oder (wieder) zu erlangen. Der Hilfesuchende soll seine Notlage überwinden und wieder unabhängig von Fremdhilfe werden. Ziel kann es ebenso sein, eine Verschlechterung zu begleiten oder Verschlimmerung zu verhüten. Auch dieses berechtigt zur Fortführung der Hilfe.

- Basis für eine erfolgreiche Zusammenarbeit ist der Aufbau einer tragfähigen und vertrauensvollen Beziehung zur Betreuungsperson. Die individuellen Hilfeziele werden vom Kunden definiert. Die vielschichtigen Lebensbiografien der von uns betreuten Menschen haben zu einer Beschädigung ihrer persönlichen Identität und Integrität geführt. Folge ist ein nachhaltig beeinträchtigter Bezug zum sozialen Umfeld, der nicht mehr allein in Selbsthilfe zu verändern ist.
- Teilhabe, Begleitung und unterstützende Intervention sollen zu einer Verbesserung der Lebensqualität beim Kunden führen. Das Überleben der von uns betreuten Menschen zu sichern bzw. ihre Lebenserwartung zu verlängern, bildet hierbei das Minimalziel.
- Durch Vermittlung und Unterstützung von alternativen Handlungs- und Verhaltensmustern sollen Dauer und Häufigkeit kostenintensiver stationärer Behandlungen verringert werden.
- Die Sicherung des eigenen Wohnraums (Lebensraums) ist elementares Ziel zur Stabilisierung der Lebensverhältnisse und Voraussetzung für einen erfolgreichen Hilfeprozess. Wohnen ist ein Menschenrecht, welches auch Menschen mit Handicaps und Störungen nicht versagt werden darf. Eine eigene Wohnung ist der Inbegriff von »Normalität«. Sie bedeutet Selbstwert, Identität, Schutz und Würde für jeden Menschen.
- Die ambulante Begleitung kann sowohl eine kurzfristige Bearbeitung konkreter Schwierigkeiten hin zur Selbstständigkeit als auch eine dauerhafte, aber autonome, Lebensform außerhalb von stationären Einrichtungen und Heimen beinhalten.
- Individuelle, soziale oder gesellschaftliche Beeinträchtigungen von Menschen mit Doppeldiagnosen werden durch die Unterstützung der SuPA

verhindert, verringert oder überwunden. Dies wird vor allem mit der Integration in das Lebensfeld im eigenen Stadtteil und der Vermeidung stationärer Langzeitunterbringung ermöglicht.

Neben den potenziell negativen Begleiterscheinungen einer stationären Unterbringung zeigt sich im Alltag, dass Menschen aus diesem Personenkreis häufig an den »hochschwelligen« Anforderungen stationärer Angebote scheitern. Ursache dieses Scheiterns waren insbesondere die Abstinenzerwartung dieser Angebote sowie die institutionell geprägte Motivationsabfrage. Eine weitere Ursache sehen wir darin, dass die Zuständigkeit der Hilfesysteme in der Nachbehandlung ungeklärt war. So existiert zwar einerseits das Konzept der psychiatrischen Krankenversorgung und andererseits das Konzept der Suchttherapie, beide bilden sich allerdings unabhängig und separat voneinander aus. Weder das eine noch das andere Konzept wird jedoch der komplexen Problematik von Menschen mit chronifizierten Suchterkrankungen und Mehrfachdiagnosen sowie den damit einhergehenden spezifischen Bedürfnissen dieser Personen gerecht (vgl. GOUZOULIS-MAYFRANK 2007, S. 29 f.).

## Entstehungsgeschichte

Dies führte zu dem Gedanken, ein speziell auf diesen Personenkreis ausgerichtetes Dienstleistungsangebot zu schaffen. Im Jahre 1992 wurde mit dem Modellprojekt »Hartungstraße« in Verbindung mit dem Verein für betreutes Wohnen und Tagestrukturierung psychisch Gesundender, beta89 e. V., die erste Wohngemeinschaft für zwei suchtkranke Kunden in Hannover eröffnet. Dieses Modellprojekt wurde 1996 um eine weitere Wohngemeinschaft mit wiederum zwei Plätzen erweitert. Es zeigte sich, dass bereits diese kleine Veränderung der Wohnstruktur hin zu kleinen gemeindenahen Wohneinheiten, sich positiv auf das Leben der Bewohner auswirkte. Dennoch bestand auch in dieser Struktur ein deutliches Abhängigkeitsgefälle zwischen den Betreuern und den zu betreuenden Personen, welches sich an der Kopplung von Wohn- und Unterstützungsangebot manifestierte. Im Rahmen dieses Modellprojekts wurde deutlich, dass die Kopplung von Wohnen und Unterstützen keine hinreichende Bedingung dafür ist, dass sich Menschen als selbstständige Subjekte ihres Alltags wahrnehmen können. Mit diesem Erfahrungshintergrund kam es nach kurzer Zeit zur Aufhebung dieser Kopplung und die Kunden wurden in eigenständige Mietverhältnisse vermittelt. Durch die eigene Wohnung erhält der Mensch das Hausrecht und der Unterstützer wird zum Dienstleister. Damit ergeben sich andere Verhaltens- und Verantwortungsnotwendigkeiten, die eine Begegnung auf Augenhöhe erleichtern.

## Marktorientierte Dienstleistung für Kunden

Gegenwärtig unterstützt die seit 2005 eigenständige SuPA GmbH in der Region Hannover 437 Kunden, darunter weitaus mehr Männer als Frauen, die nur etwas mehr als ein Viertel ausmachen (121). Die meisten Kunden sind dabei zwischen 40 und 50 Jahren alt (s. Abb. 1).

**ABBILDUNG 1 Die Altersverteilung der Kunden** (Stand: 02/2010)

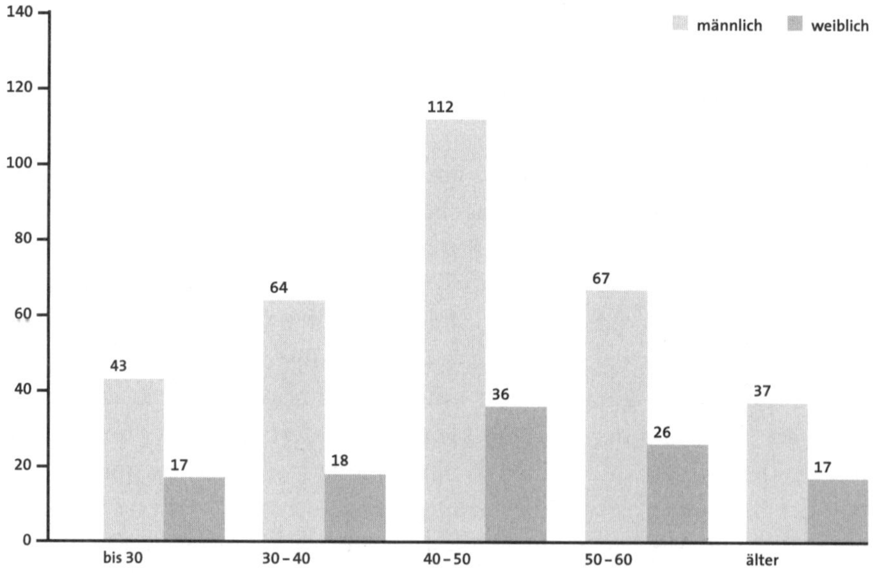


Nahezu alle leben in einer selbst angemieteten Wohnung. Für eine Aufnahme bei der SuPA reicht auf einer persönlichen Ebene die Freiwilligkeit der Betroffenen aus. Weitere Zugangsvoraussetzungen sind nicht

erforderlich. Es findet immer ein persönliches Erstgespräch mit dem Kunden durch die Leitung der SuPA statt. Hier werden zum einen die Maßnahme der SuPA dargestellt und in Folge die Wünsche, Bedürfnisse und Ziele der Betroffenen definiert. Dieses Gespräch findet in der Regel in den Räumen der SuPA in der Königstraße in Hannover statt, bei Bedarf jedoch auch vor Ort, d. h. beim Kunden selbst in der eigenen Wohnung oder in Wohnheimen, Kliniken und Unterkünften der Wohnungslosenhilfe. Ein fester Wohnsitz ist nicht grundsätzlich Voraussetzung. Die Betreuung erfolgt bei Bedarf und Wunsch des Kunden und kann auch in Einrichtungen der Wohnungslosenhilfe möglich sein.
Die Befugnis für die lebensweltorientierte Einzelfallhilfe und die Anerkennung als Einrichtung zur Erfüllung der Hilfe zur Teilhabe erhält die SuPA durch Vereinbarungen mit der Region Hannover. Grundlage dafür ist der Abschluss einer Leistungs-, Vergütungs- und Prüfungsvereinbarung nach dem Sozialgesetzbuch. Die Region Hannover als Träger der Sozialhilfe ist somit zur Übernahme der Kosten für die Leistung verpflichtet. Voraussetzung für die Finanzierung der Leistung nach § 75 SGB XII ist die Wirtschaftlichkeit. Das Kriterium der Wirtschaftlichkeit der SuPA als Voraussetzung zur Übernahme der Leistungen durch den Kostenträger macht deutlich, dass betriebswirtschaftliche Denkkategorien Einzug in unterschiedliche soziale Gebiete gehalten haben. Im Zuge der Umstrukturierung des Sozialstaates (Butterwegge 2006) hält der Prozess der Ökonomisierung betriebswirtschaftlicher Denkstrukturen seit den 1990er-Jahren Einzug in die verschiedenen Bereiche der sozialen Arbeit (Schäper 2006). Flexibilisierung, Rationalisierung und Privatisierung sind dabei Schlagwörter, die nicht mehr aus dem alltäglichen Geschäft der sozialen Arbeit wegzudenken sind.
Die globale wirtschaftliche Entwicklung und die damit scheinbar einhergehenden »Sachzwänge« gelten dabei auf Bundesebene als Argumente für Sparmaßnahmen im sozialen Bereich. Die Forderung nach Einsparung wird an die Kommunen weitergegeben, was zur Folge hat, dass es zu finanziellen Engpässen und Rationalisierungstendenzen in den Kommunen kommt. In unmittelbarem Zusammenhang mit den kommunalen Sparzwängen steht die Tendenz zur Privatisierung in der sozialen Arbeit. Soziale Arbeit versteht sich nunmehr nicht mehr als reine staatliche Fürsorgemaßnahme, sondern vielmehr als Dienstleistung, die sowohl an den Maßstäben des Sozialgesetzbuches zu messen ist als auch an ihrem wirtschaftlichen Erfolg.

Das bedeutet, dass ein Markt für soziale Dienstleistungen entsteht, auf dem, durch das Prinzip von Angebot und Nachfrage bestimmt, soziale Arbeit verhandelt wird.
SuPA stellt eines dieser Angebote für ambulant Betreutes Wohnen auf dem Markt dar und bietet ambulante Begleitung und Unterstützung für chronisch suchtkranke Menschen mit Mehrfachdiagnosen an.
Vor- und Nachteile der Ökonomisierung von sozialer Arbeit bzw. die Vermarktlichung des Sozialen werden seit dem Beginn dieses Prozesses von verschiedenen Autoren intensiv und kontrovers diskutiert. Einige sehen in der Vermarktlichung des Sozialen den Untergang des Sozialsystems und der sozialen Werte, andere hingegen halten eine Aufrechterhaltung der sozialen Werte bzw. des Sozialstaates nur für möglich, wenn betriebswirtschaftliche Denkkategorien berücksichtigt werden. An dieser Stelle können wir nicht grundlegend in diese Diskussion einsteigen, sondern möchten kurz auf die in unserer Arbeit positiven Effekte dieser Veränderungen eingehen.
Die Kunden der SuPA werden derzeit von 88 freiberuflich tätigen Auftragnehmern mit verschiedenen beruflichen Qualifizierungen fachlich unterstützt. Sie verfügen über ausreichend Erfahrung im sozialpsychiatrischen Bereich und in der Suchtkrankenhilfe, sowohl auf ambulanter als auch auf stationärer Ebene oder werden durch internes Coaching und Fortbildungen fachspezifisch qualifiziert. Alle verbindet die Ausbildung »Motivierende Gesprächsführung« der GK Quest Akademie aus Heidelberg, die in Inhouse-Seminaren stattfindet. Grundansatz und Menschenbild dieser Ausbildung entsprechen unseren Leitideen. Im Zentrum des Konzeptes von SuPA steht der Kunde mit seiner individuellen Lebenslage, seinen Bedürfnissen und Wünschen und dem in der Hilfekonferenz empfohlenen Hilfebedarf. Ausgehend von dieser Kundenzentrierung und den langen praktischen Arbeitserfahrungen ist es ein Grundpfeiler in der Konzeption von SuPA, dass die Kunden in der Abstinenzfrage selbst entscheiden können. SuPA unternimmt im Gegensatz zu vielen stationären Anbietern in der Region Hannover keine Versuche, Menschen von Abstinenz überzeugen zu wollen, da die Voraussetzung der Abstinenz, wie oben beschrieben, eine sehr große Hürde darstellt.
Die Loslösung von den bekannten suchttherapeutischen Ansätzen (vor allem von der Abstinenz- und Motivationsfrage) ermöglicht es, einen neuen Blickwinkel für die Unterstützung in konkreten Alltagsangelegenheiten zu entwickeln. Es geht nicht um die Bewertung von Verhal-

ten, sondern um die Hilfe für konkret anstehende Probleme. Je mehr es gelingt, die individuellen Lebensentwürfe zu akzeptieren und wertzuschätzen, desto eher entwickelt sich eine vertrauensvolle Beziehung.
Die Leistungen werden grundsätzlich an allen Wochentagen von Montag bis Sonntag angeboten. Die konkreten Termine werden mit den Kunden bedarfsgerecht abgesprochen. Eine flexible zeitnahe Erreichbarkeit wird durch werktägliche Bürozeiten in der Geschäftsstelle zur Vermittlung von Informationen und durch direkten Telefon-, Handy- und Mailkontakt zur Bezugsperson ermöglicht. Die Arbeitszeiten richten sich nach den individuellen Bedürfnissen der Betreuten und werden punktuell mit diesen vereinbart. Regel- und Kernarbeitszeiten gibt es nicht. Die Mitarbeiter arbeiten auch an Wochenenden und in den Abendstunden.

## Arbeit als Kooperation mit den Kunden

SuPA versteht die Arbeit als Kooperation. Ziel ist es, einen Kontakt zum Kunden herzustellen, der ein Miteinander und einen Umgang auf Augenhöhe gewährleistet. Es soll eine Atmosphäre geschaffen werden, in welcher der Kunde, ohne zu zögern, seine Wünsche und Bedürfnisse äußern kann und der Dienstleister für die subjektive Lebenswelt und Wahrnehmung seines Kunden Verständnis aufbringt. Gelingt dies nicht, so zeigt die Erfahrung, dass die Zusammenarbeit misslingt.
Es gilt, den Kunden in seiner subjektiven Situationswahrnehmung ernst zu nehmen und seinen Wünschen und Bedürfnissen Achtung zu schenken. Das bedeutet, dass die Kunden die Richtung, das Maß und den Rhythmus der Hilfen wesentlich mitbestimmen. Sie müssen sich nicht an vorgegebene Strukturen anpassen, sondern die Strukturen und Inhalte werden gemeinsam festgelegt. In diesem Zusammenhang verweist Gouzoulis-Mayfrank (2007, S. 36) auf eine Untersuchung von Drake et al. (1998), die herausfand, dass die erfolgreichsten Programme zur Behandlung von Doppeldiagnose-Patienten »auf einer individuell auf das Motivationsstadium des jeweiligen Patienten ausgerichteten Motivationsarbeit basierten«.
Da die Beziehung zwischen Kunde und Auftragnehmer entscheidend für den Erfolg der Unterstützungsmaßnahme steht, ist eine regelmäßige Überprüfung dieser Beziehung von Bedeutung. Darüber hinaus kann es

aufgrund der komplexen Erkrankungen und den damit einhergehenden Begleiterscheinungen der Kunden auch zu Frustrationserlebnissen in der praktischen Arbeit kommen. Um eine Überprüfung der Beziehung zu gewährleisten und potenziellen Enttäuschungen in der Praxis entgegenzuwirken oder diese zu reflektieren, existiert bei SuPA ein Netzwerk sich regelmäßig treffender Coaching-Gruppen und Supervisionsangebote.
In Anbetracht dessen, dass die Gruppe der Menschen mit chronifizierten Suchterkrankungen und Mehrfachdiagnosen nicht mehr eine Randgruppe im Versorgungssystem darstellt (vgl. Gouzoulis-Mayfrank 2007, S. VII), gilt es, sich noch stärker Gedanken darüber zu machen, wie es diesen Menschen ermöglicht werden kann, ein Leben nach eigenen Möglichkeiten zu führen, das im Sinne des Artikel 1 des Grundgesetzes ein menschenwürdiges Leben darstellt. Trotz oder gerade durch den Einzug marktwirtschaftlicher Denkkategorien ist es SuPA gelungen, eine eigene Philosophie im Umgang mit Menschen mit chronifizierten Suchterkrankungen und Mehrfachdiagnosen zu entwickeln, die für Individualität, Kundenbezogenheit und hochwertige Qualität steht.

## Literatur

Butterwegge, C. (2006): Krise und Zukunft des Sozialstaates. 3. erw. Aufl., Wiesbaden.

Drake, R.E.; Mercer-McFadden, C.; Mueser, K.T.; McHugo, G.J.; Bond, G.R. (1998): Review of integrated mental health and substance abuse treatment for patients with dual disorders. In: Schizophr Bull 24, 589–608.

Goffman, E. (1973): Asyle. Über die soziale Situation psychiatrischer Patienten und anderer Insassen. Frankfurt.

Gouzoulis-Mayfrank, E. (2007): Komorbidität Psychose und Sucht. Grundlagen und Praxis. Mit Manualen für die Psychoedukation und Verhaltenstherapie, 2. erw. Aufl. Darmstadt.

Schäper, S. (2006): Ökonomisierung in der Behindertenhilfe. Praktisch-theologische Rekonstruktion und Erkundung zu den Ambivalenzen eines diakonischen Praxisfeldes. Berlin.

***Uwe Reichertz-Boers,*** *Jahrgang 1961, Dipl.-Sozialpädagoge, Sozialmanagement, Mediator und Ausbilder für Mediation (BM), Gründer und Geschäftsführer der SuPA GmbH.*

***Timo Hemmesmann,*** *Jahrgang 1982, Studium der Sonderpädagogik auf Lehramt, arbeitete während des Studiums im Bereich des ambulant Betreuten Wohnens für Menschen mit Behinderung.*

*SuPA-GmbH*
*Königstr. 6*
*30175 Hannover*
*Tel. 0511 3886813*
*Fax 0511 3886826*
*mail@supa-gmbh.de*
*www.supa-gmbh.de*

# Welche Rolle spielt aktuell die Komorbidität von Psychose und Sucht im Kontext Sozialpsychiatrie?

## Ergebnisse einer nicht repräsentativen qualitativen Befragung

*Jürgen Bombosch*

***»Die Komorbiditätsrate liegt in Europa bei 50 Prozent.«***
*Dieter Kleiber*

» Die Psychose-Sucht-Komorbidität spielte und spielt im Kontext Sozialpsychiatrie immer schon eine ambivalente Rolle. Während Fachkolleginnen und Fachkollegen auf der einen Seite in der Integration von Menschen mit einer Psychose-Sucht-Problematik in die tägliche Praxis sozialpsychiatrischen Arbeitens die größte Selbstverständlichkeit sehen, heben Verantwortliche und Mitarbeitende auf der anderen Seite hervor, dass wir aus professioneller Perspektive an Spezialeinrichtungen, die sich auf eine Klientel mit dieser Doppelproblematik diagnostisch und therapeutisch ganz besonders einzustellen haben, nicht vorbeikommen, um eine effektive und effiziente personenzentrierte Hilfe- und Teilhabeplanung und eine entsprechend praktische Umsetzung im Gesundungsprozess für die betroffenen Menschen zu gewährleisten. Wer hat recht? Liegt die Wahrheit in der Mitte? Ist dieses Thema überhaupt noch ein Thema im Kontext sozialpsychiatrischen Handelns oder längst durch eine kompetente Praxis zur Zufriedenheit aller Beteiligten gelöst? «

Dieser Einleitungstext war Basis des Abstracts für den kurzen qualitativen Fragebogen (s. Abb. 1), der im Februar 2010 über interne E-Mailverteiler der Diakonie Rheinland-Westfalen-Lippe – Referat für Psychiatrie – an Fachreferate und Leistungsträger der Freien Wohlfahrtspflege (Arbeiterwohlfahrt, Caritas, Deutsches Rotes Kreuz, Diakonie und Paritätischer Wohlfahrtsverband) primär in Nordrhein-Westfalen, aber

## QUALITATIVER FRAGEBOGEN

**Welche Rolle spielt aktuell die Komorbidität von psychischer Erkrankung und Sucht (Psychose und Sucht) im Kontext Sozialpsychiatrie?**

**1. Wie lautet Ihre spontane fachliche Einschätzung, nachdem Sie das vorausgehende Abstract gelesen haben?**

.......................................................................................................................................

**2. Wie berücksichtigen Sie in der Konzeption Ihrer Einrichtung/Ihren Einrichtungen Menschen mit Doppeldiagnosen (insbesondere Psychose und Sucht)?**

.......................................................................................................................................

**3. Behandeln Sie Menschen mit Doppeldiagnosen (insbesondere Psychose und Sucht) im Rahmen sozialpsychiatrischer Angebote spezialisiert und/oder integriert?**

- Falls spezialisiert, wie und warum?

.......................................................................................................................................

- Falls integriert, wie und warum?

.......................................................................................................................................

- Falls spezialisiert und integriert, wie und warum?

.......................................................................................................................................

**4. Welche Erfahrungen machen Sie mit den betroffenen Menschen, bei denen eine Komorbidität (insbesondere Psychose und Sucht) diagnostiziert wurde?**

- Bezogen auf den therapeutischen Prozess in Ihrer Einrichtung?

.......................................................................................................................................

- Bezogen auf eine nachhaltige Verselbstständigung (ca. wie viel Prozent Ihrer Klienten schaffen den Absprung aus dem Hilfesystem)?

.......................................................................................................................................

**5. Nach welchem therapeutischen Setting arbeiten Sie in Ihrer Einrichtung/Ihren Einrichtungen?**

.......................................................................................................................................

**6. Wie gestaltet sich der Umgang mit Angehörigen in Ihrer Einrichtung/Ihren Einrichtungen?**

.......................................................................................................................................

**7. Halten Sie es generell für sinnvoll bzw. für praktikabel, Menschen mit Doppeldiagnosen (insbesondere Psychose und Sucht) in eine trialogische Gruppenarbeit zu integrieren?**

- Falls ja, warum?

.......................................................................................................................................

- Falls nein, warum nicht?

.......................................................................................................................................

**8. Arbeiten Sie in Ihrer Einrichtung/Ihren Einrichtungen nach einem Qualitätsmanagementsystem, in dem Doppeldiagnosen (insbesondere Psychose und Sucht) besondere Berücksichtigung finden?**

- Falls ja, nach welchem System?

.......................................................................................................................................

- Falls nein, warum nicht?

.......................................................................................................................................

**9. Haben Sie den Eindruck, dass die Problematik komorbider Erkrankungen (insbesondere Psychose und Sucht) in den letzten Jahren zugenommen hat?**

- Falls ja, warum und um wie viel Prozent etwa (subjektive Einschätzung)?

.......................................................................................................................................

auch bundesweit verteilt wurde. Mit diesem Fragebogen wurden rund 200 leitende Fachkolleginnen und Fachkollegen in der stationären, teilstationären und ambulanten Sozialpsychiatrie erreicht.
Den hier präsentierten Ergebnissen liegen 50 auswertbare Fragebögen zugrunde. Da in einigen Fragebögen Antworten für ganze Abteilungen bzw. vernetzte Einrichtungen und Dienste eines Trägers aus übergreifender Perspektive gegeben wurden, repräsentieren diese 50 Antworten rund 150 Einrichtungen und Dienste im Kontext Sozialpsychiatrie im Bundesgebiet, mit Schwerpunkt in Nordrhein-Westfalen. Vernetzte Wohnverbünde mit klassischen Wohnheimen, rehabilitative Übergangseinrichtungen, Rehabilitationseinrichtungen für psychisch kranke und behinderte Menschen sowie ambulant Betreutes Wohnen sind mehrheitlich vertreten. Darunter befinden sich auch mehrere spezialisierte Werkstätten für Menschen mit seelischen Behinderungen bzw. psychischen Erkrankungen.

## Repräsentativität

Wie bereits im Untertitel und der Einleitung angedeutet, sind die hier zu diskutierenden Ergebnisse unserer qualitativen Befragung nicht repräsentativ im Sinne einer empirischen Untersuchung. Vielmehr handelt es sich bei den hier vorzustellenden Ergebnissen eher um eine Art Momentaufnahme, eine Einschätzung durch leitende Fachkolleginnen und Fachkollegen im Februar 2010, die um Beantwortung des qualitativen Fragebogens gebeten wurden. Nicht mehr – aber auch nicht weniger!
Die Ergebnisse dieser qualitativen Befragung lassen es unseres Erachtens aber zu, Trends in der derzeitigen Versorgungsstruktur des sozialpsychiatrischen Handlungsfeldes – bezogen auf die Thematik der Komorbidität Sucht und Psychose – abzubilden und damit den »Mainstream« des aktuellen Versorgungsangebots und Versorgungshandelns zu markieren.
Die hier vorgestellten Ergebnisse der qualitativen Befragung werden zudem mit zwei Veröffentlichungen (Hilger 2009) und (Sadowski et al. 2006) sowie mit einer aktuellen Power-Point-Präsentation (Hilger 2010) in Beziehung gesetzt.

## Vorstellung der Ergebnisse

Ziel der Ergebnisvorstellung ist, fachliche Trends hervorzuheben und einige Antworten im Originalton zu präsentieren, damit den Lesern ein authentischer und praxisnaher Eindruck vermittelt wird, der mit eigenen Praxiserfahrungen verglichen werden kann. Entlang des qualitativen Fragebogens wurden die Antworten ausgewertet:

### Zur 1. Frage: Spontane Einschätzung des Abstracts am Anfang des Fragebogens in Verbindung mit der Frage: Wie sehen die sozialpsychiatrischen Angebote aus: primär spezialisiert bzw. primär integriert; spezialisiert und/oder integriert?

»Die Wahrheit liegt in der Mitte« kann als ein erstes Resümee und als wichtige Trend-Aussage den vorliegenden Antworten entnommen werden, die im Folgenden mit ausführlichen Zitaten vorgestellt werden sollen, da sich in diesen Antworten die Kernfrage des Fragebogens widerspiegelt. Dennoch kann aber in der Gesamtbewertung aller Antworten dieser Leitkategorie herausgestellt werden, dass sich aktuell ein deutlicher Trend zur integrierten Arbeit – im Kontext interner wie externer Kooperation zwischen Suchtkrankenhilfe und Sozialpsychiatrie – abzeichnet.

#### Die Vertreter der primär favorisierten Spezialisierung formulieren z. B.:

» Mit Blick auf die Komplexität der bestehenden Beeinträchtigungen und die häufig chaotischen Lebensumstände, in denen sich Betroffene befinden, ist unserer Ansicht nach ein spezifisches Angebot für Menschen, die unter einer Doppeldiagnose leiden, wünschenswert. In bereits bestehenden Einrichtungen halten wir ein Team mit entsprechendem Fachwissen für unbedingt erforderlich. «
[Betreutes Wohnen für mehrfach beeinträchtigte Abhängigkeitskranke]

» Spezialisiert erscheint günstiger, um den umfassenden Bedürfnissen unserer Bewohnerinnen und Bewohner Rechnung zu tragen, auch zum Wohle unserer Mitarbeiter (Informiertheit und Erfahrung). «
[Psychiatrische Klinik]

» Die Kombination Psychose/Sucht/Heranwachsende von 18–27 scheint unserer Erfahrung nach mehr für Spezialeinrichtungen zu sprechen. Die parallele Begleitung von älteren Psychoseerkrankten hat kaum pädagogische Anteile. «
[Verein für Rehabilitation: Wohnverbund mit Wohn- und Übergangswohnheimen, Betreutem Wohnen und ambulanter medizinischer Rehabilitation sowie Sozialpsychiatrischem Zentrum und Integrationsfachdienst]

» Die vorhandenen Konzepte der komplementären Einrichtungen im Suchtbereich und im Bereich psychisch Kranker sind nicht nur unterschiedlich, sondern unterscheiden sich komplett. Daher ist eine Integration nicht beiläufig und ohne Veränderung des Settings und der Konzeption möglich. Unter dem Vorwand des integrierten Arbeitens versteckt sich oft die Betreuung von Psychose-Sucht-Klienten, die sich wohlverhalten und nach dem Konsum nicht sonderlich auffallen. [...] Wir behandeln Menschen mit Doppeldiagnosen spezialisiert. Dies bietet einen maximalen Freiraum, um alle nötigen Themen ansprechen zu können und um geeignete individuelle Lösungen zu finden. Rückfälle werden ebenfalls individuell betrachtet und bieten wesentliche Ansätze in der Bearbeitung, um zu einer längerfristigen Abstinenz zu kommen. Vor allem der Schutzraum innerhalb der Einrichtung wird von den Klienten als wohltuend erlebt. Mitten in der Stadt, umgeben von Alkoholika aller Art, von Dealern an jeder Straßenecke, bietet die Einrichtung einen konsumfreien Raum, tagesstrukturierende Maßnahmen, szenealternative sinnvolle Freizeitgestaltung sowie geeignete therapeutische Maßnahmen im Umgang mit der Psychose-Sucht-Problematik. «
[Wohn- und Betreuungsverbund. Zentrum Psychose und Sucht]

### Dagegen heben Vertreter einer eher integrierten Vorgehensweise andere Aspekte hervor, z. B.:

» Der Abstract ist sicher zutreffend. In unserer unmittelbaren Umgebung befindet sich eine Spezialeinrichtung der medizinischen Rehabilitation für Menschen mit Psychose/Sucht (Klinik). Diese hat zwar eine hohe Erfolgsquote, aber dabei wird nur der Zustand bei Entlassung betrachtet. Es zeigt sich dann, dass insbesondere zwei Faktoren dazu beitragen, dass eine dauerhafte Problemlösung in diesem künstlichen Spezial-Set-

ting in einer Vielzahl von Fällen nicht realisiert werden kann: Zum einen die fehlende Gemeindenähe und damit fehlende Möglichkeit, die Therapieinhalte in das Alltagsleben der Betroffenen zu implementieren und zum anderen die absolute Ausrichtung am Abstinenzgebot. [...] Grundsätzlich ist erfreulich, dass die Sozialpsychiatrie im Lauf der zurückliegenden Jahre akzeptiert hat, dass bei einer Vielzahl von Fällen auch Suchtprobleme bestehen und dass darauf in geeigneter Weise reagiert werden kann. Dies hat zu einer wesentlich unverkrampfteren und hilfreicheren Herangehensweise an das Thema geführt. «
[Übergangswohnheim für Menschen mit psychischen Erkrankungen]

» Wir haben im Rahmen unserer Arbeit, aber auch durch Gespräche mit anderen Einrichtungen, Kliniken etc. resümiert, dass es nicht sinnvoll ist, spezialisierte Einrichtungen zu schaffen, sondern eher auf eine Vernetzung des psychiatrischen und suchttherapeutischen Hilfesystems hinzuwirken, da letztendlich in beiden Hilfesystemen Klientinnen und Klienten mit Psychose und Sucht zu finden sind. Es ist notwendig, dass sich beide Systeme auf diese Zielgruppe einstellen und je nach Patient entscheiden, in welchem System er/sie besser aufgehoben ist. «
[Rehabilitationseinrichtung für psychisch kranke und behinderte Menschen]

» Wir arbeiten im Bereich des ambulant Betreuten Wohnens hier mit Menschen mit geistigen und körperlichen Behinderungen sowie geistiger Behinderung und psychischer Erkrankung, hierunter auch Menschen mit Suchterkrankungen. Aus unserer Sicht ist die Behandlung von Menschen mit psychischer Erkrankung und Sucht nicht ausschließlich in Spezialeinrichtungen notwendig, sondern die Anbindung im ambulanten Setting an entsprechende Fachleute ebenfalls sinnvoll. Das selbstbestimmte Leben in einer eigenen Wohnung, mit der Sicherheit einer Anbindung an Fachleute/Institutionen, kann ebenfalls stabilisierend sein. Aber es kann auch Menschen geben, die einer Vollversorgung in Spezialeinrichtungen eher zustimmen. Daher sollte sowohl die Integration in den Alltag mit entsprechender Diagnose als auch die Förderung von Spezialeinrichtungen weiter vorangetrieben werden. «
[Einrichtung des Betreuten Wohnens für Menschen mit körperlicher und geistiger Behinderung und/oder psychischer Erkrankung]

» Der Abstract trifft die Realität. Das Thema Komorbidität ist ein Thema und unserer Erfahrung nach zwar in die psychiatrische Praxis zu integrieren, aber dies muss in einer konzeptionell verankerten Weise

getan werden. Würden wir diese Integration ablehnen, bedeutete dies ein Kriterium, was wesentliche Teile unserer Klientel ausschließen würde. «
[Wohnverbund: Wohnheim und Betreutes Wohnen]

» Das Vorhalten von Spezialeinrichtungen wird durch die Alltagserfahrungen insofern konterkariert, als kaum noch Anfragen an stationäres oder ambulantes Betreutes Wohnen von Menschen ohne Drogenthema gestellt werden. Demzufolge wären irgendwann die heutigen Pflichtversorger die Spezialeinrichtungen, während die Spezialeinrichtungen die gemeindenahe Pflichtversorgung übernehmen müssten. «
[Sozialpsychiatrischer Wohnverbund]

Mit einem »Sowohl-als-auch« kann die Vorgehensweise und Erfahrung einer dritten Gruppe umschrieben werden, z. B.:

» Die Wahrheit liegt in der Mitte« – treffend formuliert. Komorbidität spielt eine zunehmend größere und vor allem komplexere Rolle, besonders bezogen auf die Anforderungen an das Hilfesystem. Komorbide Klienten zeichnen sich durch hohe Komplexität ihrer individuellen Problematik aus. Um möglichst viele von ihnen gut erreichen zu können, ist ein individueller Ansatz notwendig. Grundsätzlich ist der integrierte Ansatz mehr verankert, gleichzeitig halten wir eine Spezialisierung bereit, da sie häufig mit notwendig ist. Dieses erscheint mir auch eine Besonderheit des ambulanten Bereichs zu sein, im Gegensatz z. B. zu einer stationären Einrichtung, die stärker konzeptgebunden arbeiten muss. «
[Betreutes Wohnen für psychisch Kranke und Suchtkranke]

» Die Wohneinrichtung ist ein stationäres Angebot für chronisch psychisch kranke Menschen, die mit den Klienten personenzentriert individuelle Teilhabepläne erarbeitet und umsetzt. In der Umsetzung dieser Planungen wird auf alle Maßnahmen und Angebote der Einrichtung und des Sozialraums zurückgegriffen, die den Bedürfnissen und Erfordernissen des Einzelfalls entsprechen (Einzelbegleitungen, Gruppenangebote, tagesgestaltende Maßnahmen). Die Betroffenen haben auch, jedoch nicht ausschließlich, Bedarf an suchtspezifischen Angeboten. Darüber hinaus ist eine Durchmischung von Menschen mit unterschiedlichen Krankheitsbildern in den Gruppenangeboten sowie ihre Inklusion in den Sozialraum/die Gemeinschaft unter Aspekten des Normalitätsprinzips von Bedeutung. Im Fokus der Rehabilitation steht die Wahrnehmung des In-

dividuums und nicht die krankheitszentrierte Reduktion der persönlichen Wirklichkeit. «
[Sozialpsychiatrische Komplexeinrichtung mit rehabilitativen stationären und ambulanten Einrichtungen und Wohnverbünden]

» Die Spezialisierung bezogen auf die Problematik ist unbedingt nötig, da eine Bearbeitung mit den üblichen psychiatrischen Mitteln einfach nicht gelingt. Nicht umsonst werfen uns psychiatrisch Tätigen die Vertreter der Sucht immer wieder vor zu ›pampern‹. Beim Umgang mit Suchtverhalten sind Verhaltensänderungen weder durch das Hoffen auf Einsichtsfähigkeit noch durch Vertrauensvorschuss, Förderung der eigenen Entscheidungsfähigkeit oder strikter Wahrung der Privatsphäre erreichbar. Ähnlich wie in der forensischen Nachsorge sind hier teilweise Vorgehensweisen gefragt, die nicht der typischen Arbeit in der Psychiatrie entsprechen und Mitarbeitende vor große innere Konflikte stellen, mit dem Ergebnis, dass Suchtprobleme übersehen oder aus Unsicherheit nicht bearbeitet oder überbewertet werden. Allerdings ist ein Zusammenleben mit psychisch Erkrankten ohne Suchtproblematik absolut möglich. Dies u.a. auch, weil die Grenzen zur Sucht immer auch fließend sind und wir alle auch allgemeingesellschaftlich immer wieder von dem Thema Umgang mit Suchtmitteln berührt sind. Damit können von der allgemeinen Enttabuisierung des Themas alle Beteiligten profitieren. «
[Wohnverbund: Wohnheim und Betreutes Wohnen]

» Für die integrierte Versorgung spricht das Normalitätsprinzip und die Möglichkeit, Wohn- und Betreuungssituation innerhalb unseres ausdifferenzierten Angebotes allein am Bedarf der Klienten auszurichten (keine Zwangszuweisung zu spezieller Doppeldiagnose-Teileinrichtung). Eine Spezialisierung erfolgt jedoch in dem Sinn, dass Doppeldiagnose-Klienten zu speziellen Gesprächs- und Aktivitätsgruppen zusammengefasst werden oder z.B. spezielle ein- oder zweitägige Erlebnisseminare angeboten werden (u.a. mit erlebnispädagogischen Inhalten). «
[Wohnverbund: Wohnheim und Betreutes Wohnen]

## Abschließend das Statement für eine »Breitband-Einrichtung« aus klinischer Perspektive

» Wenn man Komorbidität nicht nur als Doppeldiagnose aus Sucht und Psychose (gemeint sind offenbar: Psychosen aus dem schizophrenen Formenkreis) versteht, sondern auch die anderen psychiatrischen Er-

krankungen berücksichtigt, dann ergeben sich so viele weitere Kombinationsmöglichkeiten, dass eine unübersehbare Vielfalt an Facheinrichtungen geschaffen werden müsste. [...]
Die Schaffung von Facheinrichtungen für bestimmte Kombinationen von psychiatrischen Diagnosen muss besonders begründet sein. Patienten mit Sucht gekoppelt zum Beispiel mit schizophrener Psychose oder Borderline-Persönlichkeitsstörung dürften manchmal wohl zeitweise besser in speziellen Einrichtungen aufgehoben sein – aber dann auch nicht automatisch, wenn die entsprechenden ICD-Kodes verschlüsselt wurden, sondern wenn die spezifische Symptomatik und die psychosozialen Gegebenheiten des Patienten dies erfordern oder zumindest sinnvoll erscheinen lassen. Die Kombination zweier Diagnosen ergibt nicht automatisch ganz bestimmte Therapieformen: Sucht kann höchst unterschiedlich aussehen, Psychose auch, die Kombination erst recht. Grundsätzlich halte ich ›Breitband-Einrichtungen‹, die sich auch auf ungewöhnliche Kombinationen von Störungen flexibel und ganzheitlich einstellen können, für effizienter. «
[Psychiatrische Klinik]

## Zusammenfassung: Plädoyer für eine integrierte Versorgung

Zusammenfassend kann für die Behandlungs- und Versorgungsproblematik von Patienten mit Doppeldiagnosen, bezogen auf die Thematik einer spezialisierten oder integrierten Versorgung, entlang der Ausführungen von Hilger (2009, 2010) hervorgehoben werden, dass sich diese, »trotz der spürbar größer gewordenen Sensibilität für die Thematik nach wie vor unbefriedigend gestaltet«. Hilger zitiert hier die sehr treffende Beschreibung der Versorgungsproblematik durch van Brederode (2001), die, so unsere These, auch heute noch relevant ist. Van Brederode hebt folgende Punkte als besondere Versorgungsprobleme für Patienten mit Doppeldiagnose hervor:

- Starke Dynamik zwischen Sucht und psychischer Erkrankung
- Hohe Chronifizierungsrisiken
- Hohe stationäre (Wieder-)Aufnahmefrequenz
- Hohe Rückfallrisiken in süchtige Konsummuster
- Vielfach reduzierte Behandlungs-Compliance
- Erhöhte Risiken in Bezug auf suchtspezifische Begleit- und Folgeerkrankungen

- Hohes soziales »Störpotenzial«
- Erhöhtes Risiko sozialer Randständigkeit

Hilger (2009, S. 14) stellt darüber hinaus thesenhaft heraus, dass die Koordination der Versorgung komorbider Patienten zwischen den hierzu wesentlichen Hilfesystemen Suchthilfe und Psychiatrie nach wie vor stark optimierungsbedürftig ist. Dabei werden seine Thesen durch die Ergebnisse unserer qualitativen Befragung weitgehend bestätigt:

- Suchthilfe und Psychiatrie sind nach wie vor zu wenig miteinander vernetzt und grenzen sich oft bewusst von einander ab;
- es bestehen Informationsdefizite bei Professionellen auf beiden Seiten der Hilfesysteme;
- Diagnostik erfolgt oft zu eindimensional;
- unterschiedliche Krankheitsmodelle und Behandlungsphilosophien beider Hilfesysteme erschweren die Entwicklung effektiverer Versorgungskonzepte;
- die Zuordnung von Patienten zu den jeweiligen Hilfesystemen erfolgt zu selten nach klar definierten Indikationskriterien;
- die Zusammenhänge zwischen Suchterkrankung und komorbider psychischer Störung werden in der Therapie oft nicht genügend berücksichtigt.

Insgesamt geht aus unserer qualitativen Befragung ein deutliches Plädoyer für eine integrierte Versorgung hervor. Bis zu 75 Prozent der befragten Teilnehmer sprechen sich eindeutig für ein integratives Behandlungs-, Betreuungs- und Therapiekonzept für Menschen mit einer komorbiden Erkrankung aus. Die Mehrheit dieser Befürworter eines integrativen Konzeptes arbeitet inzwischen in vernetzten Systemen, in denen intensiv und offensichtlich zunehmend erfolgreich an der Überwindung der »Gräben« und »Ideologien« zwischen Psychiatrie und Suchtkrankenhilfe gearbeitet wird. Sie haben den festen Willen und sehen die praktische Notwendigkeit, die zum Teil immer noch suboptimalen Kommunikations- und Koordinationsstrukturen im Sinne der Klienten zusammenzuführen, die unter solchen künstlichen Parallel- und Konkurrenzsystemen entsprechend zu leiden haben; teilweise selbst noch dann, wenn sie unter dem Dach eines Trägers zusammengefasst sind. Dementsprechend kommt auch Hilger (2009, S. 23/24) in seiner kritischen Studie zu dem Ergebnis, dass es inzwischen eine Vielzahl wissenschaftlicher Untersuchungen gibt, »die den Nutzen integrativer Therapieprogramme [...] bestätig(en)«.

## Zur 2. Frage: Wird Komorbidität (Psychose und Sucht) in der Konzeption berücksichtigt?

Nachfolgend werden einige Antworten von Einrichtungen zitiert, die deutliche Unterschiede in den Konzepten in Bezug auf den Umgang mit Komorbidität aufweisen:

» Deutliche Trennung der aktuell im Vordergrund stehenden Problematik. Das heißt Menschen mit im Vordergrund stehenden Suchtproblematiken werden an geeignete Einrichtungen weitervermittelt und wir bieten uns als Partner-Hilfeeinrichtung an, die gegebenenfalls weitere Hilfen anbietet und umgekehrt. «
[Sozialpsychiatrisches Zentrum – SPZ]

» Es existiert ein geschützter/geschlossener Doppeldiagnosen-Wohnbereich, in dem derzeit 90 Prozent der Bewohnerinnen und Bewohner freien, selbstständigen Ausgang haben. «
[Psychiatrische Klinik]

» Wir bieten eine Wohngemeinschaft für komorbide Klienten und betreuen auch in eigener Wohnung. Es wird mit dem Verständnis der Komorbidität zusammen mit/an dem Klienten gearbeitet. Gleichzeitig sind wir Teil, bzw. eingebunden in ein fachliches Netz von suchtspezifischen und psychiatrischen Anlaufstellen. Fast alle Mitarbeiter haben spezifische Fortbildungen zu diesem Thema absolviert. «
[Betreutes Wohnen für psychisch Kranke und Suchtkranke]

» Bisher war die primäre Suchterkrankung ein Ausschlusskriterium für die Aufnahme. Mittlerweile häufen sich die Anfragen von Klienten mit Doppeldiagnosen und wir haben unsere Einrichtung dafür geöffnet. Dies muss entsprechend noch in unserem Konzept ergänzt werden. «
[Sozialpsychiatrisches Wohnheim für Menschen mit psychischen Erkrankungen]

» Konzeptionell unterscheiden wir nicht – wir bieten insgesamt individuelle Begleitung an. Ausschlusskriterium für die Aufnahme ist eine im Vordergrund stehende Suchterkrankung. «
[Wohnverbund: Wohnheim und Betreutes Wohnen]

» Unsere Konzeption im stationären Bereich integriert bei dieser jungen Zielgruppe viel mehr Elemente der Nachsozialisation und Pädagogik als in der Betreuung von Psychosekranken. Sanktionen bei Verstößen gegen Handel von Suchtmitteln und überproportionalem Gebrauch von Suchtmitteln sind vorher bekannt und werden kurzfristig angewendet.

Wir beobachten darüber hinaus die weitere Komorbidität Onlineabhängigkeit (vgl. MÜCKEN 2010). In der ambulanten Betreuung bauen wir gerade einen Spezialdienst für diese Zielgruppe auf, da Methoden und Qualifizierung der Mitarbeiter offenbar spezifisch sein sollten. Bei älteren Klienten mit Komorbidität haben wir intern diskutiert und Fortbildungen angeboten, die die Betreuung von nicht abstinenten Klienten fokussiert. «

[Verein für Rehabilitation: Wohnverbund mit Wohn- und Übergangswohnheimen, Betreutem Wohnen und ambulanter medizinischer Rehabilitation sowie einem SPZ und Integrationsfachdienst]

An diesen Antworten zeigt sich, dass die Mehrheit der sozialpsychiatrischen Einrichtungen die Thematik der Komorbidität konzeptionell berücksichtigt. Nur wenige Träger, Einrichtungen und Dienste haben noch einen Ausschluss für Doppeldiagnosen in ihrer Konzeption verankert, wenn eine Suchterkrankung im Vordergrund steht. Insgesamt zeigt sich aber ein deutlicher Trend, dass zunehmend Menschen mit Doppeldiagnosen auf die Einrichtungen zukommen und Aufnahme begehren, sodass vordringlich pragmatische Lösungswege für eine integrierte Versorgung auf der Agenda stehen, die gegen eine Selektion sprechen.

### Zur 3. Frage: Welche Erfahrungen wurden im therapeutischen Prozess bzw. im Unterstützungs- und Betreuungsprozess und bezogen auf eine »nachhaltige Verselbstständigung« mit den betroffenen Menschen gemacht, die eine Doppeldiagnose (Psychose und Sucht) erhalten haben?

Hier fällt auf, dass die Antworten zum therapeutischen Prozess zum Teil sehr heterogen sind:

» Wir haben die Erfahrung gemacht, dass diese Menschen von dem Basisangebot gut profitieren können, aber zusätzliche individuelle Angebote benötigen, um ihrer Suchtproblematik gerecht werden zu können. Integriert arbeiten wir deshalb, weil die Menschen mit einer Komorbidität, bei der die psychische Erkrankung im Vordergrund steht, von dem psychiatrischen Therapieumfeld profitieren, das nicht so konfrontativ wie das suchttherapeutische Umfeld ist. Sie benötigen aber trotzdem zusätzlich Drogenscreenings, Alkoholtests, suchttherapeutische Angebote, um Skills (Fertigkeiten) gegen den Suchtdruck zu erarbeiten etc. Diese Angebote werden zum Teil von unserer Einrichtung vorgehalten,

zum Teil aber auch im Rahmen einer Kooperation durch andere Institutionen (wie Nachsorgeeinrichtung für drogenabhängige Menschen, ambulante Suchtberatung) erbracht. «
[Rehabilitationseinrichtung für psychisch kranke und behinderte Menschen RPK]

» Im Kontext der aufsuchenden Hilfe, also im Bereich des alltäglichen Lebens in den Gemeinden, stellen wir in der Regel fest, dass das Ausmaß der Beeinträchtigungen, insbesondere mit Blick auf störende Verhaltensweisen, häufig die Compliance der sozialen Umfelder überschreitet. Die meisten Menschen, die zu der hier zu behandelnden Klientel zählen, befinden sich, wenn die Hilfe des ambulant Betreuten Wohnens in Anspruch genommen wird, bereits in fortgeschrittenen und chronifizierten Krankheitsstadien. Die Beeinträchtigungen sind also vielfältig, die Behandlungsbereitschaft aufseiten der Betroffenen sowie im Hilfesystem oftmals gering. Die Arbeit mit den Betroffenen ist mehr als Steuerung zur Vermeidung von Verschlimmerung zu betrachten, denn als Hilfe zur Behandlung und Rehabilitation. Nicht selten verläuft die Hilfe chaotisch und ist eine Art dauerhafte Krisenintervention. Die Belastung ist auch für die betreuenden Mitarbeiter enorm. «
[Betreutes Wohnen für mehrfach beeinträchtigte Abhängigkeitskranke]

» Psychose-Sucht-Patienten und -Patientinnen haben eine höhere Krankheitseinsicht und somit eine bessere Compliance. Komorbidität in Verbindung mit Persönlichkeitsstörungen ist schwieriger aufzuarbeiten. «
[Werkstatt für Menschen mit psychischen Erkrankungen]

» Wenn die Anfangsphase ohne ständige Rückfälle gelingt, ist der Verlauf meistens wenig von anderen Verläufen unterscheidbar. Weniger Rückfälle gibt es tendenziell bei Menschen, die erst eine Psychose hatten und dann eine zusätzliche Suchterkrankung entwickelt haben, anstatt in umgekehrter Reihenfolge. «
[Wohnverbund mit rehabilitativem Wohnheim, ambulanter medizinischer Rehabilitation und Betreutem Wohnen]

» Häufigere Abbrüche der Hilfen (besonders, wenn das Thema Sucht in den Mittelpunkt rückt), oft fehlendes Vertrauen der Hilfesuchenden, eigene Unsicherheiten der Mitarbeitenden, ein eher langwieriger Prozess – aber auch häufig eine problematische Idealisierung der Einrichtung und einzelner Mitarbeitender durch die Klientel. Häufig stehen bei dieser Klientel nachhaltige und umfassende Verwahrlosungen im Fokus. «
[Sozialpsychiatrisches Zentrum – SPZ]

» Häufig haben diese Menschen einen Spießrutenlauf von einer Spezialeinrichtung zur nächsten erlebt, die sich alle für nicht zuständig erklärten, wenn das jeweils andere Problem in den Vordergrund zu rücken schien. Sie sind misstrauisch, verzweifelt und zeigen schon in jungen Jahren starke Chronifizierungsanzeichen. Häufig handelt es sich um Klienten, die eher dem unsicher, ambivalenten Bindungstyp zuzuordnen sind und daher [...] einen niedrigschwelligen Zugang benötigen. Zudem sind sie häufig perspektivlos, was alle Lebensbereiche betrifft, vor allem aber Arbeit und Beschäftigung. «
[Sozialpsychiatrischer Verbund: Wohnheime und Betreutes Wohnen]

Die Antworten, die sich speziell auf eine »nachhaltige Verselbstständigung« beziehen, weisen extrem heterogene Prozentzahlen auf:

» Da die meisten Klienten im Rahmen der Übergangseinrichtung behandelt werden, in der die Aufenthaltsdauer begrenzt ist, haben wir eine hohe Fluktuation. Fast alle Klienten werden danach in andere Wohnformen vermittelt (Langzeitwohnheime oder ambulant Betreutes Wohnen). Manche verlassen zwar das Hilfesystem, jedoch bei kaum jemandem können wir eine wirkliche Verselbstständigung ohne weiteren Hilfebedarf verzeichnen. Etwas besser sieht es im ambulant Betreuten Wohnen aus, das auf längere Zeit angelegt ist. Hier ist es uns bereits mehrfach gelungen, auch komorbide Klienten langfristig in der Stabilisierung zu begleiten, sodass ein Verlassen des Hilfesystems möglich war. Die Zahlen bewegen sich aber deutlich unter 10 Prozent. «
[Verbund sozialpsychiatrischer Einrichtungen: Wohnheime und Betreutes Wohnen]

» Der Absprung aus dem Hilfesystem ist sicher nicht das entscheidende Kriterium zur Beurteilung des Therapieerfolges. Folgeschäden durch jahrlangen intensiven Konsum, mit vielfachen Rück- und Wechselwirkungen auf die Psychose, lassen dies oft nicht zu. Im Rahmen unseres Wohn- und Betreuungsverbundes sind aber Übergänge in weniger betreuungsintensive Wohnformen möglich und werden stark genutzt. Allein die Möglichkeit wirkt motivierend und lässt Ziele reifen. Ansonsten sind auf allen Ebenen Fortschritte möglich und erkennbar. Die Lebensqualität steigt und viele Menschen mit Psychose-Sucht-Komorbidität finden Wege für sich, dem Leben neu zu begegnen und ihre Ziele neu zu fassen. «
[Wohn- und Betreuungsverbund. Zentrum Psychose und Sucht]

» Eine nachhaltige Verselbstständigung gelingt etwa 40–50 Prozent. Dieser Wert entspricht der Gesamtquote der Einrichtung. «
[Übergangswohnheim]

» Wir haben keine Statistik darüber. Wir schätzen die Zahl aber sehr gering mit 4 Prozent ein. «
[Sozialpsychiatrischer Wohnverbund: Wohnheim und Betreutes Wohnen]

» 20 Prozent pro Jahr schaffen den Absprung. «
[Sozialpsychiatrischer Wohnbereich in einer psychiatrischen Klinik]

» Wenn hier gemeint ist, wie viele Menschen aus unseren Einrichtungen das System komplett verlassen, ist mir aktuell kein Klient bekannt. Klienten wechseln beispielsweise aus dem stationären Wohnen in die eigene Wohnung mit ambulanter Begleitung oder sie wechseln den Arbeitsplatz, aber die uns bekannten Menschen bleiben im sozialpsychiatrischen Hilfesystem bzw. wechseln im Einzelfall auch in die Unterstützungsformen der Suchtkrankenhilfe. «
[Wohnverbund und Werkstatt für Menschen mit Behinderungen]

» Jährlich ca. 1 bis 2 Prozent. «
[Fachdienst Psychose und Sucht: Wohnverbund und Betreutes Wohnen]

Zusammenfassend kann konstatiert werden, dass sich die zum Teil sehr unterschiedlichen Antworten dahingehend bündeln lassen, dass sich die Mehrheit der Träger, Einrichtungen und Dienste, die mit komorbiden Klienten arbeiten, immer wieder im Sinne einer lernenden Organisation weiterentwickeln müssen und wollen, um den erheblichen Anforderungen, die durch die Klientel mit Doppeldiagnosen an sie gestellt werden, konzeptionell, konstruktiv und kreativ begegnen zu können. Bezogen auf die höchst unterschiedlichen Prozentangaben, wie viele Klienten das Hilfesystem generell verlassen und langfristig tatsächlich ohne professionelle Hilfe leben können (also tatsächlich den »Absprung« schaffen), kann die Zahl von rund 10 Prozent als geschätzte Größe angenommen werden. Dabei hängt es offensichtlich von den konzeptionellen Zielen der befragten Träger, Einrichtungen und Dienste ab (nur so erklärt sich die erhebliche Schwankungsbreite von 0 bis 50 Prozent), ob nur ein weitergehender rehabilitativer Anspruch – möglichst mit Erreichung der Abstinenz – als Ziel markiert wird oder ob, im Sinne von »Recovery«, Gesundung trotz komorbider Symptomatik möglich sein kann, indem das primäre Therapie- und/oder Betreuungsziel eher in einer »Schadensbegrenzung« besteht.

## Zur 4. Frage: Wie sieht das therapeutische Setting aus, falls therapeutisch gearbeitet wird?

Auch hier kann das unterschiedliche Vorgehen der Träger, Einrichtungen und Dienste – bezogen auf das therapeutische Setting – durch einige Beispiele dokumentiert werden:

» In unserem Wohnverbund gibt es eine gewachsene Struktur klassischer Dauerwohnheime und das ambulant Betreute Wohnen mit vereinzelten Bewohnern/Klienten mit inzwischen meist abstinentem Verhalten oder reduziertem (Alkohol-)Konsum. Im ambulant Betreuten Wohnen steht die Vermittlung von und Zusammenarbeit mit Einrichtungen und Diensten der Suchtkrankenhilfe im Vordergrund bzw. die Entgiftung des Klienten. «
[Wohnverbund: Wohnheime und Betreutes Wohnen]

» Unsere Einrichtung ist eine stationäre und ganztägig ambulante medizinische Rehabilitationseinrichtung für Menschen mit einer psychischen Erkrankung. Wir haben eine Fachärztin für Psychiatrie Vollzeit beschäftigt, die u. a. berufliche Erfahrungen im Suchtbereich einer psychiatrischen Klinik gesammelt hat. Darüber hinaus hat eine Sozialarbeiterin zusätzlich eine Ausbildung zur Suchttherapeutin absolviert. «
[Rehabilitationseinrichtung für psychisch kranke und behinderte Menschen – RPK]

» Stabile, verlässliche Beziehungen. Tagesstrukturiertes Angebot innerhalb und außerhalb des Wohnbereiches. Psychoedukatives supportives Gruppenangebot, jeweils in Abhängigkeit von individuellen Voraussetzungen der Bewohnerinnen und Bewohner. «
[Sozialpsychiatrischer Wohnbereich in einer psychiatrischen Klinik]

» Wir bedienen uns aller für die Klienten geeigneten therapeutischen Fachrichtungen. Während in den Wohnbereichen soziotherapeutisch gearbeitet wird, wird die Biografiearbeit von einer Gestalttherapeutin durchgeführt. Systemische Ansätze fließen sowohl in die Arbeit mit den Klienten als auch deren Angehörigen ein. Die Bindungstheorie erhält einen zunehmend wachsenden Stellenwert und psychoanalytische Grundlagen werden in der Fallarbeit berücksichtigt. «
[Gemeindepsychiatrische Komplexeinrichtung mit Wohnverbund und Tagesklinik, Psychiatrischer Institutsambulanz- sowie Krisendienst]

Die Antworten zum Themenfeld »Therapeutisches Setting« konnten dahingehend ausgewertet werden, dass sich hier erneut eine große Bandbreite (therapeutischer) Angebote zeigt. Dabei erstreckt sich das Feld von der Antwort »keine Therapie, es werden komplementäre Alltags- und Notfallhilfen angeboten« [Sozialpsychiatrisches Zentrum – SPZ] bis hin zu differenzierten Gruppen- und Einzeltherapien, mit heterogenen wie homogenen Gruppen, Motivational Interviewing, Ergotherapie, Psychoedukation etc. [u.a. Sozialpsychiatrische Komplexeinrichtung mit rehabilitativen stationären und ambulanten Einrichtungen und Wohnverbünden].

## Zur 5. Frage: Wie gestaltet sich der Umgang mit Angehörigen?

Beispielhafte Statements hierzu lauten im Originalton:

» Zurückhaltend und eher mäßig. «
[Wohneinrichtung im Rahmen einer psychiatrischen Klinik]

» Angehörige werden nur auf Wunsch des Mitarbeiters einbezogen, da es sich um einen Arbeitsplatz handelt. «
[Werkstatt für Menschen mit seelischen Behinderungen]

» Die Angehörigenarbeit fußt auf zwei Säulen: Wir arbeiten systemisch mit unseren Klienten und deren Angehörigen gemeinsam. Und wir bieten den Angehörigen Beratung und Begleitung für ihre eigenen Bedarfe an. Die Angebote erfolgen nach reiflicher Überlegung und langjährigen Erfahrungen nicht in einer Angehörigengruppe, sondern in Einzel- bzw. Familienkontakten. «
[Sozialpsychiatrischer Verbund: Wohnheime und Betreutes Wohnen]

» Dieser hängt sehr von der Bereitschaft der Angehörigen zur Mitarbeit ab. Etwa die Hälfte unserer Klienten hat keinen Kontakt zu Angehörigen. Hier spielen viele negative Erfahrungen auf beiden Seiten in der Vergangenheit eine Rolle. Ansonsten bieten wir im Bedarfsfall auch psychoedukative Gruppen- und Einzelangebote für Angehörige, manchmal auch im ›Trialog‹ mit den Betroffenen. Die Angehörigen werden in den Gesamtprozess mit einbezogen. Dies geht auch nicht anders. Zum Teil haben die Eltern mitkonsumiert oder waren koabhängig. Ohne die Mitwirkung der Angehörigen können Maßnahmen oft nicht greifen. In wenigen Ausnahmefällen bleibt auch eine Trennungsempfehlung unumgänglich. «
[Wohn- und Betreuungsverbund. Zentrum Psychose und Sucht]

» Es existiert ein trialogisch entwickeltes Konzept zur Angehörigenarbeit. «

[Sozialpsychiatrische Komplexeinrichtung mit rehabilitativen stationären und ambulanten Einrichtungen und Wohnverbünden]

» Angehörige werden selbstverständlich soweit wie möglich sowohl bei der Arbeit mit dem einzelnen Patienten als auch im Rahmen einer eigenen Angehörigengruppe und im ›Trialog‹ (ein Arbeitskreis aus Betroffenen, Angehörigen und Mitarbeitern der Klinik) einbezogen. «
[Psychiatrische Klinik]

» Der Kontakt zu Angehörigen ist aufgrund langjähriger Suchtkarrieren häufig abgerissen oder gestaltet sich problematisch. «
[Sozialpsychiatrisches Wohnheim]

Zusammenfassend kann zur Thematik »Einbeziehung der Angehörigen« folgender fachliche Trend herausgestellt werden: Die absolute Mehrheit der Träger, Einrichtungen und Dienste (weit über 80 Prozent), von klinischen bis zu ambulanten Bereichen des Betreuten Wohnens, pflegen und fördern die Angehörigenarbeit, zum Teil sogar im Kontext der Trialog-Kultur. Selbst wenn Kontakte zwischen Klienten und Angehörigen regelrecht »abgerissen« sind oder sich hoch problematisch darstellen, versuchen die Einrichtungen immer wieder, die Angehörigenarbeit zu aktivieren, z. B. indem versucht wird, Klienten und Angehörige selbst nach Jahren der Distanz wieder zusammenzubringen und neue Kommunikationswege zu eröffnen. Die Mehrzahl der Träger bietet auch spezielle Angehörigengruppen an, in denen die Angehörigen sich intensiv um ihre eigenen Belange kümmern, aber auch, im Austausch mit anderen Angehörigen, als »Experten aus Erfahrung« auftreten können.

## Zur 6. Frage: Wie sinnvoll und praktikabel ist eine trialogische Gruppenarbeit für Menschen mit Doppeldiagnosen?

Im Folgenden zitiere ich wieder ein paar Aussagen im Originalton:

» Ich könnte mir vorstellen, dass es sinnvoll wäre, da gerade die Angehörigen bei Menschen mit einer Doppeldiagnose eine große Rolle spielen. Sie sind oft die einzigen verlässlichen Personen in dem Umfeld der Betroffenen. Wir haben selbst keine Erfahrung in der trialogischen Gruppenarbeit gemacht. «
[Rehabilitationseinrichtung für Menschen mit psychischen Erkrankungen – RPK]

» Ja, trialogische Arbeit mit Betroffenen und Angehörigen betrachten wir

als sinnvoll auf der Grundlage sozialpsychiatrischen und systemischen Handelns. Ein positives familiäres Klima ist für den Verlauf psychischer Erkrankungen unumstritten. Angehörige haben im Fall gelebter Beziehungen durch ihre Reaktionen – von einer akzeptierend-fürsorglich-stützenden Haltung bis hin zu emotional überfordernden Verhaltensweisen und Koabhängigkeit – großen Einfluss auf das Verhalten und die Entwicklung der Menschen mit komorbider Symptomatik, sodass die Arbeit mit ihnen zum Teil unerlässlich ist. Im Rahmen des suchttherapeutischenen CRA-Ansatzes (Community Reinforcement Approach), der nach derzeitiger Weiterbildung von Mitarbeitenden zukünftig zur Anwendung kommen wird, werden Angehörige als Teil des sozialen Systems der Nutzenden nach Möglichkeit aktiv in den therapeutischen Prozess involviert, um als Motivatoren – z.B. als Menschen, die Betroffene durch die Suchterkrankung nicht verlieren möchten und für die es sich lohnt, abstinent zu leben – unterstützend zu fungieren. «
[Sozialpsychiatrische Komplexeinrichtung mit rehabilitativen stationären und ambulanten Einrichtungen und Wohnverbünden]

» Grundsätzlich kann ich mir eine solche trialogische Gruppenarbeit sinnvoll vorstellen, aber schwierig umzusetzen. Die von uns betreuten Menschen mit Doppeldiagnosen haben meist sehr schwierige Familienverhältnisse bzw. nur sehr sporadische Kontakte zu Angehörigen. «
[Sozialpsychiatrisches Wohnheim]

» Trialogische Gruppenarbeit, z.B. in Form von Psychoseseminaren, stellt einen integrativen gemeindepsychiatrischen Ansatz dar und eröffnet Perspektiven für niedrigschwellige Hilfsangebote. «
[Gemeindepsychiatrisches Zentrum]

Zusammenfassend kann für den Kontext Trialog-Kultur festgehalten werden, dass nur wenigen Trägern, Einrichtungen und Diensten der Begriff Trialog gar nicht geläufig ist. Grundsätzlich wird der trialogische Ansatz, wenn möglich, von einer Mehrheit der Anbieter in Gruppenangeboten und/oder Familiengesprächen angewandt; diejenigen, die versuchen, eine Trialog-Kultur weiterzuentwickeln, handeln offensichtlich ganz im Sinne der inzwischen klassischen Aussage von Thomas Bock: Für die Angehörigen eine »Familientherapie ohne Familie«, für die Psychiatrie-Erfahrenen einen »positiven therapeutischen Effekt ohne therapeutisches Setting und ohne verabredetes Therapieziel« und für die professionellen Mitarbeiter »eine dreifache Supervision« (vgl. Bock et al. 2000).

## Zur 7. Frage: Arbeiten die Einrichtungen nach einem Qualitätsmanagementsystem (QMS), in dem Doppeldiagnosen besonders berücksichtigt werden?

Träger, Einrichtungen und Dienste heben in ihren Antworten mehrheitlich hervor, dass sie entweder nach einem QMS oder zumindest qualitätsgeleitet arbeiten – z. B. in speziellen Qualitätszirkeln für Klienten mit Komorbidität (etwa 75 Prozent); nur wenige Anbieter haben dagegen das Thema Doppeldiagnosen speziell in ihren Qualitätsmanagementsystemen berücksichtigt. Einige Dienste haben angegeben, sich durch unsere qualitative Umfrage angeregt zu fühlen, die Verankerung des Themas Doppeldiagnosen in ihren bestehenden Qualitätsmanagementsystemen neu überdenken zu wollen.

## Zur 8. Frage: Hat die Problematik komorbider Erkrankungen (besonders Psychose und Sucht) in den letzten Jahren zugenommen? Wie lautet dazu die subjektive Einschätzung? Gibt es dazu Erhebungen? Wo liegen die Gründe?

Die Antworten zu dieser Fragestellung sollen abschließend nochmals mit einigen Zitaten vorgestellt werden:

» Eindeutig ja, sowohl aus dem Blickwinkel der Suchthilfeeinrichtungen als auch aus dem der sozialpsychiatrischen Einrichtungen. Prozentual schwer fassbar; jedenfalls handelte es sich in unseren Einrichtungen noch vor zehn Jahren um seltene Einzelfälle. Inzwischen beruht jede zweite Wohnstättenanfrage auf einer Doppeldiagnose und muss derzeit (bis eine geeignete Wohnstätte zur Verfügung steht) abgelehnt werden. Ambulant von 1 auf 10 Prozent der Klientel, wenn schwere Persönlichkeitsstörungen und Sucht ebenfalls als Komorbidität betrachtet werden. «

[Sozialpsychiatrische und sozialtherapeutische Wohnstätten und ambulant Betreutes Wohnen]

» Hier der Vergleich der letzten vier Jahre: 2006: 20 Prozent; 2009: 38 Prozent. Damit können wir eine Zunahme von 2006 auf 2009 um rund 20 Prozent verzeichnen. «

[Sozialberatung, Beratung für Wohnungslose, aufsuchende soziale Arbeit, Betreutes Wohnen]

» Der Anteil an stationären Fällen mit Suchterkrankungen (oft kombi-

niert mit allen möglichen anderen psychischen Störungen) hat bei uns in den letzten Jahren spürbar zugenommen, er liegt inzwischen bei Frauen bei ca. einem Drittel, bei Männern bei zwei Dritteln. Daraus lässt sich aber nicht einfach auf das Vorkommen in der Gesamtbevölkerung schließen. Es ist z. B. auch denkbar, dass bei der Diagnostik stärker auf das Vorhandensein von Störungen aus dem Bereich des Missbrauchs psychotroper Substanzen geachtet wird ... «
[Psychiatrische Klinik]

» Ja, deutliche Zunahme um etwa 50 Prozent; subjektiv erscheinen uns die Probleme im Zusammenhang mit Medikamenten- und Alkoholmissbrauch zuzunehmen. «
[Sozialpsychiatrisches Zentrum – SPZ]

» Wir haben die Zunahme schon seit rund acht Jahren festgestellt. Meine subjektive Einschätzung ist, dass bei ca. 50 Prozent unserer Rehabilitanden eine komorbide Erkrankung vorliegt. «
[Ambulante Rehabilitation für Menschen mit psychischen Erkrankungen]

» Es gibt einen gesicherten Zusammenhang zwischen zunehmendem Cannabiskonsum und der Vorverlegung der Psychoseerkrankung. Für ca. 10 Prozent der Psychosefälle gilt Cannabis als Auslösefaktor. Wir gehen davon aus, dass es ohne massiven Konsum nicht zu einer Psychose gekommen wäre. «
[Wohn- und Betreuungsverbund. Zentrum Psychose und Sucht]

» Viele Menschen mit Psychose-Sucht-Komorbidität kommen aus dem Jugendhilfebereich und haben bereits einige Maßnahmen erfolglos durchlaufen. Auffallend ist auch, dass ein Teil dieser Menschen keine typische psychotische Teilerkrankung aufweist, sondern zusätzlich zur Suchtproblematik eine Persönlichkeitsstörung entwickelt hat oder umgekehrt. Nach unserer Einschätzung hat die Problematik in den letzten Jahren um ca. 10 bis 20 Prozent zugenommen. «
[Rehabilitatives Wohnheim und Gemeindepsychiatrisches Zentrum]

Als Gründe für eine Zunahme komorbider Erkrankungen (insbesondere Psychose und Sucht; verstärkt auch Sucht und Persönlichkeitsstörungen) werden folgende Punkte genannt:

- Heute wird anders hingeschaut, daher kommt es eher zu Doppeldiagnosen
- Die verbesserten diagnostischen Möglichkeiten spielen eine wichtige Rolle
- Oft handelt es sich um Trauma-Folgestörungen

- Vereinsamung junger Menschen und Leben in virtuellen Welten
- Zunehmender Leistungsdruck schon in frühen Entwicklungsstadien
- Immer jüngere Menschen konsumieren exzessiv Alkohol und Drogen
- Junge Menschen, die im Kinder- und Jugendalter als verhaltensauffällig und schwierig galten, erhalten mit Erreichen des 18. Lebensjahres eine Diagnose aus der Erwachsenenpsychiatrie
- Immer früherer Konsum; Selbstmedikation bei psychischen Erkrankungen; Bekämpfung depressiver Tendenzen im Schüleralter mit Cannabis
- Allgegenwärtige Verfügbarkeit von Drogen; fehlende Perspektiven für Menschen mit Handicap
- In der Altersgruppe der unter 20-Jährigen spielt die berufliche Perspektivlosigkeit die wesentlichste Rolle

Abschließend lässt sich feststellen, dass eine außergewöhnliche Bandbreite von Einschätzungen vorliegt, die eine Zunahme komorbider Erkrankungen erklärt. Während einzelne Träger und Einrichtungen mitteilen, dass ihres Erachtens in den vergangenen Jahren kaum eine Zunahme komorbider Erkrankungen zu verzeichnen ist, können andere Einrichtungen eine Zunahme von bis zu 75 Prozent teilweise aufgrund eigener statistischer Erhebungen belegen. Allerdings wird an diesen ausgeprägt heterogenen »Zahlenspielen« deutlich, dass für das Arbeitsfeld der Doppeldiagnosen zukünftig größer und differenzierter angelegte Studien notwendig sind, um genaueres Zahlenmaterial vorstellen zu können.

Aber selbst die hier vorgelegte Momentaufnahme, die sicherlich vielfältigen subjektiven Wahrnehmungen und Einschätzungen unterliegt, zeigt deutlich, dass neben den Menschen mit komorbiden Erkrankungen, die sich bereits im fortgeschrittenen Alter und in chronifizierten Stadien ihrer Erkrankung befinden, die Gruppe der unter 20-Jährigen in erheblichem Maße zuzunehmen scheint! Hier entsteht ein gesamtgesellschaftliches Phänomen, das sicherlich nicht allein über die Institutionen der Sozialpsychiatrie und Suchtkrankenhilfe (im Sinne »psychosozialer Reparaturwerkstätten«) gelöst werden kann. Vielmehr müssen wir uns offensichtlich – aus den Institutionen heraus – wesentlich intensiver in die jeweiligen Sozialräume vor Ort einmischen. Dazu ist neben einem dringend erforderlichen Präventionsgesetz ein verstärkt kommunalpolitisches und bürgerschaftliches Engagement gefragt, um die Utopie einer primären Prävention tatsächlich einmal erreichen zu können und die bestehenden regionalen Netzwerke zu stärken. Erste Schritte in diese Richtung gehen bereits die Träger, Einrichtungen und Dienste, die sich an dieser qualitativen Befragung beteiligt haben und ihre Zeit dafür geopfert haben, wofür ich mich an dieser Stelle bei allen Beteiligten sehr herzlich bedanken möchte. Aus allen Antworten geht hervor, dass die regionale Vernetzung ein grundlegender Baustein für die Optimierung der Qualitätsmerkmale in der Arbeit mit Menschen mit komorbiden Erkrankungen ist.

## Literatur

Bock, T.; Buck, D.; Esterer, I. (Hg.) (2000): »Es ist normal, verschieden zu sein«. Psychose-Seminare – Hilfen zum Dialog. Psychosoziale Arbeitshilfen (10). 2., akt. Aufl. Bonn.

Bombosch, J. (2010): Qualitativer Fragebogen. Für leitende Fachkolleginnen und Fachkollegen im Kontext Sozialpsychiatrie. Mit der Fragestellung (9 Fragen auf zwei DIN A 4-Seiten): Welche Rolle spielt aktuell die Komorbidität von psychischer Erkrankung und Sucht (Psychose und Sucht) im Kontext Sozialpsychiatrie?

Bombosch, J.; Hansen, H.; Blume, J. (Hg.) (2004/2007): Trialog praktisch. Psychiatrieerfahrene, Angehörige und Professionelle gemeinsam auf dem Weg zur demokratischen Psychiatrie. Neumünster.

Hilger, J. (2009): Seiltanz zwischen den Hilfesystemen – Integrative Behandlungsansätze bei Doppeldiagnosen. In: Sprick, U.; Trenckmann, U. (Hg.): Leidenschaft, die Leiden schafft. Sucht und ihre Komorbidität. Bönen.

Hilger, J. (2010): Gratwanderung zwischen den Hilfesystemen. Integrative Behandlungskonzepte bei Doppeldiagnosen. PowerPoint-Präsentation auf der Frühjahrstagung der Deutschen Fachgesellschaft Psychose & Sucht e. V. (DFPS e. V.); online abrufbar unter www.dfps.de [23.04.2010].

Kleiber, D. (2010): Chancen und Grenzen von Präventionskonzepten im Bereich seelischer Gesundheit. Referat auf der Psychiatrie-Jahrestagung 2010. Bundesverband evangelischer Behindertenhilfe (BeB). 5.–6. Mai 2010 in Bonn.

MÜCKEN, D. (2010): Online-Sucht – Was ist das? Eine Annäherung an das Phänomen auf der Grundlage von Forschung und Praxis. In: Arbeitsgemeinschaft Kinder- und Jugendschutz (AJS); AJS-Forum 1/2010; online abrufbar unter http://www.ajs.nrw.de/presse/forum.html.

SADOWSKI, H.; NIESTRAT, F.; BOMBOSCH, J. (Hg.) (2006): Psychisch krank und suchtkrank – Herausforderung für die Hilfesysteme! In: Kerbe – Forum für Sozialpsychiatrie. 24. Jg. H. 1. Stuttgart.

VAN BREDERODE, M. (2001): Integration statt Selektion – Einbeziehung komorbider und chronisch mehrfach geschädigter Suchtkranker in ein gemeindenahes Hilfeangebot. In: Amt für Öffentlichkeitsarbeit des Landschaftsverbandes Rheinland (Hg.) (2001): Suchtkrank und psychisch krank – zwischen allen Stühlen? In: Perspektive der Versorgung bei Komorbidität. Köln, 8–17.

***Jürgen Bombosch**, Jahrgang 1951, Dipl.-Psychologe, Dipl.-Soziologe, Krankenpfleger, Qualitätsauditor, Referent für Psychiatrie und Hospiz der Diakonie Rheinland-Westfalen-Lippe.*

*Diakonie Rheinland-Westfalen-Lippe e. V.*
*Geschäftsstelle Düsseldorf*
*Lenaustr. 41*
*40470 Düsseldorf*
*Tel. 0211 6398-264*
*Fax 0211 6398-366*
*j.bombosch@diakonie-rwl.de*
*www.diakonie-rwl.de*

# Nachwort

An allererster Stelle wollen wir allen Autorinnen und Autoren herzlichen Dank sagen. Sie alle haben mit ihren Beiträgen, die sie parallel zu ihren Hauptbeschäftigungen verfasst haben, zum Gelingen dieses Buches und zu dessen Vielfalt beigetragen. Wir haben auf alle unsere Anfragen an potenzielle Beiträger nur eine Absage erhalten, die zudem mit großem Bedauern ausgesprochen wurde. Dies ist bei über 30 Autorinnen und Autoren nicht selbstverständlich und hat uns sehr motiviert. Die Zusammenarbeit hat nahezu reibungslos funktioniert, Termine wurden weitgehend eingehalten, Fragen schnell beantwortet und Freigaben umgehend erteilt. Dem Psychiatrie-Verlag danken wir für das uns erwiesene Vertrauen und die Unterstützung und der Lektorin Frau Citron für die sehr gute Zusammenarbeit.
Dieses Buch soll einen Beitrag dazu leisten, auf breiter Basis die praktische Umsetzung von theoretischen Erkenntnissen und Forschungen zum Thema Doppeldiagnose zu fördern. Dennoch kann der in dieser Veröffentlichung dokumentierte Ist-Stand nur ein Zwischenergebnis darstellen. Die Vernetzungen und Erneuerungen, die durch dieses Buch angeregt werden, sollen wiederum publiziert werden. Auf diese Weise können zum Wohle der Betroffenen, der Angehörigen und auch der in diesem Bereich arbeitenden Professionellen weitere Fortschritte erwirkt werden. Es war nicht unser Ziel, alle Beiträge dieses Buches zu harmonisieren. Es gibt durchaus Widersprüche, unterschiedliche Betrachtungsweisen und Erfahrungen. Die Herausgeber wären auch erstaunt, wenn dies nicht so wäre.
Es gibt noch viel zu erforschen und zu verbessern. Politische und gesellschaftliche Rahmenbedingungen spielen dabei eine große Rolle. Die Selbstbestimmung und die Teilhabe der Betroffenen zu verbessern, ist ein hohes Ziel und damit aus Gedanken, Worten oder Forschungsbeiträgen, Lebenswirklichkeit wird, braucht es große Anstrengungen. Dies betrifft vor allem die Veränderung von Einstellungen und Haltungen, aber auch finanzielle Aspekte.
Die notwendige Veränderung von Einstellungen und Haltungen betrifft viele Punkte: Psychotiker dürfen nicht nur medikamentös behandelt

werden, psychisch kranke Menschen dürfen in den Medien nicht nur als unzurechnungsfähig und potenziell gefährlich dargestellt werden, die Trialogfähigkeit von Betroffenen, Angehörigen und Professionellen ist auf allen drei Seiten zu verbessern und zum Nutzen aller neu zu justieren.

Von bundeseinheitlichen Regelungen sind wir weit entfernt. Es gibt ein deutliches Nord-Süd-Gefälle (zum Nachteil der südlichen Bundesländer) sowie ein West-Ost-Gefälle (zum Nachteil der östlichen Bundesländer). Der politisch bedingte Spardruck auf die Sozialsysteme lässt erahnen, dass manche Errungenschaften für psychisch kranke Menschen in naher Zukunft verloren gehen könnten. Die Hilfsangebote für Doppeldiagnose-Patienten dürfen nicht davon abhängig sein, wo jemand in Deutschland wohnt. Wir wollen und dürfen nicht zulassen, dass in unserer Gesellschaft die von uns betreuten Menschen durch die zunehmende Ökonomisierung weiter an den Rand gedrängt werden. Wenn in dem System der sozialen und medizinischen Rehabilitation die Interessen so gewichtet werden, dass die finanziellen Interessen der Kostenträger absolute Priorität haben, verlieren die Leistungserbringer, ihre Mitarbeiter und die Leistungsempfänger den Boden unter den Füßen.

Aber allein schöne Worte, wie Selbstbestimmung, passgenaue Hilfen, Teilhabe etc., können Situationen nicht verändern, sondern nur theoriegeleitetes Handeln, das sich an der Würde der betroffenen Menschen orientiert. Die Arbeit mit psychisch kranken Menschen ist eine herausfordernde, schwierige, sehr dynamische und lebendige Beziehungsarbeit.

Menschen mit einer Doppeldiagnose-Erkrankung sind oft sehr von ihrer Geschichte gezeichnet. Sie sind nicht selten schon in frühen Jahren körperlich vorzeitig gealtert, psychisch vielfach traumatisiert und hochgradig sensibilisiert. Und die sehr jungen Menschen mit einer Doppeldiagnose, die zunehmend in die Dienste und Einrichtungen drängen, sind zusätzlich psychisch und intellektuell entwicklungsverzögert. Im Rahmen von erlebter Abstinenz holen sie dann mit Mitte 20 die Pubertät nach. Hier sind die wachsenden Versuche, den Rehabilitationsdruck zu erhöhen, kontraproduktiv. Eine Veränderung ist nicht das Ergebnis eines noch detaillierteren Planungs- und Zielfindungsprozesses, der Erfolge suggerieren soll und alle Beteiligten unter Druck setzt, diese zu produzieren. Nicht nur die Behandler brauchen Zeit, um zu lernen und zu verstehen und um Beziehungen zu entwickeln, sondern auch die Doppeldiagnose-Patienten brauchen die Zeit, um sich selbst zu verstehen.

Aus der großen Bedeutung der Beziehungsarbeit und der Heterogenität des Krankheitsbildes bei Doppeldiagnosen resultieren folgende Notwendigkeiten:

- Der Verzicht auf prälimitierte Behandlungs- und Betreuungszeiten zugunsten von individuellen Konzepten
- Das »Sich-Einlassen« auf Behandlungs- und Betreuungsangebote, die oft erst nach längerer Zeit Wirkung zeigen
- Die Schaffung niederschwelliger Einrichtungen mit lebenserhaltenden Zielsetzungen sowie die parallele Einrichtung höherschwelliger Angebote, die sozialtherapeutisch die Arbeit der Fachkrankenhäuser weiterführen

Unsere Erfahrung ist, dass es positive Entwicklungen gibt, wenn die Bedingungen gut sind. Menschen, die von anderen abgeschrieben wurden und sich nicht selten selbst aufgegeben haben, können unter guten Bedingungen wieder Geschmack am Leben finden. Die Freiheit – als das Gegenteil von Sucht und Abhängigkeit – gewinnt dann wieder Raum, die Hoffnung und die Zuversicht auf Verbesserung nehmen zu und es ist spannend zu verfolgen, wie Menschen neue Sinnhorizonte im Leben entdecken. Die Erleichterung und die Dankbarkeit, die wir dadurch spüren, motiviert zum Weitermachen und Durchhalten. Dass die Arbeit mit Menschen, die an einer Doppeldiagnose erkrankt sind, beachtliche Fortschritte erbringen kann, dafür wirbt dieses Buch.

*Harald Sadowski und Frieder Niestrat*

PSYCHOSE SUCHT

Deutsche Fachgesellschaft Psychose und Sucht e.V.

# Deutsche Fachgesellschaft Psychose und Sucht e.V.

Menschen mit der sogenannten Doppeldiagnose Sucht/Psychose benötigen ein besonderes Therapiekonzept. Häufig werden die Betroffenen von einer Einrichtung in die andere verlegt.

Wir wollen Leistungsanbietern in einem intensiven Erfahrungsaustausch Möglichkeiten der Entwicklung und der regionalen Vernetzung zur Verfügung stellen. Zusätzlich streben wir als Fachorganisation eine aktive Interessenvertretung der Betroffenen und der Leistungserbringer gegenüber den Kostenträgern an.

## Ziele

Das Ziel der Fachgesellschaft ist es, die Arbeit mit und für Menschen mit Erkrankungen aus den Bereichen Sucht, Psychose und schwere Persönlichkeitsstörungen zu fördern und zu unterstützen.

## Wir leisten dies durch:

- Vermittlung von Kommunikation zwischen den Einrichtungen der Mitglieder (Netzwerkorganisation von Kliniken, stationären und ambulanten Angeboten)
- Bereitstellung von Fachwissen
- Förderung des Trialogs zwischen den Betroffenen, deren Angehörigen und Behandlern

Mitglieder der Fachgesellschaft können im Arbeitsfeld tätige Personen, juristische Personen sowie Angehörigen- und Betroffenenverbände werden.

Dies sind u. a.: Ärzte, Therapeuten, Sozialpädagogen, Sozialarbeiter, Ergotherapeuten, Psychiatriefachpfleger, Pädagogen.

Die DFPS führt zweimal jährlich eine bundesweit beachtete Fachtagung zu aktuellen Praxisfragen der Sucht-/Psychosethematik durch. Im Vordergrund der Tagungen steht jeweils der kollegiale Erfahrungsaustausch. Weitere Arbeitsschwerpunkte sind: Erfassung der Angebotsstrukturen, Netzwerkaufbau, Studien, Fortbildung, Interessenvertretung.

**www.dfps.de**

**Vorstand:**
Sibylle Hornung-Knobel: sibylle.hornung-knobel@iak-kmo.de
Ulrich Ehrhardt: ulrich.ehrhardt@seelberg-hannover.de
Markus Quabach: markusquabach@netcologne.de
Harald Sadowski: hsad@markushaus.de

**Fachbereichssprecher:**
Klinisch-stationäre Hilfen: Dr. Gregor Könemann • gregor.koenemann@krh.eu
Komplementäre Hilfen: Frieder Niestrat • fnie@markushaus.de

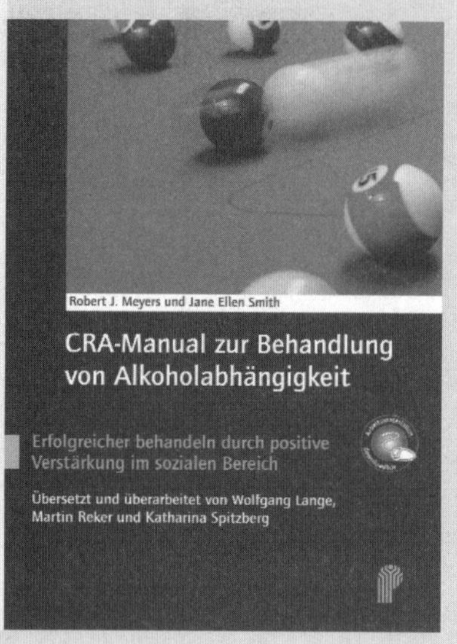


Robert J. Meyers und Jane Ellen Smith
**CRA-Manual**
**zur Behandlung von Alkoholabhängigkeit**
Erfolgreicher behandeln durch positive Verstärkung im sozialen Bereich
ISBN 978-3-88414-492-3
272 Seiten

Hinter dem Kürzel CRA (Community Reinforcement Approach) verbirgt sich ein sehr wirksames verhaltenstherapeutisches Konzept zur Behandlung von Alkohol- oder Drogenabhängigkeit. Es basiert auf der Erkenntnis, dass Verstärker aus dem sozialen Umfeld erheblichen Einfluss darauf nehmen können, ob ein süchtiger Mensch den Konsum von Alkohol oder Drogen fortsetzt oder einstellt.
CRA zielt deshalb darauf ab, positive Verstärker aus dem sozialen, familiären und beruflichen Umfeld zu identifizieren und in den Behandlungsprozess zu integrieren. Paartherapie, Arbeits- und Freizeitberatung sowie die Erarbeitung einer Strategie zur Rückfallvermeidung sind Bausteine dieses Programms, das sehr konkrete Anleitungen mit ausführlichen Beispielgesprächen zwischen Therapeut und Patient (und auch Partnerin) enthält. Das Ziel der Behandlung ist es, einen abstinenten Lebensstil attraktiver zu machen als den Konsum von Rauschmitteln.

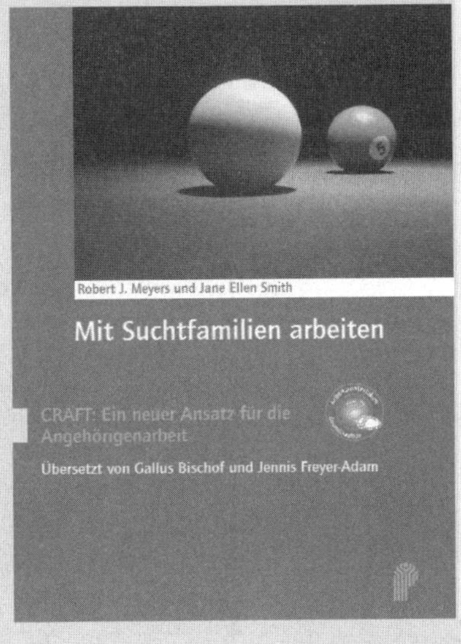


Robert J. Meyers und Jane Ellen Smith
**Mit Suchtfamilien arbeiten**
CRAFT:
Ein neuer Ansatz für die Angehörigenarbeit
ISBN: 978-3-88414-472-5
368 Seiten

Angehörige von drogen- oder alkoholabhängigen Menschen sind besonders wichtig für die Genesung der suchtkranken Familienmitglieder. Andererseits brauchen gerade Angehörigen Hilfen, weil sie erhöhte Krankheitsrisiken haben und unter einem Verlust der Lebensqualität leiden.
In »Mit Suchtfamilien arbeiten« legen Meyer und Smith nach dem »CRA-Manual« ein in Deutschland bisher einmalige Konzept für die konstruktive Arbeit mit Familienangehörigen von Suchtkranken vor. Mitarbeiter, Mitarbeiterinnen von Suchtberatungsstellen, Reha-Kliniken und niedergelassene Psychotherapeuten, Psychotherapeutinnen finden hier wertvolle Hilfe für ihre Arbeit.
Die neuen, sehr konkret vorgestellten Strategien werden den Angehörigen mit dem Ziel vermittelt, die abhängigen Familienmitglieder zu motivieren, sich in Behandlung zu begeben. Gleichzeitig legt das Programm Wert auf die Erhöhung der Lebensqualität der Angehörigen.

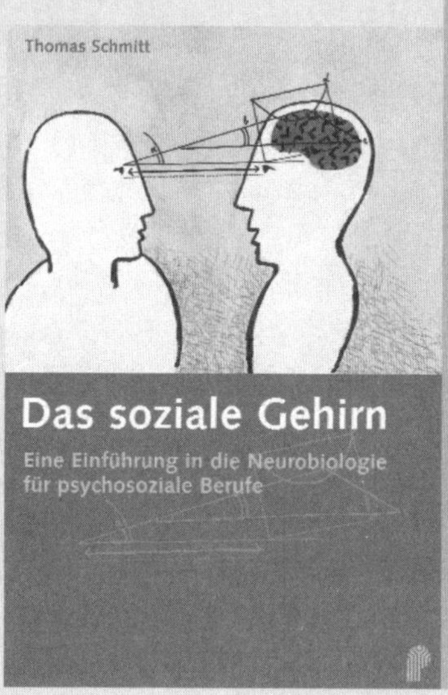


Thomas Schmitt
**Das soziale Gehirn**
Eine Einführung in die Neurobiologie
für psychosoziale Berufe
ISBN 978-3-88414-456-5
168 Seiten
mit zahlreichen Abbildungen

Heute gehen wir selbstverständlich davon aus, dass seelische Prozesse mit der Funktion des Gehirns zusammenhängen. Doch auch wenn wir es inzwischen gewohnt sind, Bilder und Texte über Gehirnfunktion und Stoffwechsel wiederholt präsentiert zu bekommen, so entzieht sich die Komplexität des Dargestellten oft unserem Verständnishorizont. Nichtmedizinern fehlen die notwendigen Grundinformationen, um die Befunde und ihre Bedeutung auch für die Behandlung seelischer Krankheiten zu verstehen. Diese sind jedoch für alle helfenden Berufe wichtig, um z.B. die Entwicklungsmöglichkeiten eines Menschen einzuschätzen:
Überforderung kann Frustration und verstärkte Symptombildung auslösen, gut gemeinte Hilfe zu Stagnation, Unselbstständigkeit und Abhängigkeit führen. Hier können die aktuellen Erkenntnisse zu den wichtigsten psychischen Störungen eine Beurteilung und eine angemessene Hilfeplanung erleichtern.
Das Buch hilft, die Einschüchterung durch die Neurowissenschaften abzumildern. Thomas Schmitt liefert mit »Das soziale Gehirn« eine verständlich geschriebene Einführung in die Erkenntnisse der Neuropsychologie und -biologie und bezieht diese konkret auf deren Bedeutung für psychosoziale Berufe. Besonders berücksichtigt werden die Krankheitsbilder Schizophrenie, Depression, Angst- und Persönlichkeitsstörungen, Sucht, ADHS und Demenz.

## Reihe BASISWISSEN:

Die Basiswissen-Bücher bieten fundierte thematische Einführungen in psychiatrische Diagnosen und Berufsfelder. Sie geben einen schnellen und gezielten Überblick über den Umgang mit bestimmten Klientengruppen und die besonderen Herausforderungen des Arbeitsalltags. Daher ist die Reihe Basiswissen gut geeignet für Berufsanfänger, Quereinsteiger, aber auch für langjährig psychiatrisch Tätige, die ihr Wissen auf den neuesten Stand bringen möchten. Titel:

Thomas Bock: **Umgang mit psychotischen Patienten** | Burkhart Brückner: **Geschichte der Psychiatrie** | Astrid Delcamp: **Kontakt- und Begegnungsstätten für psychisch erkrankte Menschen** | Michael Eink, Horst Haltenhof: **Umgang mit suizidgefährdeten Menschen** | Asmus Finzen: **Medikamentenbehandlung bei psychischen Störungen** | Christiane Haerlin: **Berufliche Beratung psychisch Kranker** | Andreas Knuf: **Empowerment in der psychiatrischen Arbeit** | Malika Laabdallaoui, Ibrahim Rüschoff: **Umgang mit muslimischen Patienten** | Angela Mahnkopf: **Umgang mit depressiven Patienten** | Rolf Marschner: **Rechtliche Grundlagen für die Arbeit in psychiatrischen Einrichtungen** | Ewald Rahn: **Umgang mit Borderline-Patienten** | Hilde Schädle-Deininger: **Psychiatrische Pflege** | Cornelia Schaumburg: **Maßregelvollzug** | Gunda Schlichte: **Betreutes Wohnen** | Günther Schwarz: **Umgang mit demenzkranken Menschen** | Dirk R.Schwoon: **Umgang mit alkoholabhängigen Patienten** | Tilman Steinert: **Umgang mit Gewalt in der Psychiatrie**

Jeder Band ca.144 Seiten

Mehr Informationen unter www.psychiatrie-verlag.de

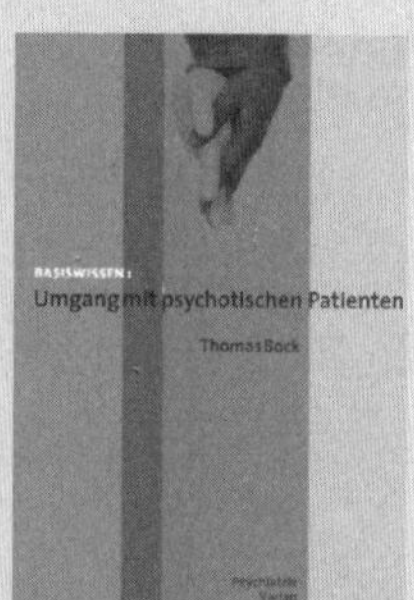


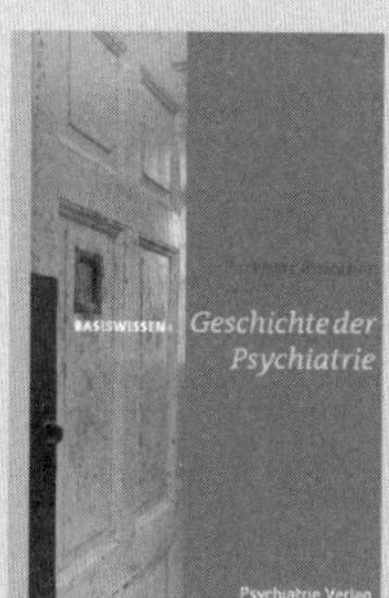


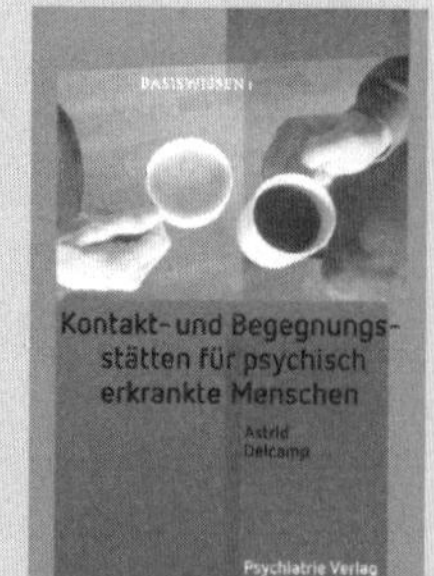


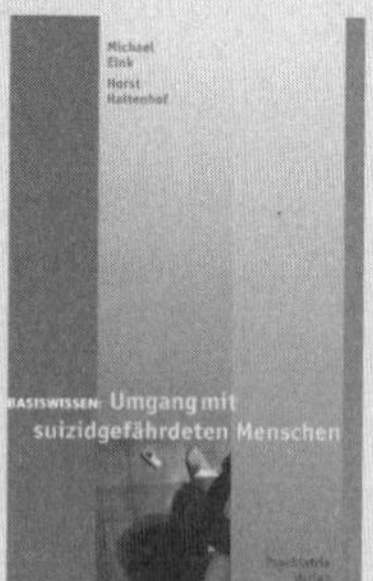


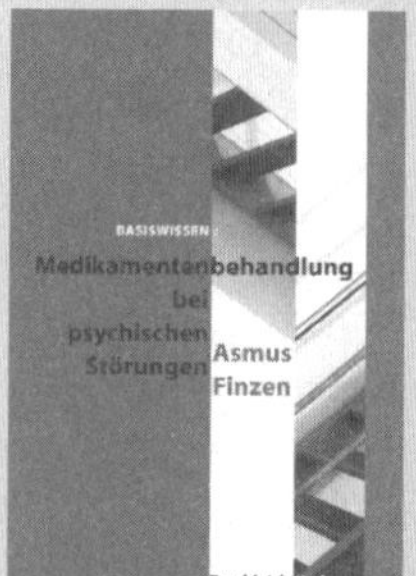